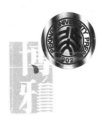

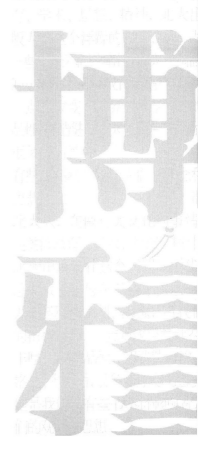

翟绍果 编著

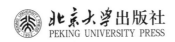

图书在版编目(CIP)数据

员工健康管理/翟绍果编著.—北京：北京大学出版社，2017.9
(21世纪公共管理学规划教材)
ISBN 978-7-301-28030-0

Ⅰ.①员…　Ⅱ.①翟…　Ⅲ.①职工—保健—高等学校—教材　Ⅳ.①R161

中国版本图书馆CIP数据核字(2017)第024322号

书　　　　名	员工健康管理
	YUANGONG JIANKANG GUANLI
著作责任者	翟绍果　编著
责 任 编 辑	高桂芳
标 准 书 号	ISBN 978-7-301-28030-0
出 版 发 行	北京大学出版社
地　　　　址	北京市海淀区成府路205号　100871
网　　　　址	http://www.pup.cn　新浪微博　@北京大学出版社
电 子 信 箱	zyjy@pup.cn
电　　　　话	邮购部62752015　发行部62750672　编辑部62754934
印 　刷　 者	北京鑫海金澳胶印有限公司
经 　销　 者	新华书店
	730毫米×980毫米　16开本　23印张　401千字
	2017年9月第1版　2017年9月第1次印刷
定　　　　价	56.00元

前　言

　　健康管理是企业人力资源永葆健康与活力的重要手段和途径。随着经济社会的发展,员工的健康问题逐渐被企业、社会所重视,企业越来越认识到员工健康对企业发展的积极作用,也日益重视对员工的健康管理,但是由于诸多原因,员工健康管理还没有形成健全的体系。

　　本教材以组织雇员为对象,基于员工健康管理的现实要求、理论分析和文化基础,重点分析员工健康管理的内容流程、体系设计和实务开发三个核心问题,注重员工健康管理的应用性和实践性。本教材通过大量专栏介绍、案例分析和实务设计强化员工健康管理的实践应用;并且基于教学实践、企事业实际状况和员工健康需求,附有主要行业员工健康管理方案范本以及公民日常健康素养等资料,具有重要的参考价值。

　　本教材是在本人课程讲义基础上扩充编著而成,从课堂讲授到编著出版,前后经历了五年多时间。在此真诚感谢西北大学在读和已毕业的张玉琼、屈慧芳、杨竹莉、徐顺锋、赵炯、陈小亭、李睿曦、王晓来、闵晓、王昕、王昭茜、庞莎、任行、马丽、何兰、韩茜薇、苏丹、江建等研究生和本科生的资料搜集和文字校对工作,并特别感谢所有标注或未标注的所引用文献资料的作者。

　　由于本人学识和经验有限,书中难免会有诸多错误,在此真心希望得到专家、学者、读者朋友们的批评指正。

翟绍果

2017 年 2 月 28 日

目　录

第一章　员工健康管理概述

人类的幸福只有在身体健康和精神安宁的基础上,才能建立起来。

——〔英〕欧文

 学习目标

通过学习本章,了解疾病与健康的概念,掌握健康的决定因素;认识健康的复杂性,理解健康与经济、社会、科技、文化之间的关系;认识员工健康管理的重要性,掌握员工健康管理的理念与框架。

引例

"感冒"一词源于古代官场①

相传,我国南宋期间,馆阁设有轮流值班制度,每晚安排一名阁员值夜班。当时,值班阁员开溜成风,开溜原因在值班登记簿上均写成"肠肚不安"。

某次,一位名叫陈鹄的阁员去馆阁值夜班时一改往日惯例,登记为"感风"。原来南宋医学理论家陈言首次把引起百病的病因分为外因、内因、不内外因三大类。就外因而论,又分为六淫,即风、寒、暑、湿、燥、火六种反常气候变化。陈鹄对陈言的新学说显然已有了解,故

---

① 安铁生.话说中药:中华百草趣笔[M].上海:上海文化出版社,2010.

在开溜时能够卖弄小聪明,偏不循例写"肠肚不安",却标新立异大书"感风"二字。陈鹄所创先例,为其后数世官场不时因袭,一直到清末才发生突破性变化。却说清代官员办完公事请假休息,例称请"感冒假"。"感冒假"意为本官在为该公务操劳之际,已感外淫,隐病而坚持至今,症状终于爆发出来,故而不得不请假休养。

随着历史的演变和推移,"感冒"一词走出官场,变成疾病的俗称。

感冒是人一生最容易患的疾病,轻则一两日,重则致命,这主要取决于患者的免疫力。而致使感冒侵害人们身体的原因主要包括环境和患者自身行为两方面,其中人们不健康的行为是致使其染上感冒的重要原因。其实,健康与疾病是相对的,二者会因为一些外界因素和个人内在免疫力的强弱而互相转化转换。健康的行为对人们远离疾病、保持健康的体魄至关重要。

第一节　疾病与健康

一、疾病与健康的概念

人的健康状况可分为三种状态(参见图 1.1):第一状态为健康,第二状态为疾病,第三状态为亚健康。世界卫生组织(WHO)所做的全球性调查显示,完全健康的人只占人群的 5% 左右,患病的约占 20%,多达 75% 的人处于亚健康状态。

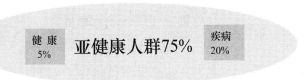

健康 5%　亚健康人群75%　疾病 20%

图 1.1　健康状态

1. 疾病的概念

疾病是机体在外界致病因素和体内某些因素的作用下,由自稳态调节紊乱而发生的生命活动障碍过程,是由致病因子引起机体的稳态破坏和代谢、功能、结构的损伤,机体通过抗损伤反应与致病因子及损伤作斗争的生命过程。[1] 疾病不仅包括躯体机能方面的疾病,还包括心理疾病。[2] 从生理或生物医学的角度看,疾病是一种医学概念,表明身体的某一部分或系统在功能上的缺失;从生态学的观点看,疾病是人与生态之间关系不适应和不协调的结果;从社会学的观点看,疾病是个体偏离了正常的身体或行为的状态。可见,疾病是非健康状态的一种类型,或者说,是一种较为严重的非健康状态。

2. 健康的概念

健康是人类美好的追求。从中外健康观中可以看出,健康的定义已经不仅仅是躯体健康这么简单。雅典城邦不仅追求身体上的健康,也追求人格的完整,并把它上升到公民资格获取的高度。希波克拉底[3]提出了"体液说",提升了人们对心理健康的关注。托马斯·阿奎那将健康分为"功能"和"结果"两个方面,即用药物应对疾病得到的健康和作为动物的一种生活状态与结果;他还提出了审慎、正义、勇敢、节制四大基本德行是健康生活的几个主要概念。培养健康的性格是欧文健康思想的核心内容。蒙台梭利认为健康教育绝不是一般的卫生知识的传播和宣传,其所要解决的根本问题是行为问题,是保证人们形成有益于身心健康的生活习惯。1977 年,恩格尔教授提出一个基本假设:健康是生物、心理和社会因素相互作用的结果,即生物心理社会模式,并呼吁必须尽快从生物医学模式向生物心理社会医学模式转变。中国先秦导引是中医养生研究的重要领域,体现了古人的健康保健观。《素问·阴阳应象大论》中将五行、五志、五脏联系起来,认为五种过激的情绪会影响到五脏的健康,说明古人认为情绪因素在健康中起着非常关键的作用。费孝通先生曾指出,自幼就讲究心理卫生是预防青少年失足和成人犯罪的有效措施。单中惠提出观念形态的健康观、物质形态的健康观、生活形态的健康观、人格形态的健康观为现代健康教育思想整体性特征的四要素。

在飞速发展的世界中,人类对健康的认识日趋全面,从最初单纯生理层面的"无疾病或不虚弱"的健康观发展到"身体上、精神上和社会适应上的完好状态"的整体健康观。1946 年世界卫生组织基于医学、心理学和社会学等学科视角,给出了健康的定义,这是迄今为止最权威的健康定义,即健康是一种生理、

---

[1]　王迪浔,周浩礼.健康、疾病与亚健康[J].医学与社会,2007(5).
[2]　心理疾病是由于个人及外界因素引起个体强烈的心理反应(思维、情感、意志),并伴有明显的躯体不适,是大脑功能失调的外在表现。
[3]　希波克拉底是被西方尊为"医学之父"的古希腊著名医生,流传约 2000 多年的以其名字命名的希波克拉底誓言,确定了医生对病人、对社会的责任以及医生的行为规范。

心理以及社会适应良好的完美状态,而不仅仅是没有疾病或身体虚弱。据此可将健康表述成三个维度递进层次的状态:① 身体健康,又称生理健康或躯体健康(physical health),即躯体的结构完好、功能正常、躯体与环境之间保持相对的平衡;② 心理健康,亦称精神健康(mental health),指人的心理处于完好状态,包括正确认识自我、环境和及时适应环境;③ 道德健康,又称社会适应能力良好(social well-being),指个人的能力在社会系统内得到充分的发挥,人体能够有效地扮演与其身份相适应的角色,个人的行为与社会规范一致,和谐融合。①

专栏 1-1

世界卫生组织提出的健康的十条标准

(1) 精力充沛,能从容不迫地应付日常生活和工作的压力而不感到过分紧张和疲劳。

(2) 处事乐观,态度积极,乐于承担责任,事无巨细不挑剔,工作有效率。

(3) 善于休息,睡眠良好。

(4) 应变能力强,能适应环境的各种变化。

(5) 具有抗病能力,能够抵抗一般性感冒和传染病。

(6) 体重得当,身材均匀,站立时头、肩、臂位置协调。

(7) 眼睛明亮,反应敏锐,眼睑不发炎。

(8) 牙齿清洁,无空洞,无龋齿,无痛感;齿龈颜色正常,不出血。

(9) 头发有光泽,无头屑。

(10) 肌肉、皮肤富有弹性,走路轻松有力。

这十条标准对不同年龄段的人又有区分。

世界卫生组织还总结出健康的"五快三良好"标准。身体健康可表现为"五快",即食得快、便得快、睡得快、说得快、走得快;心理健康主要表现为"三良好",即良好的个性、良好的处世技巧、良好的人际关系。

总之,生理健康、心理健康和道德健康构成了健康的整体内容。生理健康是人体生理功能上健康状态的总和,心理健康是人的情绪情感方面的良好状

---

① 黄奕祥.健康管理:概念界定与模型构建[J].武汉大学学报(哲学社会科学版),2011(6).

态,道德健康主要是能够按照社会道德和伦理准则来规范和约束自己。因此,健康是身体与精神的双重健康,而心理健康和道德健康构成了精神健康的主要内容。

二、健康的决定因素

根据生物学原理,哺乳动物的正常寿命是其生长期的5～6倍。我们人类的生长期是以最后一颗牙齿长出来计算的,一般为20～25岁。因此人的寿命最短应是100岁,最长应是150岁,平均值是120岁。过去,人们常因为食物短缺、传染性疾病或战争等社会因素而导致饥饿与死亡,人的平均寿命常处于较低水平。现代社会,随着社会经济的迅速发展,生活水平不断提高,医疗服务技术不断更新,传染性疾病逐年下降,人的平均寿命不断上升,但人的寿命仍未达到理想水平。原因在于饮食过量或营养膳食结构不合理,运动量不足。这种看似舒适的不良生活方式,加上社会环境因素的影响,导致多种慢性非传染性疾病的发病率不断攀升,因病死亡的人数也逐年增加。

健康是多种因素综合作用的结果,主要包括遗传特征因素(如基因、性别、种族、年龄)、环境因素(包括水、土壤、气候、空气等自然环境和经济收入、社会地位、现代化、城市化等社会环境)、医疗保健因素、行为与生活方式因素。其中,遗传特征因素占15%,环境因素占17%,医疗保健因素占8%,个人行为和生活方式(例如生活习惯、卫生行为、精神面貌、保健意识)占60%。[①] 人类60%左右的疾病主要是由不健康的生活方式引起的,而其中70%～80%的人又死于不健康生活方式引起的许多非传染性慢性疾病。生活方式是指人们受社会经济条件和自然环境等因素影响,在日常生活中所形成的衣、食、住、行、乐的方式,即对生活资料的消费方式,包括生活习惯和生活态度。行为是指人们在自然与社会环境影响下,所导致的机体内在生理和心理的反应和表现,可分为健康行为和危险行为两大类。

一类是健康行为(健康促进的行为),有以下几类。

☒ 基本健康行为:合理饮食、适量运动……

☒ 保健行为:定期体检、预防接种、遵医嘱……

☒ 预警行为:使用安全带、学习自救互救技术……

☒ 规避行为:离开污染环境、积极应对紧张……

☒ 戒勉行为:戒烟、限酒、戒除不良嗜好……

---

① 转引自:邬沧萍,等.社会老年学[M].北京:中国人民大学出版社,1999:56.

另一类是危险行为(危害健康的行为),主要有以下几类。

- 不良生活方式和习惯:吸烟、酗酒、熬夜、饮食过度和不运动……
- 致病性性格行为:激动型、忧虑型……
- 讳疾忌医行为:疑病、恐病、不遵医嘱……
- 违反法律公德行为:吸毒、性乱……

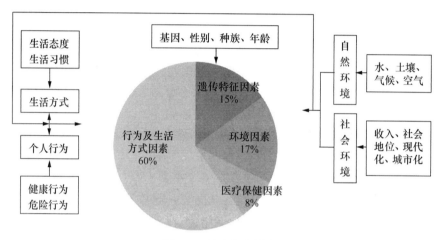

图 1.2 健康的多因素

慢性病的患病、死亡与经济、社会、人口、行为、环境等因素密切相关,但是应该清醒地认识到个人不健康的生活方式对慢性病发病所带来的影响。一方面,随着人们生活质量和保健水平的不断提高,人均预期寿命不断增长,老年人口数量不断增加,我国慢性病患者的基数也在不断扩大;另一方面,随着深化医药卫生体制改革的不断推进,城乡居民对医疗卫生服务需求不断增长,公共卫生和医疗服务水平不断提升,慢性病患者的生存期也在不断延长。根据国家卫生计生委发布的《中国居民营养与慢性病状况报告(2015 年)》,2012 年全国 18 岁及以上成人高血压患病率为 25.2%,糖尿病患病率为 9.7%,与 2002 年相比,患病率呈上升趋势,40 岁及以上人群慢性阻塞性肺病患病率为 9.9%;根据 2013 年全国肿瘤登记结果分析,我国癌症发病率为 235/10 万,十年来我国癌症发病率呈上升趋势;2012 年全国居民慢性病死亡率为 533/10 万,占总死亡人数的 86.6%,心脑血管病、癌症和慢性呼吸系统疾病为主要死因,占总死亡人数的 79.4%,其中心脑血管病死亡率为 271.8/10 万,癌症死亡率为 144.3/10 万,慢性呼吸系统疾病死亡率为 68/10 万。有资料指出,全球每年因心脑血管疾病死亡人数达 1500 万~1700 万人,如果能以健康的生活方式代以不良生活方式和

行为,其中 50% 的人的生命是可以得到挽救的。一位日本医学专家生动地说:
"多生产一辆小轿车,就多发生一例糖尿病人。"可见,不良生活方式直接或间接
地影响了人的健康与寿命。

第二节 健康与经济、社会、科技及文化间的关系

健康这一话题在现代社会备受关注,它与经济、社会、科技、文化等之间的
关系错综复杂(如图 1.3 所示)。

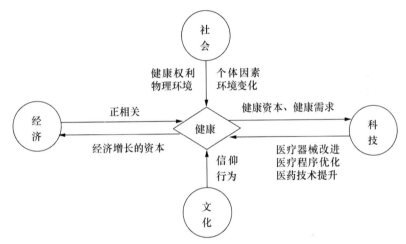

图 1.3 健康与经济、社会、科技、文化的关系

一、健康与经济

社会经济状况与健康的正向相关(或与"不健康"的反向相关)已经成为公
认的事实。[①] 数以百计的经验研究显示,不同社会经济状况(Socioeconomic
Status,SES)人群的健康状况呈"梯度"特征:与社会经济状况好的人(高 SES
者)相比,社会经济状况差的人(低 SES 者)健康状况较差。对于各种各样的健
康指标或患病状况,在不同的国家、地区或考察时段,这一规律都成立。经济增
长能够通过两种不同的传导机制改善居民健康状况[②];所谓的"增长调节型",是
指经济增长带来社会服务设施(尤其是公共部门内的医疗卫生服务资源)改善

---

① 齐良书,余秋梅.社会经济状况与健康关系的研究综述[J].经济学家,2008(2).

② Drèze J.,Sen A. *Hunger and Public Action*[M]. New York:Oxford University Press,1989.

以及居民生活水平提高,从而改善居民健康状况;与之相对的"扶持导向型"则指出在经济增长的过程中,即使人均收入水平并没有大幅上升,但政府可以主要通过优先提供社会服务(尤其是基本医疗卫生服务等)来提高生活质量和降低人口死亡率。

劳动力是推动经济增长的重要主体,健康作为人力资本的重要组成部分,对经济增长的作用可以通过劳动力来体现。为研究健康对经济增长的作用,国内外经济学者搜集数据,建立模型,并结合微观经济学和宏观动态分析等方法进行论证。这些学者的研究大致有三方面的观点:① 劳动力健康对经济增长具有显著的促进作用,如 Bloom 使用 1970—1990 年每隔 10 年的跨国面板数据,从人力资本的基本组成——教育、工作经历和健康三方面解释了经济增长。结果显示,期望寿命与经济增长在统计上是显著的,期望寿命的系数达到 0.04。也就是说,期望寿命每增长 1 年将引起 4% 的产出增长。[①] ② 劳动力健康对经济增长的影响存在争议,劳动力健康对经济增长没有明显关系,甚至可能产生负面影响。人口红利是促进经济快速增长的重要途径,在人口红利期,劳动力的健康会提升生产力,促进经济发展。人口健康状况的改善将使得预期寿命增加,人口结构发生变化,老龄化程度加剧,最终成为阻碍经济增长的重要因素,特别是在人口出生率下降的情况下,这种负面的作用显现得更加明显。③ 还有一些学者认为,劳动力健康与经济增长间的关系呈阶段性变化。Chong Bum An and Seung Hoon Jeon 的研究表明,人口结构变化与经济增长之间的关系呈现为倒 U 型曲线:当非劳动力人口比例较低时,经济增长的速度将随着非劳动力人口比例的上升而上升;当其到达一定程度时,将出现拐点,随之两者呈反向关系。[②] 但综合看来,健康与经济是一个复杂的动态互动关系,例如我国学者邓利方通过格兰杰因果检验的方法,结合 1978—2010 年的数据,分析认为:健康与经济增长是辩证统一的,两者互为因果,双向促进;劳动力健康对不同经济发展水平地区的促进作用不同,对经济欠发达地区和经济处于发展中地区的贡献程度大于经济发达地区;劳动力健康对不同产业的促进作用不同,对一、三产业的促进作用相对于第二产业更大。[③]

健康是经济发展的重要资本,这不仅体现在劳动力健康对经济的促进作用

① Bloom. The Effect of Health on Economic Growth:Theory and Evidence[J]. *NBER working paper*,2001,No. 8587.

② Chong Bum An,Seung Hoon Jeon. Demographic Change and Economic Growth:An Inverted-U Shape Relationship[J]. *Economics Letter*,2006,92,447—454.

③ 邓利方.劳动力健康与经济增长关联研究[J].学术研究,2012(8).

方面,也体现在重视经济发展中人的健康问题关系到一个企业乃至一个区域甚至整个世界经济的可持续发展。例如,陕西凤翔"血铅"案和湖南浏阳镇头镇镉污染事件,一方面反映了经济发展中一些企业的污染对人的健康的危害,另一方面也反映了为应对健康问题耗费巨资去善后对经济发展带来巨大的负面社会效应。

二、健康与社会

人的生存离不开社会这个大环境,个体和群体的健康都与社会因素紧密联系,健康的社会决定因素被学者们广泛关注。英国学者霍杰茨指出:为什么社会心理学家要探讨健康的社会决定因素? 一个回答是:社会决定因素是不公平、不必要和可防止的。[①] 由于认识到这一点,世界卫生组织便在人权的基础上以公平的原则运作。

健康的社会决定因素覆盖了我们生活的许多方面:相对贫困或剥夺(特别是在早年)、压力、社会排斥、恶劣的工作环境、达不到标准的住房条件、失业、受教育水平低和社会隔离。这些因素相互联系,涵盖了从物理环境状况到社会稳定、食物和住所的获取、社会地位、经济资源的获得、享受医疗和教育的机会、社区团结、家庭和遗传因素、移民以及诸如战争、饥荒等类似的社会事件。居民的健康受社会正义和权力的影响,同时又受到自然环境、历史、经济和政治因素影响。我国学者试图将影响人类健康的因素概括起来,分为四大类,即生物遗传学因素、环境因素、医疗卫生服务因素、行为与生活方式因素。[②] 总之,健康与社会的关系构成一个复杂且相互关联的系统。

首先,社会的公平、正义、权力与人们获取健康的权利相关。影响健康的社会因素很多是可以预防和改善的,通过规范社会权力的运行,使得权力机构(多为政府)为维护人们公平获取健康资源的权利服务,增加健康资源如专业的医疗机构、高技术的医疗服务人员以及药品、医疗设备的可及性,有助于人们健康水平的提高。社会公平、正义的运作,需要在多方面努力,包括进行组织机构的设置和规范,如发展慈善组织、民间救援团体等公共卫生组织等,也包括进行法律和制度建设,为人们健康权的保障提供切实可靠的依据。

其次,人们生存的物理环境也是健康的决定因素之一。居住地的气候条件、水质、食物和自然灾害的发生都对人体健康产生影响。尤其在工业社会,工

① Darrin Hodgetts,等.社会心理学与日常生活[M].北京:中国轻工业出版社,2012:251—254.
② 黄敬亨,等.健康教育学[M].上海:复旦大学出版社,2011:1.

业污染也是不可小觑的部分,水、空气、噪音污染乃至核辐射的发生为人类生存环境带来挑战,严重的地区将会大大增加疾病的发生,如增加结石、肺部疾病乃至癌症、婴儿生长畸形等的发病率,危害人类生存。医疗卫生条件也是物理条件的一部分,严格说,随着社会经济和科技制度等的发展,它会发生改变,更类似于社会环境,但设备、从业人员技能等也属于外在客观存在,所以在这里暂归为生存的物理环境。

再次,社会成员的个体因素对自身健康状况产生影响。遗传基因、先天疾病对个体的发展带来了生物上的影响,后天影响发生作用的领域更为广泛。家庭的社会经济地位、社会资本状况影响个人的受教育水平,从而影响其工作能力,进而影响工作条件、收入状况;个体的生活习惯及行为方式,如吸烟、喝酒、运动等对个体健康状况造成影响;社会资本、社会经济状况及社会支持状况也会对其心理健康状况产生影响。

最后,生存的社会环境改变着人们的健康状况。战争对于人们造成的伤害不仅仅是身体上的创伤,还包括心灵的损伤。战争之后,社会经济条件下降、医疗设备受损、社会动荡,使得人们惶恐不安,也加剧了健康的风险,所以社会稳定是影响健康的重要因素。此外,社会隔离的发生与城镇化下外来人口的入侵、殖民引起的种族差异等紧密联系,这种情况下的社会排斥影响人们心理健康的发展。而一个社会的制度的影响则更为明显,包括医疗保险政策、扶贫制度、慈善救济的发展以及公共卫生的预防、医护人员的行为规范等。

显然,上述因素只是一个笼统的列举,健康的社会决定因素遍及人类社会生活的方方面面,且它们之间互相联系和影响。

三、健康与科技

科技的日新月异为这个社会带来了巨大改变,在健康领域也发挥着巨大作用。最引人瞩目的当属各类应用于临床医学及生命救援的设备。在 2008 年汶川特大地震中采用的生命探测仪器挽救了众多的生命,MRT 成像设备的应用为疾病的及早发现和治疗提供了依据,水质检控设备为人类的生命之源保驾护航……而那些在传播养生保健、疾病预防、疫情快报等方面知识的各类媒体,互联网技术的发展等,也在公共卫生和人们的健康保健方面起到了重要作用。

移动医疗的问世显然是一次重大的变革,国际医疗卫生会员组织(HIMSS)给移动医疗下了一个定义:移动医疗,即通过使用移动通信技术,例如 PDA、移动电话和卫星通信,来提供医疗服务和信息。借助"TD-LTE"高清、移动、无线的技术优势,可以帮助救护车上的医护人员,通过移动高清视频获得清晰、快速的远程指导,不错过治疗的"黄金半小时";社区医生带上移动医疗诊断设备,可以及时请大医院的医生进行远程会诊;社区医疗信息平台,可以用短信、彩信、WAP、呼叫中心等方式向公众提供掌上医讯、预约挂号等服务。这为解决高技术医务人员短缺带来方便,同时也形成了以患者为中心的诊疗模式,为患者就医提供方便,使得健康之路更为平坦。这不仅是患者的福音,也为移动医疗行业的产品制造商提供了广阔的市场,促使各方面的制造商也展开激烈的竞争。2000年开始,从 PC 端发展起来的医疗咨询网站和专业人群服务网站逐步受到投资人和市场关注。2011 年,在线医疗从 PC 端向移动端延伸,并在 2014 年迎来爆发式发展,目前移动医疗领域的创业企业数量在 2 000 家以上。而在我国用户的使用率方面,根据中国互联网络信息中心(CNNIC)发布的《第 37 次中国互联网络发展状况统计报告》数据,截至 2015 年 12 月,我国互联网医疗用户规模为 1.52 亿,占网民的 22.1%,相比于其他网络应用,互联网医疗的使用习惯仍有待培养。其中,诊前环节的互联网医疗使用率最高,在线医疗保健信息查询、在线预约挂号和在线咨询问诊总使用率为 18.4%;在医药电商和互联网健康管理等领域,使用率分别占到网民的 4.6% 和 3.9%;而在慢病管理、预约体检、健康保健等 O2O 医疗健康领域,使用互联网服务的用户比例还不到网民的 1%。①

　　同时,医疗卫生改革也助推了企业涉入移动医疗产业。"随着'新医改'的逐步推进,卫计委要求每一家社区诊所都要能够为居民进行简单的体温测量、血压测量和心电图测量等基础工作。但心电图测量对于目前绝大多数社区诊所来说还有相当难度,特别是完成测量后的数据如何传回相对应的医院进行诊疗分析,这其实是移动医疗的市场机会。"麦迪克斯科技有限公司心电事业部总经理刘冀兴说。移动医疗虽然从部署的角度来讲还处于初期阶段,但移动医疗的确可以帮助医疗机构在重构医疗流程、提升医疗效率等方面带来重要价值。在这样的认识上,英特尔提出"携手合作伙伴,布局移动医疗"的发展战略。如同力总是相互的,在政策助推移动医疗产业的同时,移动医疗也给政府的管理提出了新的问题。促进大众健康是政府的责任,在鼓励移动医疗发展造福群众的同时,避免移动医疗应用缺乏监管而存在的潜在风险也成了政府的一项重要

---

　　①　互联网医疗:产业链基本形成,用户习惯有待培养[EB/OL]. http://tech. sina. cn. cn/i/2016-01-22/doc-ifxnuvxh5125258. shtml.

工作。2013 年 9 月,美国食品药品监督管理局(Food and Drug Administration,FDA)正式公告《移动医疗应用指导》(Mobile Medical Application Final Guidance)的最终版本,移动医疗在发展上也开始有初步的依循规范,更有助于移动医疗的发展。而我国近两年随着"互联网＋""健康中国"等顶层战略先后出台,医疗改革不断深入,医疗健康的社会需求日益凸显,网络环境及技术不断完善,从 2014 年开始,移动医疗行业步入快速发展时期,目前也已经结束拼图时代,形成了基本成形的移动医疗产业链。[①]

科技在促进医疗器械改进、医疗程序优化、医药技术提升方面做出贡献的同时,健康对科技的发展也影响重大。首先,健康的研发人员对科技进步贡献了力量。对健康的重视推动医疗卫生的发展,同时有助于提升人类的生活质量,延长人类的生存时间,自然也使得科技研发人员的寿命得以延长,生活质量得以改善,使其一生有更充足的时间和精力来丰富其科研经验,提升理论知识。其次,健康成为一种全社会追求的人力资本,推动了健康产业高科技产品的进步。从简单的用户手机自带健康管理软件,可穿戴的各类手环、手表等健康监测设备到医疗机构应用的救护车、社区医疗网络等医疗平台建设,科技推动健康产业蓬勃发展。

四、健康与文化

文化是一个社会或其亚群成员所特有的物质和精神文明的总和,即特定人群适应社会环境与物质环境的模式传统。文化环境提供了社会生活的氛围,这个大环境里包括了知识体系、风俗习惯、宗教信仰、价值观念等方面,这些内容经过人类一代代间的传承和发展形成了庞大的文化系统。文化系统一旦形成,就成为外在于人的一种强制力量或需要适应的对象,具有相对的稳定性。文化诸成分影响健康的机制可以表示为:文化作为信仰成分,影响到人们的行为,包括生活方式、自我保健和求医行为,最终影响健康结果(如图 1.4 所示)。[②]

文化与健康的关系可以从帕森斯的结构功能主义视角来看。行动系统包括社会系统、有机体系统、人格系统和文化系统。社会系统为了保证自身的维持和存在,必须满足 4 种功能条件:适应、目标达成、整合、潜在模式维系,执行

① 2015 中国在线医疗产业链图谱[EB/OL]. http://tech.sina.com.cn/i/2015-09-10/doc-ifxh-upik6667649.shtml.
② 张拓红,等. 社会医学[M].北京:北京大学医学出版社,2006:49—50.

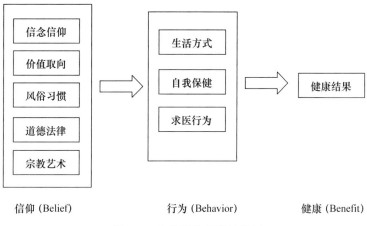

信仰 (Belief)　　　　行为 (Behavior)　　　　健康 (Benefit)

图 1.4　文化影响健康的机制

这 4 种功能的子系统分别为经济系统、政治系统、社会共同体系统和文化模式托管系统。如果将健康作为一种行动系统,在一个时期的文化环境里,收集对健康、疾病预防、养生保健等方面的认知及物质基础、价值观念等资源,然后制定个体或者群体所要求的目标(可能是健康的,也可能是不健康的),文化系统的各个部分协调和整合之下形成一种稳定的模式,最终通过文化的形式托管这种既定模式。

　　默顿认为,在功能分析上,应该注意分析社会文化事项对个人、社会群体所造成的客观后果。他提出外显功能和潜在功能的概念,并指出功能有正负之分。按照这一结构功能分析方法,文化对健康的功能可以分为外显功能和潜在功能。外显功能表现为生活方式、社交习惯、礼仪等,潜在功能表现为价值观、社会规范、道德、风俗等。而这些功能的发挥有些对健康有益,有些却损害了健康,前者我们可以认为是文化对健康的正功能,后者则认为是负功能。比如,裹小脚在中国古代作为一种不成文的社会规范在民间流传,是一种美的象征,也是妇女教养的一种表现,不裹足的妇女会引来邻里耻笑,影响嫁娶,也会给整个家族带来负面的影响。人们虽认识到裹足对健康的损害,但鉴于它的文化象征功能的发挥,此时不顾健康而求得社会认同。这便是文化潜在功能的发挥,而它也确实对健康起到了负效果。

华佗与麻沸散①

　　魏、蜀、吴三国鼎立的时候,战争频繁,军队和老百姓受伤、生病的很多。华佗是当时最有名的医生,伤病人员都请他治疗。由于那时没有麻醉药,每当做手术时伤病人员都要忍受极大的痛苦,才能把手术做完。有一天,华佗为一个患烂肠痧的病人剖腹开刀。由于病人的病情严重,华佗忙了几个时辰才把手术做完。手术做好后,华佗累得筋疲力尽。为了解除疲劳,他喝了些酒。华佗因劳累过度,加上空腹多饮了几杯,一下子喝得酩酊大醉。他的家人被吓坏了,用针灸针刺人中穴、百会穴、足三里,可是华佗没什么反应,好像失去了知觉似的。家人摸他的脉搏,发现跳动正常,这时相信他真的醉了。过了两个时辰,华佗醒来了。家人把刚才他喝醉后给他扎针的经过说了一遍。华佗听了大为惊奇:为什么给我扎针我不知道呢?

　　难道说,喝醉酒能使人麻醉失去知觉吗?几天以后,华佗做了几次试验,得出的结论是:酒有麻醉人的作用。后来动手术时,华佗就叫人喝酒来减轻痛苦。可是有的手术时间长,刀口大,流血多,光用酒来麻醉还是不能解决问题。后来华佗行医时又碰到一个奇怪的病人:病者牙关紧闭,口吐白沫,手攥拳,躺在地上不动弹。华佗上前看他神态,按他的脉搏,摸他的额头,一切都正常。他问患者过去患过什么疾病,患者的家人说:"他身体非常健康,什么疾病都没有,就是今天误吃了几朵臭麻子花(洋金花),才得了这种病症的。"华佗听了患者家人的介绍,连忙说道:"快找些臭麻子花拿来给我看看。"患者的家人把一棵连花带果的臭麻子花送到华佗跟前。华佗接过臭麻子花闻了闻,看了又看,又摘了朵花放在嘴里尝了尝,顿时感觉头晕目眩,满嘴发麻:"啊,好大的毒性啊。"华佗用清凉解毒的办法治愈了这名患者,临走时,什么也没要,只要了一捆连花带果的臭麻子花。从那天起,华佗开始对臭麻子花进行试验,他先尝叶,后尝花,然后再尝果根。实验结果表明,臭麻子花麻醉的效果很好。

　　华佗走访了许多医生,收集了一些有麻醉作用的药物,经过多次不同配方的炮制,终于把麻醉药试制成功。他又把麻醉药和热酒配制,麻醉效果更好。因此,华佗给它起了个名字——麻沸散。

---

　　① http://www.pharmnet.com.cn/tcm/knowledge/detail/126671.html.

第三节　员工健康及管理

一、健康管理及员工健康管理

现代健康管理的理念和实践最初出现在美国,之后德国、英国、芬兰、日本也相继推行。健康管理的兴起,主要是缘于医疗成本的上升、商业保险的发展及医疗健康的进步。美国保险业率先将健康管理的理念应用于投保人疾病的预测和评估,指导重点疾病人群的防治和管理,有效地控制保险风险,而后多种健康管理服务组织应运而生,促进了健康管理事业的发展。

健康管理(Health Management),是通过对特定人群进行健康数据的采集、动态对比和综合分析,实现对健康、亚健康和疾病的科学评估,根据评估向客户提供个性化的疾病治疗方案或健康促进方案,并负责指导、跟踪该方案的有效执行,从而实现健康的良性循环。[①] 在这个定义里,主要是针对现实的健康、亚健康及疾病的状况进行管理。黄帝内经《素问·四季调神大论》中有云:"圣人不治已病治未病,不治已乱治未乱,此之谓也。夫病已成而后药之,乱已成而后治之,譬犹渴而穿井,斗而铸锥,不亦晚乎。"也有云:"上医治未病,中医治欲病,下医治已病。"这种"不治已病治未病"的预防观念对现代健康管理尤为重要。以健康风险因素管理为核心的健康管理正是顺应了这种预防观,通过预防加管理的模式以及一套完善、周密的服务程序,使处在健康、亚健康、疾病状态的人群更好地拥有健康及恢复健康、促进健康的可能,有效降低医疗支出,帮助被管理者实现健康的良性循环,最终促进组织以及社会的健康可持续发展。

受"以人为本"管理思想的影响,员工健康管理成为一种现代化的人力资源管理模式。田橙、于爱华等将它定义为:以现代健康概念和新的医学模式为指导,采用现代医学和现代管理学的理论、技术、方法和手段,针对员工健康进行全面计划、干预、监测、评估和循环跟踪服务的医学行为和过程,从而达到员工生理、心理和社会生活处于完好状态之目的。[②] 员工健康管理的核心是对员工个人及群体的各种健康风险因素进行全面监测、分析、评估、预测并进行计划、预防和控制的全过程,旨在调动员工、企业和社会的积极性,有效地利用有限的

---

① 魏秀丽.员工管理实务[M].北京:机械工业出版社,2011:279.
② 田橙,等.员工健康管理[M].武汉:武汉大学出版社,2011:2.

医疗卫生资源来满足员工健康需求,以达到最大的健康效果,提高企业生产率及员工满意度,最终实现企业目标。

二、员工健康管理的重要性

员工健康管理对于员工个人和家庭幸福、组织可持续发展以及创建"美好社会"等方面都具有重要意义,具体体现在员工健康管理是员工个人和家庭幸福的要求、是组织可持续发展的动力、是创建"美好社会"的重要保障等方面(如图1.5所示)。

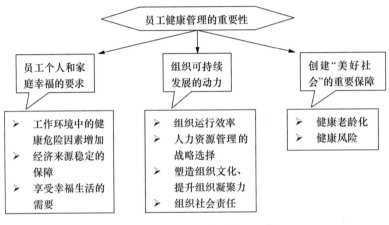

图1.5 员工健康管理的重要性

1. 员工健康管理是员工个人和家庭幸福的要求

罗素提出,达到幸福的四个因素为:健康、满足需要的收入、愉快的人际关系、成功的工作。其中,健康对于一个人和一个家庭来说,是关乎幸福的事业。当代流行的"1"和"0"理论生动地说明了这一点,健康是最基础的"1",事业、成就、财富、友谊、婚姻、家庭等是跟在后面的"0"。只有这个"1"树立不倒,后面的"0"才有意义,成功的积分才会越来越大。现代人追求成功者众,可是怎样才算成功呢?损坏了健康去争取回来的东西没有时间、精力、健康的体魄去享受也是枉然。员工健康管理有助于减少和预防工作与社会中的健康风险因素,保证员工工作和收入稳定可持续,从而让员工有能力去承担家庭责任,维护家庭生活的良性发展,最终满足员工个人和家庭幸福的要求。

(1)工作环境中的健康危险因素增加。健康是遗传、自然和社会环境、医疗保健及个人生活方式和行为多种因素的结果。现代社会,员工在工作中面临着多种健康的危险因素,很多都表现为不健康的生活及工作方式,如加班熬夜、久坐、对着电脑保持固定动作、缺乏运动、抽烟酗酒以应对社交等。除此之外,员工还面临心理方面的健康危险因素,如工作压力大、焦虑、人际关系受挫等。此外,工作环境也是一个重要方面,如:长期应对各种电子产品的辐射、在粉尘较大空间工作、重复性工作、高温高压工作等。这些危险因素很可能导致员工的身体和心理健康产生问题,而这些又可以通过改善工作环境、调整员工工作量、提倡健康的工作方式来缓解。所以,应对现代社会员工工作环境中健康的危险因素增加问题,员工健康管理成为一种必要。

（2）员工和家庭经济来源稳定的保障。实施员工健康管理,能够提升员工的身体素质,改善员工健康状况。这对员工及其家庭产生两方面的经济影响:一方面,减少了员工医疗费用的支出。"看病难、看病贵"的现象在我国广泛存在,尤其在大病面前,巨额医药费让家庭不堪重负,为照顾病人的损失以及对家庭成员收入的影响也非常大。实施员工健康管理可以在一定程度上预防大病的发生,使大病在萌芽期就得以解决,从而避免巨额医药费带来的经济压力。另一方面,员工健康管理保障了员工的健康,使得员工达到身心健康的良好状态。心理、生理健康状况良好,使员工有精力和能力胜任组织中的各项工作,从而获取稳定的收入,为个人和家庭提供经济保障。

（3）员工和家庭享受幸福生活的需要。员工成为"员工"的年龄段是个体作为一个家庭支柱的年龄段,《中华人民共和国劳动法》《中华人民共和国劳动合同法》《中华人民共和国就业促进法》以及相关法律法规规定:法定劳动年龄指年满 16 周岁至退休年龄,有劳动能力的中国公民。退休年龄一般指男 60 周岁,女干部身份 55 周岁,女工人 50 周岁。在这个年龄段内,经常面临"上有老、下有小"的局面,员工的家庭地位需要他或她承担家庭的主要维护作用。员工要成为好妻子、好丈夫、好儿女、好父母,这不仅包括经济方面的维护,还包括教育孩子、照顾老人、生育、家庭关系等问题。解决好这些问题,促使家庭生活正常运转是个人和家庭幸福的必需活动。

2. 员工健康管理是组织可持续发展的动力

员工健康管理对于组织的可持续发展具有重要作用。这体现在以下方面:

（1）员工健康管理与组织运行效率相关。每一个组织都有自己运行的目标,政府组织追求社会效益,企业追求经济效益,达成这些目标的核心力量是组织的成员。作为组织的员工,他们的健康直接关系到企业的效益与事业的发展。

西方国家有一个普遍承认的成本核算,即在健康管理上投资 1 元钱,将来在医疗费用上可减少 8～9 元钱。[①] 这在美国的健康管理数据中得到验证:近 20 年间,美国在实施健康管理后,脑卒中发病率下降 75%;高血压发病率下降 58%;糖尿病发病率下降 50%;冠心病发病率下降 50%;肿瘤发病率下降 33%;人均寿命延长 10 年。美国健康管理经验证明:通过有效的主动预防与干预,参加健康管理服务的人群遵照医嘱按时服药者比例提高 50%;医生开具更为有效医药处方比例提高 60%;参加健康管理者的综合风险降低 50%,医疗成本降低 30%。90% 的个人和企业通过健康管理后,医疗费用下降到原来的 10%;10% 的个人和企业未通过健康管理,医疗费用比原来上升 90%。经过健康管理的企业,员工工作效率得到提高,劳动生产效益稳步增加。因健康不佳导致的生产率降低所造成的经济损失比直接的医疗花费要多得多。国外已经有研究证明,减少健康风险因素可以减少因工作效率低下而给企业造成的损失。因此,针对员工健康进行有效管理在一定程度上可以作为企业生产效率提高与改善的重要工具。

(2) 员工健康管理是人力资源管理的战略选择。进行员工健康管理是一种新型的人力资源管理模式,在人才发展至关重要的今天,人力资源战略对组织发展的影响不容小觑。

我们可以对企业实行员工健康管理进行一个简单的 SWOT 分析,来看员工健康管理在企业人力资源战略中的地位和应用,其中 S 代表竞争优势(strength)、W 代表竞争劣势(weakness)、O 代表机会(opportunity),T 代表威胁(threat)。

在组织中实行员工健康管理的优势(S):有助于塑造组织人本管理的良好形象,体现组织经济实力,吸引高端人才加入,稳定员工队伍,增强组织凝聚力,提升工作效率。

在组织中实行员工健康管理的劣势(W):需要增加专业的员工健康管理人才,增加管理成本,且员工健康管理中很大部分属于生活和工作期间的行为方式改变,消耗组织宝贵资源,取得效益需要较长的周期。

在组织中实行员工健康管理的机会(O):员工健康管理在我国已有一定基础;国家 2005 年将健康管理师纳入卫生行业特有国家职业;对于亚健康问题的关注日益升温;实现员工健康管理能够更好地塑造组织形象,体现组织社会责任。

---

① 王生平,等.员工管理简单讲[M].广州:广东经济出版社,2006:236.

在组织中实行员工健康管理的威胁(T):员工健康管理的服务机构还不健全,服务内容及理念亟待改进;实施了员工健康管理的组织有可能吸引本行业高端人才,对本组织造成威胁;在员工健康管理实践中落后有可能造成舆论威胁。

显然,在当代经济条件改善、健康问题突出、健康观念日益增强及健康管理成为一个新型人力资源管理模式的情况下,组织应实行SO战略,即利用员工健康管理的优势,抓住员工健康管理发展的机遇,进行员工健康管理是一个改善企业人才资源状况,提升企业整体竞争力的重要选择。

(3)员工健康管理是塑造组织文化、提升组织凝聚力的要求。员工健康管理是为了提升组织效益所进行的,其核心思想是以人为本的管理理念。组织文化是组织内员工普遍并自觉遵循的一系列理念和行为方式,在组织内部已形成共识。[1] 因此,组织内员工健康管理的顺利实施和践行,有利于促进组织文化作用的发挥。

另外,员工健康管理的实施,对于巩固组织以人为本的企业文化具有重要作用。员工健康管理关系到每个员工的身心健康,渗透在员工的工作和生活中。实施健康管理必然使得健康管理的理念和组织以人为本的思想深入员工的思想和行为,从而进一步塑造并传播了组织文化。同时,员工对组织文化的认同以及员工在企业员工健康管理中的受益,有助于员工形成对企业的认同感及归属感,进而提升组织凝聚力。

(4)员工健康管理是组织社会责任的体现。社会责任是指企业追求有利于社会的长远目标的一种义务,它超越了法律和经济所要求的义务。社会责任加入了一种道德要求(不是法律或者准则要求),促使人们从事使社会变得更美好的事情,而不是去做那些有损于社会的事情。[2] 员工健康管理的实施显然是一种有利于社会的事情,它将对社会产生正的外部性,使得社会整体健康水平提升。员工健康管理体现的是组织的社会责任,所谓"得道者多助"。对于一个有社会责任的组织,员工和社会的认可将为其带来更大的效益。

3. 员工健康管理是创建"美好社会"的重要保障

当我们面对老龄化的问题时,很多学者把关注点放在了提高退休年龄上,这是基于老龄化带来危机的假设。老龄化是一种现象,但如果这是一种健康的

① 纪德尚.二十一世纪企业成长与先进企业文化建设研究[M].西安:陕西人民出版社,2000:484.
② 李品媛.管理学原理[M].大连:东北财经大学出版社,2012:56.

老龄化呢？老年人身体康健,保持该年龄段的身体机能标准,且有一个良好的心态,那么老龄化带来的可能不是烦恼,而是一个共享天伦的美好社会。

家庭成员遭受疾病困扰,企业员工低效率工作,社会成员中大部分处于亚健康的状态,这样的社会结构里,任何一个部分都不能达到良好的运转。高额的医疗费用、紧张的医患关系、企业内部的矛盾等造成的社会矛盾冲击着一个社会的和谐和美好。显然,通过出台各种医疗保障政策只是一种善后行为,治本的方法还在于提高社会成员的身心健康、社会适应力以及道德健康。员工健康管理对于这个社会的中坚力量进行保障,为他们的健康保驾护航,大大减少了员工健康所面临的风险,有助于社会的正常运转。

三、员工健康管理的构架

员工健康管理在我国起步较晚,2000 年后才得以发展,且实践先于理论,所以员工健康管理的框架还处于完善阶段,迫切需要相关著作来弥补理论和实务方面的不足。本书基于员工健康管理的理论梳理,着重分析员工健康管理的内容与流程、体系设计、实务开发等三个核心问题,探讨员工健康管理的发展状况,并对员工健康管理的未来趋势进行展望。

健康管理及现代员工健康管理理论指导员工健康管理的实践。健康管理理论主要有整体医学、健康资本理论、健康效用理论以及其他理论,为探讨健康管理的地位、机制和过程提供了坚实的理论基础。此外,研究健康与生产力之间、健康与绩效之间、健康与人力资源管理之间的关系,加之健康心理学的相关理论扩充,为员工健康管理研究的进一步深入提供了现实依据。传统的养生文化为员工健康管理提供了思想渊源。基于以上理论基础、现实基础和文化基础,员工健康管理工作的主要内容可大致划分为:员工健康监测、员工健康评估、员工健康干预以及员工健康评价。由这四项核心工作出发,引出健康管理的流程和策略以及健康管理的体系,包括员工慢性病管理、员工心理健康管理、员工营养健康管理以及员工亚健康调理与生活管理等方面,使得健康管理进入实践操作领域。在实践操作中,应用上述方法和理论,指导健康管理实务开发,进行员工健康管理方案设计,推动员工健康管理在组织和社会中的应用。最后探讨员工健康管理在国内外的发展状况及未来趋势。具体构架如图 1.6 所示。

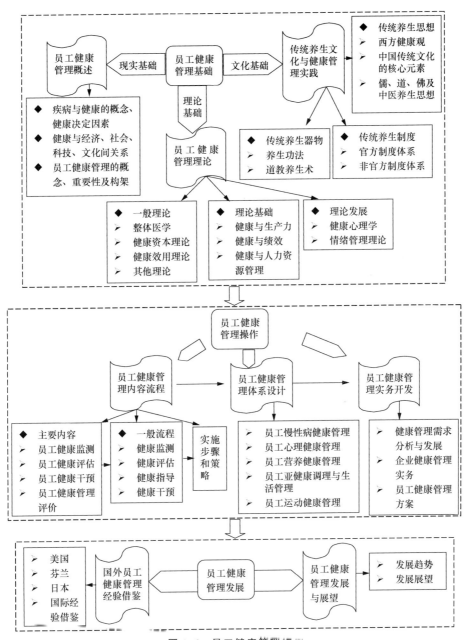

图 1.6 员工健康管理构架

本 章 小 结

　　健康是一种生理、心理以及社会适应良好的完美状态，而不仅仅是没有疾病或身体虚弱。健康是多种因素综合作用的结果，主要包括遗传特征因素、环境因素、医疗保健因素、行为与生活方式等。健康与经济、社会、科技和文化之间存在密切联系。员工健康管理的核心是对员工个人及群体的各种健康危险因素进行全面监测、分析、评估、预测并进行计划、预防和控制的全过程。员工健康管理对于员工个人和家庭的幸福、组织可持续发展以及创建"美好社会"等方面都具有重要意义。本书将基于员工健康管理的理论分析，着重介绍和分析员工健康管理的内容与流程、员工健康管理体系设计、员工健康管理实务开发等三个核心问题，探讨员工健康管理的发展状况，并对员工健康管理的未来趋势进行展望。

案例分析 　　　　　　　　　　　　　　　　　>>>

妮基的健康与生活①

　　社会心理学家需要探究社会背景、工作和环境、个人生活风格、生理结构、社区和社会关系网对健康的影响。人们存在于关系之中，健康在本质上就有根本的关系性质。个体处在一系列有关社会结构、政治、遗传因素和生活风格的交互层面的核心位置。社会关系网这类因素与工作、生物和生活风格等其他因素是相关的。我们把妮基作为其中的人来考察。妮基从事一份低收入的兼职工作，这让她很有压力，因为她对工作进度的控制很有限，奔波在工作、学习和养育孩子上；至于生活风格，她吸烟并且饮食不规律；生物因素可能在她的健康上发挥了作用；社区环境也很重要，妮基所在的地方犯罪猖獗，她的公寓潮湿而喧闹；而且，妮基缺乏亲密的社区关系，而这可以缓和其他因素的影响。因而，她生病的风险增加了。

　　想一想妮基的儿子马克未来的生活历程。这有助于理解一系列影响人们健康状况的因素的重要性。马克的健康和学业已经受到哮喘的影响，而这又要归结于潮湿的居住条件。他的未来在一定程度上取决于妮基为受教育而正在

---

　　①　〔英〕霍杰茨.社会心理学与日常生活[M].北京:中国轻工业出版社,2012:251—252.

做出的牺牲,这是为了提升这个家庭的社会经济地位,虽然这个提升取决于她获得学位且真正获得一份工作。单亲养育的残酷现实因政府的帮扶而得以缓和,但并没有完全消除。高房价意味着这个家庭最终要居住在一个低社会经济地位的地区,这增加了家庭成员遭受暴力和犯罪危害的风险。很有可能与马克成为朋友的当地小孩和青年都来自不太好的家庭背景,没有什么受教育的机会,不太可能获得薪资丰厚的工作。低社会经济地位的人的主要工作机会就是手工和半技术行业,而这些一直以来都是与接触危险、高事故风险和不稳定的工作安排及收入水平分不开的。需要租房子意味着这个家庭可能要被迫不断搬迁,而这会影响马克的学业和他与其他孩子间的友谊。马克可能会比他那些出自于富足家庭的同龄人得到更少的积极心理慰藉。跳过这些向前看,作为一个单身母亲,妮基总没有足够的钱来使马克接受正规治疗,因而到成年时,他总出现牙齿方面的问题。由于费用太高,马克经常推迟治疗而最终落下牙痛的毛病,从而不能胜任回收中心铲车司机的工作,这导致他工作的不稳定。退休后,马克不太可能付得起住房和医疗费用。他的寿命比本国男性的平均寿命短十年。马克生命历程的故事显示个人日常生活背景中的行为和背景因素对于理解健康和疾病多么关键。

思考问题:

1. 妮基和马克的健康受到了哪些因素的影响?
2. 妮基和马克的健康状况对他们的工作有何影响?

| 健康管理小贴士 |

养　生　篇[①]

俗话说:"三分医,七分养,十分防。"可见养生的重要性。在很多人的意识里,只有老人才需要养生。其实不然,养生是条漫长的路,越早注意就会受益越多。

高脂血症患者的饮食禁忌

限制胆固醇的摄入:降低低密度脂蛋白胆固醇和总胆固醇,是防治动脉硬化的关键。虽然体内的胆固醇不全来自食物,但是限制胆固醇的摄入是降低高胆固醇血症所必需的。食物中含胆固醇丰富的是鸡蛋黄、蟹黄和各种动物内

---

① 刘建平.《本草纲目》食疗汤粥食疗药粥[M].北京:化学工业出版社,2014.

脏,这些食物应尽量少吃。

限制脂肪的摄入:我们食用的脂肪包括动物脂肪和植物脂肪。动物脂肪摄入过多可升高胆固醇,而植物脂肪虽然是不饱和脂肪酸,但因其提供较高的热量,也应该适当限制。应提倡科学的烹调方法,菜肴以蒸、煮和凉拌为主,炒菜少放油,以每天不超过20～25g为宜。尽量不煎、炸食品,少吃由人造奶油做的食物。

限制总热量的摄入:控制每天主食的摄入量,做到每餐食无求饱。饱餐后会使血流集中在胃肠道,心脑的血流相对较少,易引起脑梗死、心绞痛、心肌梗死。应多吃富含膳食纤维和维生素而热量较低的粗粮、杂粮和新鲜绿叶蔬菜。

应戒烟限酒:吸烟能抑制脂蛋白酯酶的活性,使血中三酰甘油升高,高密度脂蛋白胆固醇下降,引起动脉痉挛。所以对于血脂异常和动脉硬化的患者危害很大。而适量饮酒,尤其是葡萄酒,对于防治动脉硬化可能有益,以每天不超过100g葡萄酒为宜。

中医学认为,高脂血症患者可将香菇、莴笋、丝瓜、绿豆、山楂、黑木耳、松子仁、洋葱等食物作为日常饮食中的主要食品。

避免进入排毒的误区

误区一:排毒就不能进补

身体是一个整体,不论正常的新陈代谢,还是把毒素从身体中驱赶出去,只有气血运行通畅,才能保证这些活动的顺利进行。中医理论讲"邪之所凑,其气必虚",就是说形形色色的代谢产物在体内蓄积,其实就是人体气血阴阳运行不调达,缺乏足够的清除能力,是毒邪侵害人体的内在因素。服用一些补药、补品,调节或补益气血阴阳,调整脏腑经络的功能,可以促进排毒、解毒的过程。

误区二:服用泻药可以有效排毒

泻药的使用是有针对性的,有特定的适应证和适应人群,应该在医生的指导下根据病情而定,不能自作主张,随意使用。致泻力量强的药物不适用于儿童、老年人及孕妇,女性在选择泻药的时候也应尽量避开月经期。

误区三:盲目随意排毒

有些人随意根据个人喜好进食一些排毒食品,去盲目排毒。他们既不考虑自身的体质因素,也不了解体内产生毒素的根源,在排毒的同时,依然存在饮食不均衡、经常熬夜、饮食过度等,使体内再次产生集聚毒素的现象,这会对身体造成很大的损害。因此,排毒前要根据个人身体情况与生活状况,先进行全面调整后,最好还能在医师的指导下,采取有针对性的排毒措施。

误区四:排毒的功效只是美容养颜

人们往往只是通过发现表面皮肤的变化，才能察觉到毒素的存在，至于身体内脏的改变，则往往想不到与毒素积存体内有关，因此也忽略了排毒调补对全身各个系统脏器重要的治疗和保养作用。排毒是针对身体的整体调理，而不仅仅为了美容养颜。通过排毒可以很快地扭转人体的不适，使整个身体状态得到很大的改善。

误区五：通便就是排毒

毒素是造成人体疾病及衰老的重要因素。人体的毒素主要通过大小便、排汗、呼吸等排出体外，这些通道受到阻塞时就会产生毒素积聚，因此需要排毒。不少人把排毒简单地理解为通便，有人甚至通过吃泻药来排毒，这种观念很危险。排毒并非只能通过排便才能实现，每个人的各种代谢产物，除通过大便排泄外，还可经出汗、呼吸、咳嗽、打喷嚏、呕吐、分泌唾液、排尿、放屁等途径排出体外。因此，单纯排便是远远不能达到排毒要求的，它只是排毒的一个有效途径而已。

第二章　员工健康管理理论

上医医未病之病,中医医欲病之病,下医医已病之病。

——(唐)孙思邈:《备急千金要方·论诊候》

 学习目标

通过学习本章,了解健康管理的一般理论,如整体医学理论、健康资本理论、健康效用理论及其他理论,掌握员工健康管理的理论基础,理解健康与生产力、健康与绩效、健康与人力资源管理的关系,进一步把握员工健康管理的理论发展等。

引例

强生关爱员工计划[①]

强生公司(Johnson & Johnson)是美国一家医疗保健产品、医疗器材及药品的制造商,成立于 1886 年,全球总部位于美国新泽西州的新布朗斯维克。强生集团由全球超过 250 家的子公司组成,其产品销售遍及 170 多个国家。

强生将员工视为最宝贵的财富,积极为员工提供职业培训和职业发展机会,并为员工及其家庭提供全方位的关爱计划。

---

① http://www.jnj.com.cn/our-caring/our_responsibility/caring_for_employees.

强生认为工作和生活需要平衡发展,公司应该为员工提供整体支持和服务,帮助提高每个人工作和生活的质量,这也体现了我们致力于全方位关爱员工的基本信条。公司内部启动的项目包括:

    ❖ 员工咨询与辅导项目(EAP)

帮助员工及其家属解决个人问题,舒缓心理压力,平衡员工工作和个人生活关系,包括 24 小时热线、个案咨询、手机彩信服务等多样化的咨询和辅导。

    ❖ 个人健康评估项目

通过在线健康诊断,为员工建立电子健康档案,帮助员工评估自身健康风险。

    ❖ 办公场所健康项目

通过办公室、网络和团体健康促进项目,如健康饮食讲座,帮助员工确保健康和安全,实现"安全生活、安全工作"的目标。

    ❖ 健身服务

部分公司提供办公室健身中心、个人健身培训和运动课程,以满足员工健康需要。

强生公司将员工视为企业的财富,这一观念极大地体现了强生公司以人为本的根本理念。全方位的关爱计划,不仅极大维护了员工生理、心理健康,提升了员工的工作质量及其家庭的生活满意度,也为企业全面发展打下坚实的人力基础。可见,员工健康管理的理论基础及其对企业各方面产生的影响值得深入挖掘。

第一节 员工健康管理的一般理论

《辞海》中对资源的定义是:"资财的来源,一般是指天然的财源。""劳动和自然界在一起,它才是一切财富的源泉。自然界为劳动提供材料,劳动把材料转变为财富。"由此可见,资源的来源及组成,不仅仅是自然资源,而且还包括人类劳动的社会、经济、技术等因素,即人力、信息、知识、健康等因素。资源具有稀缺性,健康资源更是如此。保护健康资源,节约健康资源,最大限度地合理利用健康资源并让其发挥最大的作用,就是健康管理。健康管理的一般理论主要包括整体医学、健康资本理论、健康效用理论及其他理论。

一、整体医学

整体医学(Holistic Medicine)是现代社会正在兴起的一种医学体系,它将医学看成一个有机整体,从整体上来认识医学的性质、对象和目的。整体医学理论从本质上说,是一种系统论,是用整体观认识医学的各个要素。从长远发展上来说,整体医学的整体观是建立在现代科学技术所认识的所有联系的基础上,是一种弱整体观或综合论,其理论基础是还原科学观。换句话说,中医学是整体科学,西医学是还原科学。中医现代化首先必须是基础理论的现代化,而基础理论的现代化又以整体为前提,整体观的现代化为首要。① 总之,现代整体医学是一门理论医学,它建立理论体系所遵循的原则与当代最具科学精神的理论物理学和复杂性科学如出一辙,它的理论可以用符合现代科学规范的受控试验来检验。它继承了传统中医学的基本方法、理论框架和诊断、治疗技术,在现代西医疾病研究的基础上,建立了独具特色的疾病体系,由此把现代医学的检测方法和治疗手段融汇其中,从理论上和实践上实现了中西医两大医学体系的有机结合。

医学的发展大致经历了三个时代,即经验医学时代、实验医学时代和当前的整体医学时代。每个时代都有一个指导医学发展的模式作为思维方式,如经验医学时代为自然哲学医学模式,实验医学时代为生物医学模式。而今,单纯的生物医学模式已难以满足社会发展的需要,也不能适应新的医学模式的需要,需要逐渐向生物—心理—社会医学模式过渡,这也标志着医疗观念的转变,由单一到综合,由部分到整体,由表浅到深入。② 然而,当今医学的特点是处在实验医学时代向整体医学时代的过渡时期,整体医学的理论体系虽已具雏形但尚未正式形成。

其实,最初医学是以整体医学形式诞生的,在久远而漫长的医疗实践中,从业者集预防、医疗、康复保健于一身,既医病又防病。这种初级整体医学模式的最大优点是抓住了疾病发展的一般规律,医人重于医病,但也存在不足,即医术难精,对具体细节把握不足。随着社会的发展,整体医学迅速分化为越来越细小的专科医学,然而后者虽精练了医术,但却导致重病轻人、重器官轻心理、重技术轻人文的问题。在医学发展过程中过分注重细节,反而模糊了对总体的认识情况,导致"瞎子摸象"、以偏概全、"铁路警察,各管一段"等现象,结果是病前

① 刘家强,王大鹏,王米渠.论整体医学对中医学未来发展的影响[J].时珍国医国药,2008(5).
② 胡大一,刘梅颜.整体医学——医学发展之大势所趋[J].中国医药导刊,2007(2).

不防,病后不管。因此,国外整体医学的迅速兴起并发展,其原因在于 20 世纪后半期,西方发达国家以技术革新为先导,推动经济发展,结果经济高速增长造成的诸多矛盾开始显露,如环境问题、社会问题、医疗问题等。生物医学模式下传统的理念和模式日益显露弊端,促使人们进行反思并逐步认识到:身体、精神、环境不可分离。美国加利福尼亚州巴克莱整体健康中心的设立,标志着整体医学的兴起。随后,类似的整体健康中心迅速在美国各大城市建立,在全美掀起了一个整体健康运动。当医学领域的矛盾同样在日本显露出来时,日本人开始重新重视自己的传统思想文化,并很快地接受了整体医学的观念。

相比于国外整体医学的迅猛发展,我国的现实状况需要尽快建立整体医学。庞大的患者群与有限的卫生资源、居民生活社区化后社区卫生服务相对落后、独生子女政策实施后家庭照顾能力的削弱、疾病谱和死因谱的改变、医院服务的缺陷等,使我国现有的医疗服务体系面临重大挑战。然而,我国卫生服务体系采用各种卫生服务相互独立、各自为政、垂直管理的模式,使得医疗服务体系条块化、碎片化问题日益严重;各大医院根据人体的不同系统、不同疾病,人为地划分为各个科室,相互之间缺乏有效的协调和合作,使得医疗资源难以实现横向整合。可见,这种模式不能适应新的医学模式的需要,更不能适应社会发展的需要。必须认识到,医疗服务是一种整体性服务,特别需要对卫生服务进行横向整合,加强各部门、各系统和人员之间的协调和合作。只有这样,才能充分满足社会对卫生服务的要求,才能使有限的卫生资源产生最佳的效率和效益。[①]

人类对医学的需求远比医学发展要快,人类不仅需要健康的器官,更需要健康的心理,既要拥有生命,也要拥有生活质量,而这种高层次的需求并非某一个专业学科所能给予的。如今,现代的整体医学是现代科学技术尤其是生命科学发展的结果,但是生命科学——基因组学正在走向完善的基因组联系,将来的发展必然在基因组的普遍联系上证明中医的基本理论。因此,随着基因组学的整体化发展和中医学的跨越式发展,目前迫切需要新的医学学科、多种类别专业组成的团队,共同参与协作的现代整体医学,研究系统的复杂性,探索在每个城市构建病前预防系统、急救系统和救治后的管理系统。如此,现代整体医学才能走向更完备的、以中医学为核心的整体医学。

---

① 胡大一,刘梅颜.整体医学——医学发展之大势所趋[J].中国医药导刊,2007(2).

二、健康资本理论

1. 健康资本理论的提出

20 世纪 60 年代以来,随着人力资本理论的创立和风行,人力资本对于经济发展和改善劳动力状况的重要性日益受到重视。[①] 人力资本理论的奠基者西奥多·W.舒尔茨认为,人力资本表现为人的知识、技能、资历和经验等,即人的能力和素质。人力资本是通过对人力的投资而获得的,这种投资表现在货币形态上就是为提高人力资本的各项开支,包括保健支出、教育支出和劳动力迁移的支出,等等。依据已有的人力资本理论,劳动者的人力资本存量主要由健康、知识、技能和工作经验等要素构成。虽然这些要素的增进都会提高个人的生产率,即改善个人获得货币收入和生产非货币产品的能力。但唯有其中的健康存量,决定着个人能够花费在所有市场活动和非市场活动上的全部时间。[②] 可见,健康是个人生存与发展的基础,是构成人类社会进步和经济发展的第一要素。

在评估健康对经济发展的影响方面,Irving Fisher 早在 1909 年就进行了开创性的研究。他在其《国家健康报告》中指出,从广义角度看待健康首先是一个财富的形式。他估计美国的健康资本存量在 1900 年为 2 500 亿美元,大大超过了其他形式的财富数量。同时,Fisher 界定了疾病所带来的损失,包括:因为早亡而丧失的未来收益的净现值;因为疾病而丧失的工作时间;花费在治疗上的成本。而后,Denison 在规模收益不变的假设下,估算出如果死亡率在 1960—1970 年期间下降 10 个百分点,则美国经济增长率可以提高 0.02 个百分点。[③]

1962 年,S. J. Mushkin 博士提交的《健康是一种投资》(*Health as an Investment*)一文,正式将健康作为人力资本组成部分,强调健康存量或者健康资本是指人的体能、精力、健康状况与寿命长短,是人力资本的重要组成部分,是劳动生产力的基础。同时,健康既可作为投资商品,也可作为消费商品。作为消费性商品,因为人们从患病中得到的是"无效用",故将健康直接纳入效用函数;作为投资商品,健康将决定市场活动或非市场活动可以利用的时间,并且影响生存期限。沿着 Denison 的思路,他归纳出了疾病对人力资本和劳动生产率

---

① World Bank. *World Development Report 1993*: *Investing in Health*. New York: Oxford University Press,1993.

② 王晶,王小万.健康资本:人力资本理论的新拓展[J].中国卫生经济,2008(5).

③ Young, T. K. *Population Health*: *Concepts and Methods*. New York: Oxford University Press,1998.

造成损失的"3D"框架(death,disability,debility)。①

人的生命进程中,随着时间的推延和年龄的增长,健康存量不断地自然衰减和贬值。罹患疾病等会使患病当事人的健康存量减少。相反,医疗保健和健康存量则呈正相关,即医疗保健会增加,至少可以维持健康存量。医疗保健既是医疗服务业的产出又是健康的投入,人们对医疗服务的需求来源于维持、改善健康的偏好。健康经济学家的研究结论认为,对健康的支出是一种资本性投资,对人们收入能力和经济增长的影响是长期的。《阿拉木图宣言》也指出,增进并保障人民健康对持续的经济社会发展是首要的并有助于更为美好的生活质量及世界和平。② 可见,良好的健康资本是对整个社会扶贫、经济增长和长远经济发展的关键投入,"投资健康领域,促进经济发展"已成为一个新的发展途径。相反,健康贫困是一种参与健康保障、获得基本医疗预防保健服务的机会丧失和能力剥夺而导致的健康水平低下,从而又带来了收入的减少和贫困的发生或加剧。健康在宏观经济方面所扮演的角色是劳动(labor)与资本(capital),这是经济体系中最主要的生产要素。健康对人力资本的影响反映在可以增加从事市场或非市场活动的总时间。简言之,健康状况改善可以影响"人力资本",进一步影响到整体经济的发展。③

2. 健康资本的理论模型

(1) Grossman 模型及健康生产函数。

Grossman 提出了健康需求的人力资本模型,健康作为一种"耐用"资本品,首次被视为不同于其他人力资本的"健康资本"。该模型认为,人们对于"良好健康"的需求可以用供给和需求曲线来解释,并且对于健康需求的最优决策受到生命周期中财富和生存时间的约束。

Grossman 模型假设健康资本的折旧率是外生的,随着年龄的增长而增大,人们可以理性预期自己的生存年限。当健康资本存量低于某一临界值时,人们将停止一切市场和非市场活动,生命即将终止。Phelps C. E. 博士更加形象地进行了描述:人所拥有的健康可以视为一个蓄水池,出生时具有先天所赋予的健康积蓄,这一健康积蓄的大小因人而异,日后生活中的每一活动都会影响这

① Barbara,Starfield. *Primary Care:Balancing Health Needs,Services and Technology*. New York:Oxford University Press,1998.
② 增进并保障人民健康对持续的经济社会发展是首要的并有助于更为美好的生活质量及世界和平[EB/OL]. 世界卫生组织网站,http://www.who.int/topics/primary_health_care/alma_ata_declaration/zh/.
③ 王晶,王小万. 健康资本:人力资本理论的新拓展[J]. 中国卫生经济,2008(5).

一健康积蓄的存量。健康就同矿产资源一样,其积蓄量会随着开采使用而逐渐消耗,这个过程就是老化。当健康存量降到足够低的程度时,人就失去了活动能力而死亡。因此,人类行为在某种意义上都是一种慢性自杀,人们都是在牺牲自己的身体健康来换取其他方面的收益。[①] 为了弥补健康折旧,人们会进行健康投资。健康投资由保健支出、生产健康的时间和人力资本存量共同决定,而健康时间作为健康投资的产出,既是"需求品"又是"投资品"。作为需求品,它能够满足人们享受生命的需要;作为投资品,健康时间不同于人力资本,是从事一切市场和非市场活动的必备条件。简而言之,人越健康,从事市场活动和非市场活动的时间就越多。

健康的生产函数为 $H = f(x)$,其中 x 代表健康的各种生产要素,主要包括医疗卫生保健、食物和营养、收入、教育等多个因素,换一种说法来讲,所有可以影响健康的要素都可以代表变量 x。[②] 具体表示为:

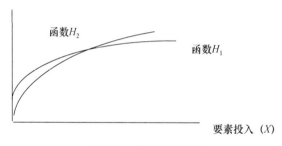

图 2.1   健康生产函数

从函数图中我们可以看出,一个人的健康函数是边际递减的增函数。也就是说,随着要素的投入,边际效益是递减的,可能会为 0 或是负数;不同的个体(H_1、H_2)由于各方面的差异,其健康状况是不一致的。因此,控制健康要素的投入总和,即对健康投资进行管理是极为必要的,而这个主体除个体外,更多地需要政府政策的平衡与支持。

同时,Grossman 模型指出,健康资本对于人们生产健康时间,从而获得各类市场和非市场活动的回报具有不可替代的作用。根据这一观念,Grossman 的理论说明是健康带给消费者效用,而非医疗服务本身。因此,可将消费者的效用函数写成:

① Behrman J. R. *Health and Economic Growth*:*Theory,Evidence and Policy*. World Health Organization,1993.

② 胡宏伟. 国民健康公平[M]. 北京:人民出版社,2011:61—75.

$$Utility = (H, X)$$

式中，H 代表健康，X 代表其他各种商品所组成的复合消费品（composite commodity）。其中，$U_x > 0$，$U_h > 0$ 表示更多的健康或更多的消费品会带给消费者更大的效用。用经济学术语来说，即"医疗服务"来生产健康，或者至少在生病后恢复部分健康。把医疗服务转变成为健康的过程可以视为一个标准生产函数。健康状况和投入要素之间的关系可以通过健康生产函数来表示，生产函数描述投入组合和产出之间的关系。健康可以通过使用不同的投入组合来获得。[①] 该模型还指出，如果人力资本对健康生产函数中的各要素的作用是一致的，即具有"要素中立性"，那么，拥有人力资本越多的人，健康需求越高，但所投入生产的成本——健康支出和生产健康所花的时间都将相对更少。

此外，Grossman 利用 Becker 所提出的家庭生产函数的理念，说明了消费者可以通过生产健康来补充健康资本的消耗，而消费者生产健康的主要生产要素是医疗保健服务。家庭健康生产函数是根据个人、社会、文化和政策等方面对健康产生的影响，以及个人对健康追求所产生的医疗服务需求来建立的经济学模型。其主要特点是：a. 健康价值的排序或健康与其他物品不同组合的效用。b. 把医疗服务需求转变为健康的生产函数。c. 决定医疗服务需求的社会经济因素，包括收入、货币成本、时间成本和获取信息的成本。d. 效用最大化原则——人们的选择行为是以得到最高价值的效用，而最大效用是在预算线、可利用的时间、收入和价格等条件限制下实现的。[②]

（2）生命周期理论模型。

一个人的生命周期，如图 2.2 所示。这是一个典型的健康存量随时间变化而变化的状况图。出生时，婴儿的健康存量是一生健康的起点，其高低主要决定于父母的健康条件。避免婴儿有缺陷非常必要，因为新生儿缺陷不仅引起早亡，而且部分存活下来的缺陷新生儿带有各种残疾，不但影响其生活、学习、工作和发展，还会让家庭承担极大的心理负担及经济负担。因此，出生缺陷的预防和控制正在成为世界各国卫生保健的新热点。[③] 人体的健康存量通常在青少年时期会逐渐增加，20～30 岁时，人的身体机能完全发育成熟，健康存量达到顶峰，随后便开始减少，即进入衰老过程。显然，仅仅依靠医学技术手段来提高人

---

① Behrman J. R. *Health and Economic Growth：Theory，Evidence and Policy*，World Health Organization，1993.

② Bos E.，Hon V.，Maeda A. *Health，Nutrition and Population Indicators：a Statistical Handbook*，Washington D. C.：World Bank，1999.

③ 陈英耀. 中国出生缺陷的疾病负担和预防策略的经济学评价[M].上海：复旦大学出版社，2006:3.

生初始的健康存量,作用非常有限。一个人一生中在遭受到大的疾病或意外受伤时,只有及时救治和恢复,才能使这个人的健康存量维持在原有的水平上。若受到的打击特别大而无法抗拒、挽回,健康存量会突然发生急剧的下降,当到达保持生命所必需的最低水平以下时,个体生命就会结束。

　　生命周期理论告诉我们:健康维护,即保持健康正常折旧率或延缓健康折旧速度特别重要。[①] 但是,在现实生活、工作中人们的行动却非都能与健康的目标一致。如因近亲或不适宜婚育所致缺陷婴儿的出生,因应酬不断所致的健康状况恶化,因图享受患上了"赖车病""空调病",因工作压力所迫超负荷工作而致健康严重受损……种种现象,随处可见。因此,为保障企业的经营发展及员工个人价值的实现,实行员工健康管理,培养健康的生活、工作习惯显得尤为重要。

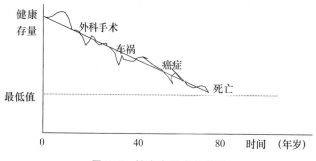

图 2.2　健康存量变化趋势

　　(3)人力资本变动模型及健康资本投入模型。

　　从经济学的视角来看,健康作为一种产品或资本,必然面临"资产折旧"问题,所以无论是国家还是国民个人都需要对健康资本进行投资,即"健康投资",以促进健康资本的保值增值。可以说,"健康资本投资能实现从健康消耗向健康收益的重大转折"[②]。

　　宏观层面来看,一个国家或社会的人力资本存量是其可以利用的劳动资源,而直接决定劳动者可以用于劳动的时间(即健康时间)的便是健康存量,也即健康资本。故宏观层面上的健康投资,是提升一个国家劳动力资源数量和质量的必要,能促进社会生产率的提高,是综合国力的表征。更重要的,这是实现国民幸福这一终极目标之所在。因此,政府须重视国民健康投资,保障整个社

---

①　黄奕祥.健康管理:概念界定与模型构建[J].武汉大学学报,2011(6).
②　吴叔坤.健康资本投资与公共政策选择[N].深圳特区报,2006-7-31.

34

会人群的健康服务需求。一方面,须保证健康资本投入要素的量,即逐年提高对健康服务事业的投入,保证健康投资占财政支出的动态增长,满足国民健康服务事业的发展需要。另一方面,更要注重健康资本投入要素的质,即要注重国民健康投资的结构,考虑地区之间、城乡之间、不同医保人群之间的差距及其不同的健康服务需求,科学调整健康投资结构,关注基层健康投资,相对于后期的治疗护理更应注重对健康的"上游投资"①(预防保健、健康保护与健康促进)。从历史发展的视角来看,宏观层面(健康)人力资本发生过几次明显的变动(参见图 2.3 所示模型)。

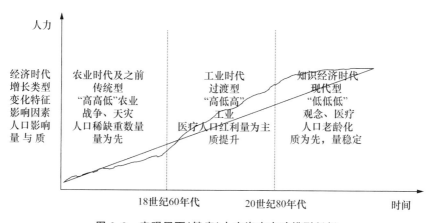

图 2.3 宏观层面(健康)人力资本变动模型剖析

微观层面来看,个体通过遗传获得了最原始的健康的存量,自此,便需要对自身健康进行投资,否则健康资本将随着年龄的增长而日渐折旧。② 因此,个人需要对自己的健康进行投资,以维持健康资本,进而满足其他的生活需求,实现其人生价值或目标。假定一个人的成年(18 岁)和退休(约 65 岁)这两个时间是个人进入劳动力市场和退出劳动力市场的年龄分界线。那么,一个人在进入劳动力市场之前,健康投资处于"家庭健康生产"阶段,目的主要在于培育健康资本,前三位责任主体是家庭、政府和社会,投资内容主要是营养(营养是健康的基石③)、保健和健康教育;进入劳动力市场后,个人的健康投资处于"社会健康投资"阶段,目的在于促进健康资本增值,前三位责任主体在于市场、家庭和政

① 梁君林. 人口健康:理念和方法[J]. 中国卫生事业管理,2008(6).

② Michael Grossman. On the Concept of Health Capital and the Demand for Health, *Journal of Political Economy*,1972, Vol. 80, No. 2, 223—255.

③ 马冠生. 食物与营养发展纲要发布,为国民营养健康保驾护航[N]. 健康报,2014-3-26.

府,投资内容为保健、预防和护理;退出劳动力市场后,开始退休生活,处于"医护健康恢复"阶段,主要为尽力维持健康资本、延长可享受的生命长度,前三位责任主体在于政府、家庭和社会,投资内容主要为治疗、护理和康复。① 具体个人的健康资本在人的一生中就是经历着遗传获得、家庭培育、社会投资、医护维持这样一个过程,其中涉及多方责任主体,但在不同阶段责任主体、投资内容有所不同。个人需要据此对自己的健康资本进行投资,以求健康资本的保值增值,实现人生价值。有关个人健康投资的具体模型,详见图2.4所示。

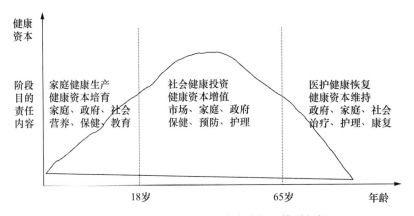

图 2.4　微观层面(个人)健康资本投入模型剖析

三、健康效用理论

"效用"一词来源于经济学,指产品或服务对人们欲望和需要的满足程度。然而,按古典的、边沁式的功利主义,一个人的"效用"是他或她的快乐或者幸福的测度。其要点是,注意每个人的福利,特别是把福利看作本质上是一种心理特征,即实际达到的快乐和幸福。但幸福不容易测度,在现代经济分析中,效用常常被定义为对一个人可被观察到的选择的某种数量表现。基本公式是:如果一个人选择了备选物 X 而放弃了备选物 Y,那么此时,而且仅仅是此时,此人从 X 得到的效用多于从 Y 得到的效用。效用的"数值调整"必须服从于这一规则,以及其他一些要求。② 之所以进行效用调整,是因为同一产品或服务对不同阶

---

① "因为对于老年人来说,生活质量的唯一关键问题是健康(Cockerham,1997),所以,为老年人提供充足的保健服务便是公共政策的一个特别重要的目标。"转引自〔美〕威廉·科克汉姆.医学社会学[M].北京:华夏出版社,2000:35.

② 〔印〕阿马蒂亚·森.以自由看待发展[M].北京:中国人民大学出版社,2012:51.

层不同需要的人其效用值可能不同。将效用用于健康中,可以做以下理解:同一个人对同一产品或服务在不同时间不同状态下的效用也不同,同一个人在患病时和痊愈后其健康效用会差别很大;不同的人在完全相同的残疾状态下,可能由于心理感受不同,而产生不同的效用,因此可以用效用来量度健康。[①]

度量健康状况的方法多种多样。例如经典的"SD 法",即死亡(death)、疾病(disease)、失能(disability)、不适(discomfort)和不满意(dissatisfaction)。前四种状态可分为死亡指标和残疾标志(疾病、失能和不适)。死亡状态是极易测量的健康结果,但是在慢性病流行的今天,治疗的目标常常是伤残率的降低,而不是疾病的痊愈和生命的延长。即使有时可延长生命,但病人仍需忍受痛苦,并遭受治疗所致的不良反应。对残疾的评价一般依靠传统的临床物理指标或实验室指标,但是这些测量不能必然地反映病人感受和功能的改变。换言之,生理学测量是间接(intermediate)的健康结果,并不必然地与最后结局相关联。

人类的生命质量是健康的最终目标。通过对生命质量的主观评价而得到的效用值,确定地反映了疾病给患者带来的影响及来自患者本人的直接信息——自身的感受。健康效用理论中最为关键的是对健康效用值的测量。效用值的常用测量方法有评价标尺法(Rating Stale,RS)、标准概率技术(Standard Gamble,SG)和时间权衡技术(Time Trade-off,TTO)三种。[②]

RS 法又称目视模拟打分或相似直观打分法(visual analogue scale),是HRQOL 量表中最常见的一种测量形式。在一个两端标有"最坏"和"最好"的尺度(如竖直的温度计型尺度、梯子型尺度或带刻度线段)两端点分别赋值"0"和"100"(或 0 和 10),要求应答者根据问题及本人健康情况选择个人所处分值。SG 法要求应答者在自己所处的健康状态和一个治疗方案的两种效果相反的可能结果中进行选择。选择 A:目前的健康状态,残疾状态 M;选择 B:对新的治疗方案打赌。治疗成功,患者得以康复并健康地生存一定年限,其概率为 P;治疗失败,病人会陷入比现今更悲惨的境地或者死亡,其概率为 1−P。随着概率不断变化,应答者选择 A 和 B 的倾向性会在某处趋于相等,此时得到的 P 值即为 M 状态的效用值。TTO 法要求患者回答:与当前的不健康状态相比,你愿意放弃多少生存时间以换取一定生存年数的健康状态。评价时给定两种可能的

---

① Gold M. R., Siegel J. E., Russell L. B., *Cost of Features in Health and Medicine*. London:Oxford University Press,1996:26.

② 白荣森,戴传德,倪良,等.硫酸亚铁缓释片治疗缺铁性贫血[J].中华内科杂志,1989(12).

结果：一种为健康地生存 X 年后立即死亡，另一种为在某种状态(残疾状态 M)下生存 Y 年后死亡(Y＞X)，不断地改变 X 值，直到评价人认为两种选择方案的倾向性相等为止。此时的 X/Y 值即为 M 状态的效用值。[①] 这三种测量方法无法绝对地评价孰优孰劣，只是相比之下，TTO 法的经验性评价的可行性、信度、效度可能较其他方法更优。在临床决策或一般大样本测定中，这种方法可以获得更为完整的试验数据。[②]

四、其他理论

1. 疾病危险因素积累理论

从人群健康和流行病学的角度看，凡是那些能使人群发病和死亡风险升高的因素即可认为是危险因素。[③] 危险因素可以是一些行为因素，如吸烟可以增加慢性阻塞性肺病(COPD)的发病概率，是 COPD 的危险因素；同时，危险因素也可以是一些生理的固有属性，如人到了或过了 50 岁，许多慢性病的发病率都会明显上升，所以年龄是大部分慢性病主要的危险因素。

人类从健康到疾病甚至死亡，需要经历一个发生、发展和终结的过程(参见图 2.5)。急性传染性疾病过程较短，而慢性非传染病过程大多都会很长。也就是说，一个健康的人从低危险状态发展到高危险状态；再到疾病早期，发生早期病变，出现临床病症；到疾病诊断，产生并发症等，往往需要一个过程。这一过程是几年、十几年，甚至更长。在这个漫长的过程中，疾病危险因素逐渐累积，健康状况不断发生着变化，而这些变化有时难以察觉且各个阶段之间没有截然的界限，最后直至发病和死亡。这一使得危险因素累积的原因也会随着个体的生命过程发生变化，从胎儿时期到成年时期，慢性病逐渐增加，导致其增加的原因也各有不同。最后，慢性病危险因素累积到一定程度便会导致疾病产生甚至死亡。例如，糖尿病的发病是一个缓慢的过程，从血糖值正常到"糖调节受损"，再发展为糖尿病，平均发病过程需要 10～15 年。而通过药物或者非药物的干预手段进行治疗，可以有效延缓糖尿病人病发的可能。

持续的健康管理可以及时控制疾病危险因素，通过早期预防使疾病由高危状态转为低危状态，如果不慎发展为早期病症，也要通过健康评估控制其早期病症及临床病症。因此，需要定期管理自身的健康状况，有针对性地预防干预

---

① 邢文荣,邵元福,陈盛新,张纯.健康效用值及其测量方法的选择[J].药物流行病学杂志,1999(4).
② 李秀松,张玖莲,沈志祥,等.力蜚能治疗 54 例缺铁性贫血[J].中国新药杂志,1993(6).
③ 王培玉.健康管理学[M].北京:北京大学医学出版社,2012:2.

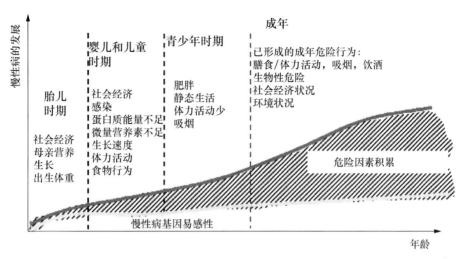

图 2.5　慢性病预防:生命全过程

威胁健康的因素,阻断、延缓、甚至逆转疾病的发生和发展进程,从而实现维护健康的目的。

2．健康与幸福

当前,部分心理学学者已经关注到心理健康与主观幸福感之间的关系,并进行了相关的研究,这为我们探讨幸福感与健康之间的关系提供了一些依据。心理健康是指身体、智力、情绪十分协调;适应环境,在人际交往中能彼此谦让;有幸福感;在工作和职业中能充分发挥自己的能力,过有效率的生活。[1] 主观幸福感主要是指个体依据自己设定的标准对其生活质量所作的整体评价。主观幸福感包括生活满意度和积极情感、消极情感三个因素。[2]

杨宏飞、吴青萍研究了小学教师主观幸福感与心理健康之间的关系,结果表明,心理越健康,主观幸福感越强。[3] 姚杜鹃、邱秀芳和张卫的研究也支持心理健康问题是影响其总体幸福感的非常重要的因素,心理健康与主观幸福感的关系紧密。[4] 世界卫生组织对芬兰、波兰和西班牙三国的 10 800 名成年人的调

①　俞国良.现代心理健康教育——心理卫生问题对社会的影响及解决对策[M].北京:人民教育出版社,2007:3.

②　郑全全.耿晓伟.自我概念对主观幸福感预测的内隐社会认知研究[J].心理科学,2006(3).

③　杨宏飞,吴清萍,小学教师主观幸福感与心理健康的相关研究[J].中国行为医学科学,2002(11).

④　姚杜鹃,邱秀芳,张卫.高校教师主观幸福感、心理健康及其应对方式研究[A].第十届全国心理学学术大会论文摘要集,2005.

查发现,健康状况是与体验和可评价幸福相关性最大的因素,甚至在控制了抑郁史、年龄、收入和其他社会人口变量之后也是如此。[①] 同时,研究表明,员工希望工作的物理环境是安全的、舒适的,太热、太冷、太暗、污染等直接威胁员工的生理、心理健康,从而影响员工的工作满意度及组织承诺[②],降低员工幸福感。因此,健康状况是员工保持积极工作态度的重要影响因素,也是员工幸福感的重要关联因素,改善人口健康的策略也将改善民生幸福度。

第二节　员工健康管理的理论基础

现代化进程下,人口老龄化、人类疾病谱复杂化的双重负担导致医疗卫生需求不断增长,医疗费用持续攀升,出现"看病难、看病贵"现象。人们日渐发现,医疗卫生领域的高科技投资对人群总体健康的回报率已经开始走下坡路。新药、新手术和其他新技术的投入成本越来越大,然而其对人群疾病的诊断和治疗,对人类总体健康长寿的贡献却越来越小。可见,20世纪以疾病为中心的诊治模式难以应对21世纪的新挑战。另外,研究显示,人群中最不健康的1%的人口和患慢性病的19%的人口共用了70%的医疗卫生费用,最健康的70%人口只用了10%的医疗费用,80%的医疗支出用在了治疗那些可以预防的疾病上。这就意味着,现有的医疗思路和手段是在浪费原本就比较紧缺的医疗资源。[③] 人类最需要的并非是生病后昂贵的医疗服务及"诊断和治疗"系统,而是健康维护和管理系统。因此,难以遏制快速增长的医疗费用迫使人们寻找提升人类健康水平、改善人类生活质量的出路。

当今时代,企业的竞争归根结底是人才的竞争,而人才的竞争力不仅体现在员工的工作能力、工作质量、生产效率和创造效益等方面,更主要体现在员工的身心健康上,员工没有健康身心就不能最大可能地发挥其综合竞争力。然而我国卫生部对10个城市的上班族进行调查发现,"亚健康状态"的员工已达60%,尤以经济发达地区为甚,其中北京员工高达75.3%,上海是73.49%,广东是73.41%。而亚健康带来的直接后果就是工作效率低下、劳动价值创造力

---

① 健康状况是幸福感的重要关联因素,改善人口健康的策略也将改善民生幸福度[EB/OL].世界卫生组织网站,http://www.who.int/bulletin/volumes/92/10/13-129254-ab/zh/.

② 组织承诺:体现员工和组织之间关系的一种心理状态,隐含了员工对于是否继续留在该组织的决定。三个因素分别为:感情承诺、继续承诺、规范承诺。

③ Ann Scheck Mcalearney, *Population Health Management*, Chicago: Health Administration Press,2003.

减少。同时,员工长期处于亚健康是对其身心健康的巨大伤害,富士康的连续跳楼事件和企业家的"过劳死"等现象已屡见不鲜,这不仅仅是企业的损失,更是社会的损失。因此,树立健康管理理念,实施好企业员工的健康管理就显得尤为重要。

一、健康与生产力

随着社会的发展,健康在后工业化时代对社会生产力的影响越来越大。前工业化时代,判断生产力的指标是劳动力,"我的人比你的人劳动更卖力";工业化时代判断生产力的指标是机器,"我的机器比你的机器更大、更快、更有威力";后工业化时代判断生产力的指标是员工的生产效率,"我的员工比你的员工更有创造力,更有工作效率"。[①] 人类社会现已进步到后工业化时代(信息时代),这一时代兼具创造力和高效率的员工主要是具有专业知识和技能的工作者,而经过高等教育训练和工作经验累积的知识、技能需要花费较长的时间。然而,人身体的各个系统在 25 岁左右完全成熟,之后开始衰老,生理功能、肌肉组织和健康状况逐渐衰退。[②] 因此,后工业化时代员工的效率是和员工的健康状况成反比的,即训练有素的员工随着年龄的增长、工作经验的积累,生产效率愈来愈高,但健康状况会遵循自然规律不断下降。研究表明,健康自评、心理健康、慢性病患病三项健康指标均对生产力受损有影响,健康状况越差,生产力受损比例越大。[③] 同时,企业员工健康管理在企业管理和发展上的作用及意义已在国内外得到广泛实践,证明实施企业健康管理对企业绩效及生产力、创新管理等方面做出了重要贡献,极大地推动了企业与个人的生产力发展。

1. 员工健康和生产力管理的关系

后工业化时代脱离了农业时代靠力气大、工业时代靠机器好的竞争标准,企业赖以生存的,越来越多地体现在员工的创新能力和奉献精神上。这两项,没有一个健康的身体是难以达到的。可以说,健康的、创新能力强的员工是后工业化时代企业最宝贵的资产。要提升企业的利润,必须解决员工的健康和员工的生产力之间的矛盾。于是,员工的健康和生产力管理就很自然地被提到企业核心竞争力建设的高度来对待。

---

① 黄建始.中国的可持续发展离不开健康管理[J].疾病控制,2006(5).

② American College of Physicians,*Complete Home Medical Guide*,New York:DK Publishing Inc. 2003.

③ 赵芳,戴俊明,黄晓霞,傅华.职业人群健康对生产力影响的定量研究[J].环境与职业医学,2011(11).

目前,世界上还没有一个大家都能接受的健康管理的定义。综合国内外健康管理的几种代表性定义,我们将健康管理定义为:对个体或群体的健康进行全面监测、分析、评估,提供健康咨询和指导,以及对健康危险因素进行干预的全过程。其宗旨是调动个体、群体及整个社会的积极性,有效地利用有限的资源来达到最大的健康效果。具体做法就是为个体和群体(包括政府)提供有针对性的科学健康信息并创造条件采取行动来改善健康。[①] 综上所述,结合我国国情,企业健康和生产力管理的定义即为通过健康管理(科学确认和干预健康危险因素)来维护和改善员工的健康,减少与健康相关的费用,提高企业的生产力和核心竞争力的企业行为。"健康管理与生产力",强调预先投资于员工健康、福利以及疾病预防,将企业传统的"回应式"医疗计划彻底转变成提升企业绩效的内动力,与传统的仅当员工生病或受伤后才能被动获得照料这一理念不同。而且有经验表明,通过有效的主动预防与干预,可有效提高参加健康管理服务的人群遵照医嘱按时服药者的比例;提高医生开具更为有效医药处方的比例;降低参加健康管理者的综合风险及医疗成本。可见,必要且及时地干预员工的健康状况,可以在疾病形成初期降低其发病率,节减不必要的医疗资源浪费。

员工不健康或亚健康将为企业带来的损失有两种:一种是直接的,指企业必须为员工提供的医疗保险费用,另一部分则是间接的,那就是员工请假,或者"出工不出力"等一系列现象带来的效率低下和劳动时间的浪费。通过健康成本—效益分析,可发现:企业实施员工健康管理与未实施员工健康管理的成本—效益曲线有非常明显的差别,并随着实施年份增加呈现更为明显的差异。此外,实施健康管理的效益远大于成本,主要体现在医疗费用的下降,并长期处于一个较低水平。可见,对员工进行健康管理是一种"投资",而不是"消费"。因为健康的真正"成本"是员工无法在工作上发挥最佳表现;改善健康能减少生产力下降带来的巨大成本——是医疗保健成本的2—3倍;改善健康所"花费"的部分就是"投资"。可见,企业医疗费用降低,健康人群增加,必然有效地提高员工工作效率,保持劳动生产效益稳步增加。员工健康状况与企业生产力管理之间的关系主要表现为以下几个方面(参见图2.6)。

一是职业人群健康状况不佳,不但给自身健康带来威胁,增加社会疾病负担,而且会给企业生产力带来直接或间接的影响。直接损失是需要支付大量医药费用,间接损失是包括员工请假以及带病上班所致工作效率低下和劳动时间的浪费。

---

① 陈君石,黄建始.健康管理师[M].北京:中国协和医科大学出版社,2006:35—80.

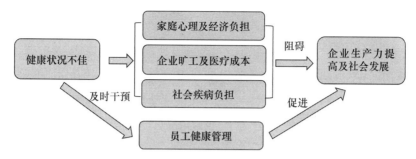

图 2.6 员工健康与企业、社会发展关系

二是企业通过投资员工健康维护和干预来改善员工的健康状况,将有助于降低生产力损失,提高企业生产效益,从而实现生产力的高效管理。

三是从成本—效益角度进行分析,企业通过实施员工健康管理,全面协调管理员工的健康风险、慢性病、医疗需求、灾难性病伤和残疾来减少与健康相关的费用,以减少人力资本浪费,达到降低企业运营成本及管理成本,从而为企业带来丰厚的净利。

总之,员工的健康是企业的财富,企业对健康进行管理,是一种投资,而不是简单的开销。投资的回报是:旷工减少、员工健康状况改善以及工作效率的提高。企业健康的利润,离不开员工整体生产力的提高。员工整体生产力的提高,离不开员工整体健康素质的提高。

2. 理想的员工健康和生产力管理

两千多年前的《黄帝内经素问四季调神大论》中就有"圣人不治已病治未病,不治已乱治未乱,此之谓也。夫病已成而后药之,乱已成而后治之,譬犹渴而穿井,斗而铸锥,不亦晚乎"。"治其未生,治其未成,治其未发,治其未传,瘥后防复"的理论数千年的历史传承让中医"预防为主"的指导思想深入人心。而企业的健康管理,就是针对企业的健康需求,对其健康资源进行计划、组织、指挥、协调和控制的过程。企业可以通过这个过程,有效地预防和促进员工的健康,从而创造和谐的环境,避免不必要的内耗,从而实现价值创造。良好的健康管理能够极大地促进生产力的显著提升,提高生产力管理水平。理想的健康管理应渗入企业的日常管理中,主要表现为以下几个方面。

① 企业理念:将员工的健康定位为企业生产力管理的战略要求,促进员工健康,提高企业竞争力;

② 组织结构:从上到下跨职能部门结构,跨职能部门统一行动;

③ 目标和具体指标:医药开支,缺勤,员工绩效;

④ 干预和结果：干预后有可测量的结果；

⑤ 整合和趋势：整合企业资源，显示健康投资收益——总的医疗开支下降，整体工作效率提高；

⑥ 全面整合企业内部现有的人力和健康项目，投入资源增加需要的项目，包括：健康和疾病管理，缺勤管理和带薪长短病假管理，医药使用需求管理，医疗质量和费用管理，健康资本和人力资本管理，员工生活/工作关系失去平衡协助项目管理，健康促进，职业安全；

⑦ 整合后的组织结构包括：主管人力和健康资源的副总裁，员工福利项目，全面健康管理（WELLNESS）项目，缺勤和长短期病假管理项目，员工健康档案管理项目。

总之，成功的健康与生产力管理将员工的健康定位为企业生产力管理的战略要求，企业从上到下跨职能部门统一行动，投资员工健康回报率很高。而要实现上述理想的健康与生产力管理，就必须从以下几个方面开始：第一，找出现存改善空间。主要包括收集和分析工作效率低下的资料，医药费用的资料，短期和长期病假的资料；找出高花费的部门和人群；找出员工中的各种危险因素；对问题进行分析讨论。这一系列的准备工作可以为实施理想的健康与生产力管理提供坚实的基础。第二，提出改善建议。通过准备期的资料搜集、人群及危险因素确定，进行讨论后提出对这一计划的优化建议。同时，时刻用图表追踪实施这一计划的效益，以更为清晰的量化方式对实施健康与生产力管理为企业生产力带来的收益进行衡量，以更好地确保这一计划的顺利实施。第三，选择监测指标和干预设计。慎重选取有效的检测指标及干预设计对整个计划的实施最为关键。第四，执行干预设计。一个优秀的领导班子及一群专业的员工是整个计划实施的最主要因素，因此开发领导班子，教育全体员工成为计划执行的首要问题，也是开展健康和生产效率服务的基础。第五，持续收集指标。持续的量化指标是对整个计划全程的最好记录，可以及时发现计划实施中存在的偏差及可进一步改善之处。第六，评价。主要通过执行项目的开支、部门个人工作效率低下和医药报销的成本、减少健康风险数量及程度、出勤率改善情况来对整个计划进行全面评价。如此，便可以确保健康与生产力管理计划的顺利实施。

3. 美国健康和生产力管理的实践

健康和生产力管理最早出现于美国。美国是最早进入后工业化（信息）时代的国家之一，最早感受到因员工健康问题对生产力的负面影响已经构成了对经济发展的威胁和挑战。20世纪90年代，企业决策层意识到员工的健康直接关系到企业的效益及发展,这种觉悟使健康管理第一次被当成一项真正的医疗保健消费战略,企业决策层开始改变为员工健康的投资导向。

催生现代健康管理理念得以实践的客观条件是第二次世界大战后科学技术的迅猛发展。与健康管理有关的主要科学技术发展是:① 公共卫生和流行病学关于健康风险及循证公共卫生干预的大量研究(美国关于心脏病的队列研究和英国关于吸烟与肺癌关系的病例对照研究等)为健康管理积累了大量的科学证据;② 管理科学和行为医学的发展也为健康管理的起步提供了理论和实践基础;③ 20 世纪末互联网的出现和信息产业的迅猛发展为健康管理的起飞安上了翅膀。总之,在第二次世界大战后科学技术发展成果基础上(健康危险因素与疾病发生、发展规律的内在关系、健康风险评估技术的完善、健康干预与健康促进手段的有效应用、管理科学的成熟、信息技术的飞跃、互联网的广泛应用等),控制医疗开支上升和提高工作效率的需求催生了健康管理。①

美国的健康管理实践,就是针对健康需求,对个体和群体的健康资源进行计划、组织、指挥、协调和控制的过程,也就是对个体和群体的健康进行全面监测、分析、评估、提供健康咨询和指导及对健康危险因素进行干预的过程。它是针对员工全面健康的各种类型的项目和服务的联合管理,员工在生病、受伤或生活和工作关系失去平衡时会寻求的各种项目和服务,主要包括:医疗保险、伤残保险及员工赔偿、员工生活/员工协助项目(EAP)、带薪长短病假、健康促进和职业安全。同时,健康和生产力管理也指能够促进士气,减少离岗,增加岗位工作效率的所有活动。健康管理在美国的应用主要集中于以下四个领域。

第一,政府将健康管理作为关系国家经济、政治和社会稳定的大事情,制订了全国健康管理计划:"健康人民"。"健康人民"计划项目由美国联邦卫生和社会服务部牵头,与地方政府、社区、民间及专业组织合作,每十年一次,计划、执行、评价、循环反复,旨在不断地提高全国的健康水平。"健康人民"计划已经进入第二个十年,叫作"健康人民 2010"。该计划包括两个主要目标,28 个重点领域和 467 项健康指标。两个主要目标是:提高健康生活质量,延长健康寿命;消除健康差距。在 467 项健康指标中,有 10 项是重点健康指标,它们是:① 运动;② 超重及肥胖;③ 烟草使用;④ 药物滥用;⑤ 负责任的性行为;⑥ 精神健康;⑦ 伤害与暴力;⑧ 环境质量;⑨ 计划免疫;⑩ 医疗保健覆盖率。②

---

① 陈君石,黄建始.健康管理师[M].北京:中国协和医科大学出版社,2006:35—80.
② US Department of Health and Human Service, *Healthy People 2010*.

第二,企业、医疗机构和健康管理公司帮助个人控制疾病危险因素,改善健康状况,从而减少疾病发生率和医疗负担。个人可以通过因特网寻找有关健康管理公司的服务,也可以通过私人医生来得到服务。另外,健康管理也可以是一个企业组织的集体应用,即企业组织为员工提供健康管理服务。这不仅可以达到保护员工健康、减少医疗费用的目的,还可以显著提高员工的工作效率。[①]。

专栏 2-1

健康与福利　给员工选择权[②]

美世于 2009 年 9 月分别在上海、北京和广州举办了主题为"关注员工健康、管理福利风险"的第三届医疗员工福利年会,同时进行了"2009 年中国员工健康和保健现状调研"。来自 180 家企业的 400 多位人力资源专业人士参加了年会并参与了问卷调研。几乎所有参加调研的企业(93%)都对员工现在和(或)未来的健康状况感到担忧,该比例较去年增长 5%。而且,员工健康状况不佳所导致的生产力降低引起了各行业企业最广泛的担忧(90% 的参加调研企业),参加调研企业同时还担忧因为健康状况欠佳而导致的高昂医疗福利成本、员工缺勤率和失能保险费的增加等。对此,95% 的企业直接提供或资助至少一种形式的健康管理服务。预防性健康检查仍然是最常采用的措施,但疫苗接种、健身俱乐部会员和职场医务室也比较常见。通过问卷形式进行健康风险评估的企业只占 4%。可见,降低成本的需求、均衡员工对健康保健、工作/生活平衡、财务安全及其他福利的多元化需求等,已经成为雇主越来越严峻的挑战。

美世《亚太区整体健康和弹性福利》的调研报告显示,亚太地区的许多雇主已明确认同促进和保持员工群体健康与保健的价值,越发意识到员工健康是他们持续成功和保持竞争力的关键。越来越多的雇主也开始重视员工的健康,对员工健康与保健进行投资,包括提高生产力/绩效、吸引及保留人才、促进工作场所的保护和保健。根据美世的调查,新加坡的企业认为提高生产力和绩效是对健康进行投资的主要驱动因素的比例最高,而依赖员工出勤率和工作效果的业务流程外包 BPO/呼叫中心行业更是如此,比例达到 29%。

健康是决定医疗福利的使用率的根本因素,这会对企业产生一系列的直接

---

① 刘德培,黄建始. 最大回报健康投资[M]. 北京:中国协和医科大学出版社,2004:1—3.
② 美世 2009 年中国员工健康和保健现状调研报告。

成本,这是容易被大家看到的。然而,员工的健康还会产生不容忽视的一些间接成本。调查显示,员工突发的临时请病假等缺勤每年占企业薪资成本的8.7%。不仅生病的员工需要引起重视,雇主也需要关注那些处在亚健康状态的员工,低效出勤率以及由于身体情况而引起的其他风险,例如工伤等,而出工不出力在人工成本企高的压力下,更是企业面临的重大挑战。

第三,健康保险或医疗保险。医疗保险业的管理者都明白一个事实,即一小部分人不合比例地用去了大部分的医疗费用。管理者也花了很多时间试图找出那些可能会导致高费用的人,以采取措施来减少他们的医疗费用。健康管理在健康或医疗保险业的应用,主要是通过健康管理减少投保人的患病风险来减少赔付费用,其费用是从投保费用中支付,无论商业保险(通过保险公司),还是自我保险(企业自己进行保险业务的管理)均是如此。对于投保人,这种办法提高了个人的健康水平,减少了患病的风险;对于保险行业,这种办法有效地减少了医疗费用的支出,增加了收益。因此,这是一种双赢的办法。①

第四,新药的研究和开发。不少跨国药品生产企业在新产品研发中利用疾病危险性评价技术来评价产品的疗效。

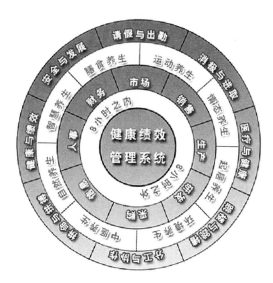

---

① The Wellness Councils of America, *Health management case studies*, Available from: URL: http://infopoint. welcoa. org/case/.

二、健康与绩效

企业战略发展离不开竞争力,而竞争力的关键在于人才竞争。优秀的人才不仅要有过硬的专业素质及事务处理能力,更重要的是有健康的身体素质及心理素质。简言之,企业要提高自身的工作效率,实现绩效管理,离不开健康管理。据统计,实施健康管理的企业,员工人均年产出总值提高了 50% 以上。人力资源专家经过调研找到了原因:一方面,实施健康管理的企业员工更能感受到企业的人性关怀,加深员工对企业的归属感和认同感,激起员工的工作热情。而这项福利更能吸引优秀的员工加盟企业,这样自然就会为企业注入更多的人才资源及创新思路,进而有效提高企业的整体竞争力。另一方面,通过实施健康管理,企业员工的身心更健康、精力更充沛,员工之间更加团结互助,而这能直接提高企业的劳动生产率,从而提高员工的绩效。

1. 健康与工作效率

波特-劳勒激励模型指出,工作绩效除受个人努力程度决定外,还受到个人能力与素质、外在的工作条件与环境、个人对组织期望意图的感悟与理解、对奖励公平性的感知等因素的影响。知识经济时代,人力资本的重要性逐步彰显,企业对组织绩效的改善,很大程度上要着眼于员工本身。按照波特-劳勒激励模型,在其他因素不变的情况下,如果员工的工作意愿强烈、工作能力能得到有效发挥,其工作绩效会更容易提高。员工工作绩效低下的原因主要有五种:① 上班无所事事;② 工作质量下降(工伤增加,废品率升高);③ 工作数量下降;④ 因个人原因而不满意的员工引起的人际关系因素;⑤ 糟糕的工作环境和文化。

以行业性质来分析,劳动密集型企业的员工大多还处于生命周期的最年轻时期,有最好的体力优势,随着年龄增长,淘汰不健康的员工对企业竞争力影响较小,而技术密集型企业的员工从事其工作较多依赖其知识、经验,过度的劳动消耗会使员工健康受损,此时淘汰不健康的员工有可能严重影响企业竞争力,影响企业绩效。我们必须明确的是,人的年龄及能力始终遵循这样一个规律:25 岁以前身体素质属于上升阶段,心智及能力均不成熟;25 岁以后健康开始走下坡路,然而随着年龄的增长,知识和经验增长(有效提高工作效率及企业竞争力),健康状况下降(严重降低工作效率及企业竞争力),这样的一升一降通常对企业造成较为严重的影响。然而,健康是可以维护和促进(保持和提高企业竞争力)的,但维护和促进员工健康是需要成本的,这就形成了是否投资于健康的一个投资和回报分析。研究发现,雇主每支出 1 美元的员工医药费用,就意味着还有 2～3 美元因员工健康问题造成生产效率下降而带来的损失。不健康的总代价由工作效率低下、医药费用、长期病假、短期病假及缺勤等构成。而企业因员工健康问题所花费的总成本包括员工医药开支(占总成本的 25％)、误工和残废(占总成本的 15％),以及员工工作效率低下(占总成本的 60％)。可见健康因素对工作效率的影响最为严重。

员工健康状况不佳不仅对个人绩效有直接的影响,还通过增加企业成本来影响企业的整体绩效。由上述数据观察可知,健康问题对医药费用的支付数量也具有较为重要的影响,其比重仅次于工作效率低下。可见,员工身心健康与企业医药开支之间有非常直接的关系。健康风险因素越是减少,医药开支越小;健康风险因素越大,医药开支越大,二者之间呈正相关关系。每减少一个健康风险因素可节省医药开支 215 美元,而避免一个健康风险因素可节省医药开支 304 美元。无论是在职,还是退休,减少健康风险因素或者避免健康风险因素都能一定程度上减少医药开支,如此算来,便是对员工个人及企业很大程度上的成本节省。

可见,随着员工医疗费用的疯狂增长,企业的绩效管理及竞争力受到严重威胁。而企业要避免不必要的医药开支及从根本上解决工作效率低下等影响企业绩效的问题,就必须选择以较低的成本进行健康维护,以避免因高昂的医疗费用带来的高额成本及因健康威胁造成的工作效率损失。尤其是在员工健康状况出现"红灯预警",在低危状态时及早进行健康干预,避免其发展至高危状态、出现病变及并发症,或者在出现早期病变时,通过临床干预,延缓或扭转其发展态势,最终避免影响工作绩效(参见图 2.7)。也就是说,及时建立合理有效的健康和生产效率管理策略,以实现对员工工作效率的提高及促进。有效的健康和生产效率管理策略必须包括生活方式管理、需求管理、疾病管理、灾难性病伤管理、残疾管理、综合人群健康管理等,来协调各类健康管理策略,对人群中的个体提供更为全面的健康和福利管理。

2. 工作场所的健康管理

工作场所是员工进行劳动生产的场所,工作场所的建筑、设施、环境及氛围都对员工的身体、心理产生重要的影响,进而影响工作效率。因此,做好工作场所的健康管理十分重要。这不仅关系到员工的安全,更关系到员工工作时的心情,在工作场所进行健康管理是对企业"硬影响力"与"软影响力"的塑造。

在工作场所进行健康管理可以从两方面理解:第一,企业通过健康管理项

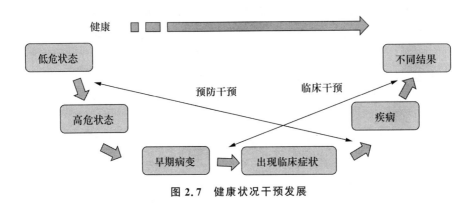

图 2.7　健康状况干预发展

目影响员工健康状况,从而影响组织受益情况。企业设立健康管理项目,通过健康知识宣传及健康维护、促进工作作用于员工的生活方式,潜移默化地影响员工选择更为健康的生活方式。健康的生活方式塑造了身心健康的员工,这便是对人力资本的最大保护。促进和维护员工身心健康,员工寿命得以延长,使员工增加了对组织的认同感及归属感,自然而然解决了生产效率低下的问题,激发员工工作积极性,减少人才流失率,保持组织内部稳定性。第二,企业健康管理项目直接作用于企业本身。通过实施健康管理项目,及时避免和减少健康风险因素,从而使员工有足够的精力和热情为组织工作,提高工作绩效。同时,及时发现潜在的健康风险因素,将其解决于萌芽状态,可以避免不必要的巨额医药开支,降低组织运营成本。优质的健康管理项目不仅是组织内部的管理手段,更是组织对社会所肩负的责任,这无疑是对组织形象的最好宣传。

总之,企业通过健康管理改善工作场所,一方面降低了员工健康风险对其能力发挥带来的限制,改善了企业人力资本的质量;另一方面,使员工感到企业的关怀,解除了员工的后顾之忧,优化了员工的工作动机与意愿,进而提升其努力程度,提高工作绩效。

三、健康与人力资源管理

随着社会的不断进步,企业员工的健康意识日益增强。建立专业、高效的健康管理服务,可保持和改进企业员工的健康状态,从而尽可能减少与健康因素相关的人力资源成本损失,长远地促进企业生产力的发展。员工健康管理,是针对企业员工的健康危险因素进行全面管理,依现有条件制订健康计划,实施健康体检、职业防护、饮食改善以及提供运动、休息的条件等,从而保持或改善员工身体状况和体能。它是应用现代医学科技和信息技术从社会、生理、心理角度来系统地关注和维护企业员工健康的一种全新的现代人力资源管理理念,是人力资源管理模式从对"物"的管理转向对"人"的管理的反映。人力资源管理经历了从以"商品人"理论为核心的雇佣管理模式到以"知识人"理论为核心的人力资本运营模式的变迁。在这种演进的过程中,人的重要性日益凸显,人力资本逐渐成为企业最为重要的资本。而员工健康管理实际上体现了企业对员工的人文关怀,体现了对人的尊重和对人力资本的重视,这种管理模式迎合了现代企业管理的需求,具有相当的现实意义。

1. "现代健康管理"的提出

20 世纪 60 年代,主要工作形式中体力劳动大于脑力劳动和轻体力劳动,饮食中以糖类为主食大于以蛋白和脂肪为主食,导致高血压、糖尿病、血脂异常、胆囊炎等与之相关的心脑血管病、肿瘤等疾病的发病率迅速增高。多样化的疾病加之医疗费用大幅度上涨,美国保险业率先提出"现代健康管理"这一概念并在本国内实施,而后德国、英国、芬兰、日本也纷纷推行这一理念。

1976 年美国布鲁姆(H. L. Blum)等指出,环境因素,特别是社会环境因素对人们的身心健康、精神和体质发育有着重要的影响,并提出了环境、生物遗传、行为与生活方式及医疗卫生服务这四大类因素是影响健康的主要因素。在布鲁姆的模型中,环境对健康的影响最大,而医疗卫生的影响最小。1991 年,世界卫生组织(WHO)根据上面四项因素进行死因归类分析发现,行为与生活方式、环境、生物遗传和卫生服务因素分别占 60%、17%、15% 和 8%。这表明影响健康的因素呈现多元化趋势,而行为与生活方式成为死亡的主要危险因素;同时说明,在制定健康投资策略时,应该将重点放在改善生存环境、改变不良的行为与生活方式等方面。

上述分析并非否定医疗卫生的应有功能,现实生活中,很多医疗程序尽管不能改变病人的最终健康水平,但可以减慢最终健康水平的到达。对于健康水平的差异,需要认识到它们与医疗状况的差异通常没有任何重要的联系,只是医疗卫生部门具有特殊之处:它对健康、痛苦、生与死的影响是直接、持续和强有力的。[①] 通过实施健康管理,美国的人均寿命延长了 10 年,具体人群健康状况出现了如下变化:脑卒中发病率下降 75%、高血压发病率下降 58%、糖尿病发病率下降 58%、冠心病发病率下降 50%、肿瘤发病率下降 33%。

美国的企业健康管理经验表明:90% 的个人或企业通过健康管理后,医疗

---

① 维克托・R. 福克斯. 谁将生存? 健康、经济学和社会选择[M]. 上海:上海人民出版社,2000:6.

费用降到原来的 10％；10％的个人或企业未参加健康管理，医疗费用比原来上升 90％。原因很简单，实施健康管理的企业，其员工的患病率、住院率明显降低，绝大部分的疾病风险都能以各种方式被消灭在萌芽状态；即使有员工意外患病，也会因为"三早"（早检查、早诊断、早治疗）而得到及时的治疗并最终痊愈。员工身心处于最佳健康状态，能够减少企业因为生产力降低而产生的巨大损失，这一损失通常比传统医疗费用高 2～3 倍。实行健康管理的企业，其员工人均年产出总值提高了 50％以上。因此，企业在员工医疗保健方面的支出总额呈明显下降趋势，从而降低了企业人力投资成本。由此得出这一结论：在健康管理上投入 1 美元，可节约医疗费用 6～10 美元。

2. 现代健康管理和人力资源管理理念休戚相关

生产效率的时代演变经历了前工业化时代、工业化时代、后工业化时代，这三个阶段对员工能力及素质方面的要求大不相同。前工业化时代，企业更多地注重员工的体力及卖力程度。工业化时代则认为，企业的生产效率能否提升取决于机器的先进程度，而非人力资本。直至后工业化时代，企业追求员工更聪明、更有创造力、更以顾客为中心、更有工作效率，企业的生产力则更多地取决于员工自身的能力、智力及素质。可以说，后工业化时代企业的竞争力离不开员工整体工作效率的提高，而员工整体工作效率的提高离不开员工整体健康素质的提高。这就要求企业尽快建立有效的现代健康管理模式，以解决健康问题为企业带来的各种困扰。

健康管理的兴起，主要也是缘于医疗成本的上升、商业保险的发展以及医疗健康的进步。美国传统的医疗卫生系统是一个以诊断与治疗为主体的系统，20％的最不健康人群占用了 80％的医疗卫生资源，而另外 80％的人群中每个人都有可能成为最不健康或患病的个体。如果只关注患病人群，而忽视非患病人群中健康风险因素的影响，患病人群势必不断扩大，从而使得医疗卫生支出不堪重负。可见，企业员工健康管理已成为当前人力资源管理的一种新的模式，也是企业管理的重要内容。这一模式产生于 20 世纪 90 年代的美国，它是一项企业管理行为，是通过企业自身或借助第三方的力量，应用现代医疗和信息技术，从生理、心理角度对企业员工的健康状况进行跟踪、评估，系统维护企业员工的身心健康，降低医疗成本支出，提高企业整体生产效率的行为。具体功能表现为以下几方面：

① 节约人力资源成本。首先，定期进行体检和健康教育，实施健康干预措施，可以及早发现员工身心隐患，降低发病率，减少病假和健康事假，降低病假

工时和事假工时,提高员工工作效率。其次,为高层管理者提供各种特殊的健康管理计划,保护企业核心人力资源,从而为企业的可持续发展提供最根本的保证。最后,通过就医绿色通道服务,提高看病就医的速度与有效性,减少看病的工时消耗,这些都可以减少人力资源的成本。

② 增进员工企业归属感。企业通过健康管理体现了对员工的人文关怀,提高了员工对企业的认同度及归属感,使员工能更加精神饱满地投入到工作中。通过健康管理措施,将健康管理的理念融入企业文化中,更能体现企业对员工的真正关心,增加企业的凝聚力,企业的形象得以大大提高。在企业与员工之间建立良好的融洽关系,进一步促进企业的成长和企业文化的建立,更是一件意义深远的事。

③ 减少企业医疗保健支出。研究表明:90%的企业通过健康管理后,医疗费用降到原来的10%;10%的企业未做健康管理,医疗费用比原来上升90%。企业健康管理对企业医疗保健相关支出做出了综合考虑,统筹安排,降低企业总的医疗支出,并在了解企业员工基本健康数据的基础上,经过系统化的分析,能够为企业选择更明智和省钱的医疗保险方案。

3. 现代健康管理对企业人力资源管理的启示

企业对员工的健康投资与管理是提高企业人力资本质量不可忽视的方面,企业通过人力资源开发工作,进行培训和健康投资,能够提高企业的人力资本质量,从而提高企业人力资本收益,提升企业的核心竞争力,最终促进企业的可持续发展。

(1) 营造健康管理的文化氛围。员工健康管理根源于"以人为本"的企业文化。因此,要实施员工健康管理,必须先从企业文化着手。宏观上,从文化理念着手,专注于员工的生活层面和精神层面。在精神层面,率先树立健康管理理念,并将其与企业文化深深融合,尽量满足员工的多样化需求,给员工提供更大的发展舞台,努力实现其价值的最大化,从而实现企业价值最大化。在健康生活方面,从员工的需求出发,为员工提供有利于身体健康的保健项目,同时建立健康的工作环境。微观层面主要体现在具体的管理实践中,通过对企业员工进行健康知识普及,使员工对企业实施健康管理的理念深入人心,并潜移默化地影响着员工的日常行为及生活方式。同时,根据员工的差异性需求,开展企业定期检查或者开设相关医疗保健项目,通过一系列的预防和诊治行为提高员工的健康水平,让员工有更多机会去关心自身身心健康,使员工在关注健康的同时,切实体验到受关怀的感觉,找到归属感。

（2）创造舒适的工作环境。舒适的工作环境有利于身心健康，也有利于调动员工的工作积极性，发挥员工的创造力。例如，从空间、装饰、光线、整洁度等方面对工作环境加以优化，为员工提供舒适的办公环境；对于一些枯燥的重复性劳动，通过工间操、播放背景音乐等形式，达到舒缓压力、调节情绪的目的。在这方面，Google 的做法值得借鉴。Google 总部地处环境优美的加州山景城，办公楼的设计风格别致，员工使用滑板车往来于不同的工作场所；为了满足员工休闲的需要，Google 特意建造了别致的休息区；为了满足员工的个性化需要，Google 支付预算让员工自己布置办公室等。

（3）双管齐下，保障员工身心全面健康。现今，企业员工最大的健康问题不在于身体，而在于心理。快节奏的生活方式和与日俱增的竞争压力，加之人们对心理健康缺乏充分的重视，使得员工心理问题显得更为严重。员工健康管理不仅重视员工身体健康，比如对员工进行全面的体验，建立健康档案，定期进行健康评估等，而且关注员工的心理健康，通过设立心理咨询热线、设置心理辅导专员和员工互助小组等对员工的心理健康进行必要的跟踪和辅导。另外，通过建立和完善员工激励机制及沟通机制，使员工树立积极的工作态度，可以随时有渠道诉说工作生活中遇到的问题。同时，积极举办各种形式的文化体育活动，舒缓工作压力，消除高负荷的工作压力所带来的负面影响，促进员工的心理健康水平。

（4）设置员工健康管理相关岗位。加强人力资源方面的投入，设置员工健康管理相关岗位，负责对员工健康进行管理和监督。如华为公司于 2008 年首次设立首席员工健康与安全官，以进一步完善员工保障与职业健康计划。此外，华为还专门成立了健康指导中心，规范员工饮食、饮水、办公等健康标准和疾病预防工作，提供健康与心理咨询。一些世界 500 强企业（如 GE、陶氏化学等）也设立了亚太或中国地区健康顾问的职位，对公司员工的身体健康和心理健康进行管理和监督。

（5）实施 EAP 计划。EAP（Employee Assistance Program）即"员工帮助计划"，是由组织为员工提供的一套系统服务，通过专业人员对企业员工提供诊断、辅导、咨询和培训等服务，解决员工各种心理和行为问题，改善员工在组织中的工作绩效。EAP 主要包括初级预防、二级预防和三级预防三方面内容，其作用分别是消除诱发问题的来源、教育和培训、员工心理咨询与辅导。据了解，目前世界 500 强企业中相当数量企业建立了 EAP。惠普、可口可乐、杜邦、宝洁等一大批外资企业尤其是 IT 企业，纷纷启动了在中国的 EAP 项目。不少本土企业，如联想集团、重庆移动等，也认识到员工健康管理的重要性，纷纷引入EAP 项目。

第三节 员工健康管理的理论发展

健康产业是以维护、改善、促进与管理健康,预防疾病为目的,提供产、学、研产品与相关健康服务的行业的总称,它是一个有巨大市场潜力的新兴产业。[①]这一产业极具投资潜力,已成为我国经济中一大"朝阳产业"。美国著名经济学家保罗·皮尔泽在《财富第五波》中将健康产业称为继 IT 产业之后的全球"财富第五波"。在美国,健康服务已成为主流市场,83％的居民享受健康管理服务。健康产业的核心是健康管理,是健康产业中集文化、技术、产品、服务于一身的综合健康解决方案。伴随着员工健康管理的日益发展,其研究理论也在不断发展、完善,其中最具影响力的就是健康心理学与情绪管理理论。

一、健康心理学

健康心理学(Health Psychology)是近几十年创立的一门边缘科学,它于1978 年在美国最先兴起,是一门集心理学知识、教育训练与科学研究于一体,防病于未然,保护"人人健康"的科学。[②]它主张运用心理学和健康促进的手段,维护和增进人们的心理健康,提高对社会生活的适应及改造能力。

健康心理学是在行为医学的基础上发展起来的,它是运用心理学的知识和技术探讨和解决有关保持或促进人类健康、预防和治疗躯体疾病的心理学分支。它综合运用了行为理论、程序学习、行为健康和条件反射的原理,主要研究心理学在矫正影响人类健康或导致疾病的某些不良行为,尤其是在预防不良行为与各种疾病发生中所应发挥的特殊功能,以探求运用心理学知识改进医疗与护理制度,建立合理的保健措施,节省医疗保健费用和减少社会损失的途径,以及对有关卫生决策提出建议。这一学科在疾病的防治、生理功能障碍的康复、意外事故的减少、精神紧张的缓解,以及运动锻炼与健康教育的普及等方面,都获得了较为显著的成效,一定程度上维护和增进了人们的心理健康,提高了人们对社会生活的适应及改造能力。它与临床心理学的一个主要区别在于,前者的中心任务是探讨有关躯体疾病的心理学问题,着力于人类健康的维护,而不是疾病的治疗。在这一点上,健康心理学同中国传统医学所强调的"不治已病,治未病"和"防病于未然"的主张有相通之处。可见,健康心理学研究具有极其

---

① 白书忠.中国健康产业体系与健康管理学科发展[J].中华健康管理学杂志,2007(1).
② 燕国材,张人骏.我国古代健康心理学思想初探[J].中国健康教育,1991(4).

重要的实践与理论意义,受到了社会各领域的广泛关注。

1. 健康心理学的形成与发展

健康心理学作为一门学科形成于 20 世纪 70 年代后期,并首先受到预防医学界的重视。它是在医学由生物—医学模式向生物—心理—社会—医学模式转化的形势下出现的。美国从节约医疗保健经费开支与降低发病率的目的出发,率先开始了对健康心理学的研究。以下是健康心理学在各地区、各国的发展历程。

(1)美国健康心理学的形成。威廉·詹姆士(William James)和斯坦利·霍尔(Stanley Hall)是最早关注健康问题的心理学家。然而,与健康心理学的形成直接相关的是威廉·叔费尔德(William Schofield),他在 1969 年发表的关于健康心理学研究的论文,引起众多学者的赞同和支持,从而使健康心理学成为人们关注的重点。

随后,美国心理学会组成了"健康研究特别工作组",叔费尔德亲自担任负责人。经过多年研究,他们向美国心理学会提交了报告书,报告中提议今后美国心理学会应该推进关于健康的心理学研究。美国心理学会讨论了心理学在人类健康中的重要作用,强调心理学在心理卫生中的作用,并指出心理学应当研究有损人类健康或导致疾患的心理与社会行为因素,探讨预防和矫正不良行为,帮助人们学会应付心理与社会的紧张刺激。该报告被视为健康心理学作为一个独立分支而形成的标志。1978 年健康心理学会的成立,使得健康心理学这一理论正式得到承认。

(2)日本健康心理学的形成。1981 年木下富雄文提出,日本应该把健康心理学作为一门独立的学科确立和发展,并阐明其必要性。1987 年,该建议被研究者们所接受,本明宽、间宫武、内山喜久雄、内山道明、台利夫等 10 多位学者组成了日本健康心理学会筹备委员会。在同年举行的第 51 届日本心理学会上,学者们组织了关于健康心理学的专题讨论,就健康心理学的定义、应激与健康、健康与教育等问题进行了充分的讨论。

(3)欧美其他地区健康心理学的形成。由于健康心理学的研究及其工作实践与人类健康的各种问题紧密相连,甚至直接关系到社会的进步与个人的幸福,所以短短几年里就获得了迅速的发展。目前,欧洲已成立欧洲健康心理学会,比利时、德国、英国、荷兰等许多国家也纷纷建立了国立健康心理学机构。对健康心理学的研究方式各国有所不同。如德国健康心理学的研究重点更接近把全体医学包含在内的医疗社会学,而荷兰的研究重点更接近包括临床心理学、健康教育学、身心医学,乃至哲学在内的健康科学。此外,健康心理学研究人员的培养制度以及健康管理政策,也因国家不同而有所区别,这在一定程度上也影响着各国健康心理学的发展。近年来,澳大利亚政府开始直接提供研究资金,开展健康行为和健康教育的工作,健康心理学正在飞速发展。南美和北美各国也已制定出公众健康法规,一些发展中国家也制订出相关计划。非洲并不存在西欧意义上的健康心理学,仅仅是在交叉文化心理学、文化精神医学、民族医学、医疗文化人类学等领域中涉及相关问题。

通过梳理以上国家和地区的健康心理学发展历程,可发现我国健康心理学研究起步较晚,但有关心身问题的思想讨论却源远流长,早在先秦《吕氏春秋》中已记载"百病怒起"。《内经》提出心身的联系,"怒伤肝,喜伤心,思伤脾,忧伤肺,恐伤肾"等。综观明清以前从秦汉到 18 世纪末,我国心身问题的思想讨论一直走在世界各国前列,但理论体系却未能脱离《内经》的窠臼。[①] 我国古代健康心理思想主要循着两条途径发展:一条是哲学思想家的健康心理思想,一条是医学思想家的健康心理思想。然而,我国健康心理学作为一门学科的讨论是近 20 来年的事,我国从 1987 年由精神病学界陆续创办了《中国心理卫生》《临床心理学》和《健康心理学》等学术杂志。医学、心理学、教育学和社会学界的各类专家开始云集健康心理学研究领域,也已取得不少研究成果,正在逐步缩小与欧美之间的研究差距。

2. 健康心理学形成及发展的原因

近几十年来,世界各国健康心理学迅速形成和发展,离不开以下几方面因素:

(1) 现代社会经济状况及个人生活的变化,提高了人们心理的紧张程度,烦躁、疲倦、厌烦、孤独等逐渐成为影响人们正常生活及工作的心理疾病,改变了人们的生活方式和工作环境,也改变了家庭关系和社会关系。尤其是在 1973 年的石油危机后,人们的价值观发生了巨大改变。马斯洛的需要层次理论认为,在经济上的需求基本得到满足后,人们开始追求精神上的满足。自此,在美国人们对健康的关心迅速增加,跑步运动热、低卡路里食品和自然食品深受欢迎。健康心理学可以说是在与跑步热和保护自然运动同样的社会背景下产生的。一系列的心理问题会给在职员工造成心理压力,一旦压力水平达到某一个员工难以承受的点,员工的心理将面临崩溃,严重影响员工的工作表现(参见图2.8)。这就需要及时的心理健康疏导、心理援助及恢复,使员工达到身心放松,

---

① 郑晓边.健康心理学研究与中国特色[J].健康心理学杂志,1998(6).

重新以良好的心理状态投入工作。

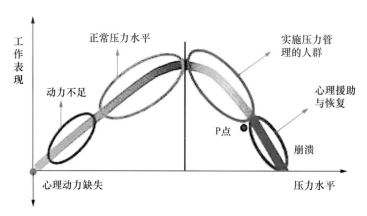

图 2.8　心理健康与工作压力

（2）科技发展使得人类死亡率高的病因近几十年来发生了巨大变化。生物医学的发展较好地控制了大多数良性疾病和传染性疾病,解决了诸如细胞遗传、神经生理等方面疾病的病源问题,使许多具体的诊断方法有了发展,但是器质性疾病却占了上位。器质性疾患往往与心理学、社会学的因素有关,如以人格为主的个人素质、社会压力、个人生活方式等。近五十年来疾病谱和死亡谱的变化显示,人们发现由于理化、生物因素所致疾病的死亡率已降居次要地位,而高血压、冠心病、溃疡病、癌症和神经症、精神病的发病率明显增加。其中,心血管、脑血管、癌症的死亡率在十大死因中居前三位,而且死亡人数在总死亡人口中占相当大的比例并有不断上升的趋势。社会和个人对健康的要求和对疾病的看法逐渐转变,中心问题开始变为提高生活质量和保持长寿。[①]

（3）伴随着生命伦理学研究的兴起,患者自我决定权逐渐被倡导。1973年,患者的基本权利以法律形式固定下来,这种医疗观念改革与生命伦理学方面频频出现的难题有关。一是由于体外授精、器官移植等医疗技术飞速进步,人们开始侵入那些以前被认为是"神"的世界、不可介入的领域。二是癌症、艾滋病等疑难病症的出现,仅靠医生的价值观难以决定,而开始从患者及亲属的想法、社会道德、伦理、法律等角度考虑医疗问题。同时,现今社会的价值观呈现更加多元化、多样化的趋势,社会弱者（包括患者）的权利意识增强,这都使得医疗观念发生重大变化,从而对健康心理学的形成和发展产生强烈影响。[②]

---

① 雷良忻.发展中的健康心理学[J].开放时代,1996(5).
② 欧胜虎.健康心理学的形成、发展及展望[J].中华文化论坛,2009(7).

"踢猫效应"①

心理学上有一个著名的"踢猫效应"。即：人的不满情绪和糟糕心情，一般会沿着等级和强弱组成的社会关系链条依次传递。由金字塔尖一直扩散到最底层，这样就会形成一条清晰的愤怒传递链条，最终的承受者，即"猫"，是最弱小的群体，也是受气最多的群体，因为也许会有多个渠道的怒气传递到它这里来。

这种效应产生的原因在于，生活节奏越来越快的今天，人们在享受现代生活便利的同时，也面临着更大的压力。神经经常处于紧张状态，好像张满的弓弦，稍有裂纹就会崩断。生活在这样的高压下，人的心理承受能力到了脆弱的极限，一点点不顺的小事都会使得情绪一落千丈，怒火会像压抑已久的火山，喷射而出。周围的人也许正处于雷同的状态，于是，这种糟糕的心情或者情绪便会像瘟疫一样在人群中蔓延。

"踢猫效应"产生的影响也是重大的。对于个人来讲，经理人随便发泄个人情绪，将阻碍个人职业发展。如果经理人无法控制好自己的情绪，随便拿下属做出气筒，那么影响的只能是个人的威信。良好的个人修养是一个人职业发展的前提，而良好的性格，是一个人职业发展的关键。

对于企业来讲，经理人的职责和目标是创造业绩，实现雇主需求，管理员工。经理人随便发泄个人情绪，会把这种情绪从一个部门带到另外一个部门，在企业中容易形成不良的企业文化，对提高企业的核心竞争力来讲有百害而无一利。

对一个管理团队来讲，"踢猫效应"最终影响的是最底层员工，不良情绪的扩展，最终受害者也是基层员工。一个团队要想有战斗力，有执行力，就应该从团队中的每一个员工开始执行，不良情绪影响的绝对是管理单位最小的基层管理团队，也直接影响着团队的执行效率和战斗力。

3. 健康心理学的发展趋势

近年来，西方心理学在发展过程中日益表现出对文化因素的关注，心理健

---

① http://m.400jk.com/60000/50670.shtml.

康研究专家已经注意到文化因素对心理健康的重要意义,由此开始了文化转向。[①] 同时,积极心理学作为一个新的研究领域,日益受到学界的广泛关注。以积极心理学的思想和理念指导健康心理学的研究,将会丰富健康心理学的内涵,拓展健康心理学的研究领域,更新健康心理学的健康理念。[②]

然而,作为人口大国,我国人均国民生产总值却不高,各类资源短缺,这决定了我国的国民健康事业不能走西方发达国家高投入的全民保障或商业保险道路。自古以来,中华民族就拥有深刻的生命科学认识及丰富的健康文化。新中国成立后,我国曾以极低的代价几乎实现了全民医疗保障,这就是发挥中国特色健康思想的成果。在改革开放数十年后的今天,全面学习西方医疗保障体系,却加剧了医疗服务缺口和医患矛盾,这要求我国医疗卫生体系的发展必须建立在传统的健康养身文化基础上,总结先进经验,重新提出具有我国特色的健康促进思想和实践。健康心理学的发展,有望在中国传统健康观念和西方现代科学之间架设桥梁,从而在现代科学的框架下实现低消耗、高效能的健康促进体系,进一步改善我国的全面健康事业状况,为我国社会的长期稳定发展提供助力。

二、情绪管理理论

人类面临着就业和通货膨胀的双重压力,"情绪失衡及低落"深刻地影响着当今的管理理论,情绪资本逐步成为企业人力资源管理中新的关注点。情绪之所以成为一种资本,是因为它在商品生产过程中成为价值形成和价值增值的手段之一。它具有无形性与依附性、短期性、不可度量性、多样性与可分性、无限增值性与外部性等特征,与智力资本、体力资本共同构建了人力资本新的理论体系,在人力资本理论中占有重要地位。可见,情绪作为积累性的资本影响企业的发展,必须要妥善管理好。情绪管理就是正确地察觉和认识员工的情绪状态,并适度地运用理性克制情绪,将愤怒、暴躁、抑郁、焦虑等负面情绪适度调节,转化为心平气和的正面情绪的过程。[③] 情绪管理属于心理学范畴,近年来越来越多地在管理领域中应用,并作为资本成为 21 世纪八大管理思潮之一。

1. 情绪管理的产生

情绪管理,最先由因《情绪智商》(*Emotional Intelligence*)一书而成名的丹

---

① 付翠,汪新建.心理障碍的文化建构——健康心理学中的新趋向[J].心理学探新,2006(1).
② 郑满利.积极心理学视角下的健康心理学研究[J].中外健康文摘,2008(5).
③ 谭兆麟.情绪影响力[M].深圳:海天出版社,2005:43.

尼·高曼(Daniel Goleman)提出。他认为透过控制情绪,管理人可以成为卓越的领导人。高曼认为,情绪管理是将这些感受、反应、评估和特定行为挖掘并驾驭的一种手段。情绪管理是指通过研究个体和群体对自身情绪和他人情绪的认识、协调、引导、互动和控制,充分挖掘和培植个体和群体的情绪智商,培养驾驭情绪的能力,从而确保个体和群体保持良好的情绪状态,并由此产生良好管理效果的一种管理手段。简单来说,情绪管理是对个体和群体的情绪进行感知、控制、调节的过程。它包括两个方面:正面情绪是指以开心、乐观、满足、热情等为特征的情绪;负面情绪是指以难过、委屈、伤心、害怕等为特征的情绪。种种负面工作情绪无论是对个人还是组织而言,危害都是很大的。长期的情绪困扰如果得不到解决,除了会降低个人的生活质量外,还会使个人丧失工作热情,影响个人与同事的人际关系,并且影响个人的绩效水平。

专栏 2-3

员工的情绪劳动与心理健康①

　　心理亚健康、不健康的状况越来越困扰着企业的员工,压抑、抑郁、焦虑、烦躁、苦闷、不满、失眠、恐惧、无助、痛苦等不良的心理反应像幽灵一样时时困扰着上至管理层、下至普通员工的心,严重时它可以使得企业停滞不前,在严重的"内耗"中走向灭亡。在这种情势下,员工心理健康问题引起了越来越多企业管理者的重视,员工的心理保健工作已经迫在眉睫。

　　情绪劳动者时刻进行着情感强化和情感置换的过程:一方面要增强自己和服务对象之间的亲密感,把陌生的服务对象想象成自己的朋友和亲人;另一方面,则要隐藏起自己的真实情感,正确表达企业需要的情感。即使员工不喜欢甚至讨厌某个人,仍然要流露出高兴快乐的表情。在这种情况下,员工长时间压抑自己的真情实感,很可能出现一些不良的后果,主要表现在情感耗竭、去人格化和工作满意度降低三个方面。

　　情感耗竭是指情绪劳动者由于角色负担过重、角色冲突强烈等问题而心情烦闷,甚至长期精神压抑,感觉自己已经被"掏空",无法再继续付出的状态。这在医护人员的情绪劳动中出现的频率相当高。

　　去人格化是指在需要投入的情绪劳动频率过高、持续时间较长的服务中,

---

　　① http://www.hztbc.com/news/news_21875.html.

情绪劳动者容易将服务对象当作一个需要服务的物体而不是活生生的人来看待。此时,情绪劳动者的情感表达也因此而成为一种程序化的无意识反应,他们表面上所表现出来的情感反应与内心的实际感受完全分离,他们的微笑和热情都只是为了完成分内工作而做出的一种机械动作。

过度的情绪劳动还会降低服务人员的工作满意度,表现在对工作没有劲头,提不起精神,离职倾向明显等。

2. 影响员工情绪的因素

根据 ERG 理论,我们将影响员工情绪的因素分为五个方面:

(1) 工作物理环境。

根据 ERG 理论①,影响员工情绪的一个最基础的层面是工作的物理条件。ERG 理论认为员工首先要考虑生理和安全的需要,使自己免于情绪受到伤害。工作的物理条件或者环境包括灯光、温度、湿度、噪音、工作场所的大小、颜色的变化、工作工具和机器的适用性、办公设备的空间位置等因素。舒适的工作物理条件对员工的正面情绪有积极的刺激作用,无论是在工作满意度上还是生产率上都会有很积极的反应。工作工具和机器的适用性、工作场所以及办公设备布局的合理性会对作业层员工的情绪有重要的影响。工具设计合理,会大大提高工作效率,员工就会轻松完成工作,出现异常情绪的概率就会减小。如果各种设备布局不合理,员工负荷增加,则抱怨不满情绪就会随之而来,相应的产出和管理水平就会下降。

(2) 工作本身的性质和行业特点。

除了工作的物理条件外,还有一个很重要的方面,就是工作本身的性质和行业特点。工作的物理条件可以进行人为的改进,但是行业的特点、工作的属性是没办法人为改变的。根据 ERG 理论,第一层需要即存在需要,首先要实现自身生理和安全需要的满足,由于各工作和行业属性的不同,员工在实现自己的存在需要时也会遇到刺激反面情绪出现的因素。有的工作岗位如车间工人,他们的工作性质是高重复和高体力活动等;有的工作岗位如科研人员,他们的工作性质包括脑力劳动强度大、科研结果的不确定性等。这些行业和工作的本身属性对员工的情绪也有很重要的影响。

---

① ERG 理论认为人的核心需求有生存(Existence)、相互关系(Relatedness)和成长发展(Growth)三类。

（3）工作心理环境。

工作心理环境是指员工在工作中产生关系需求时需要的一种人际环境,这种工作软环境主要包括企业或者团队文化氛围、同事间关系、与上级的关系、与下级的关系、组织赋予的权利地位等因素。员工处在一个工作环境中,时时刻刻受到这种心理环境的影响。员工在产生需求和动机时会发出一些行为,同时,行为的发生也会影响到员工的动机改变,在这种需求动机和行为的交互作用中,无疑工作的心理环境发挥着十分重要的作用。当员工的行为因工作的心理环境而受到强化时,产生的是正面情绪;反之,当行为与工作心理环境相互冲突时,反面情绪也就表现得更为强烈。

（4）生活因素。

员工在个人生活中产生关系需求时也会有很多因素影响员工的情绪,这些因素包括夫妻关系、子女问题、生病等。由于情绪具有传递性和扩散性,这些情绪不仅会表现在其个人的生活中,还会进一步传递到其工作当中,并且会扩散到同事之间,影响员工的绩效水平,尤其是员工在一天工作之前就具备了某些反面情绪的话,对绩效水平的影响来得更持久和更具破坏性。因此,关注影响员工情绪的生活因素也是很有必要的。

（5）个人因素。

员工的行为会产生两种结果:一种是实现了预期目标,产生成就感,另一种是未实现预期目标,产生挫折感。情绪是因人而异的,产生这两种结果时,每个人的情绪变化也不一样,每个人的情绪波动与其个人因素有关。情绪相关的个人因素包括个人的健康状况、心理成熟度、思维状况、性格特质等。夸大或缩小事实、追求绝对化、偏执、合理思维都将导致负面情绪。情绪又是行为的基础,这些因素最后将以个人的特定行为表现出来。应该说明的是,个人因素与成长需要密切相关。尤其是当员工未能实现预期愿望时产生的挫折感,根据 ERG理论的"挫折—回归"思想,员工会积极强化回归到其他需求,这中间的行为和动机的转变与个人的情绪管理能力等相关素质是密切相关的。如果员工的个人情绪管理能力不足,显然对其个人的晋升等成长十分不利,对于企业来说也就是人力资源的损失。所以基于 ERG 理论的员工成长需求,个人的情绪管理能力对于员工的成长、成熟是十分重要的。

总之,影响员工情绪的因素可以划分为:环境因素(市场环境、工作环境)、人际关系(同事之间、上下级之间、与客户之间)、职业压力(竞争压力、职业生涯发展)、个人生活因素(个人角色、家庭压力、心理因素)等(参见图 2.9)。人的行为经历了从刺激到需求和动机,再到行为的产生和最终的结果,包括目标的实现(成就)和未实现(挫折),行为结果会对下一次的刺激进行反馈,从而使得行为具有连续性。我们将这个过程分为三个过程变量:环境因素、个体因素和反应与结果。人的各种行为正是在这三个过程之间的交互作用中产生的,情绪也是相互交织的结果。

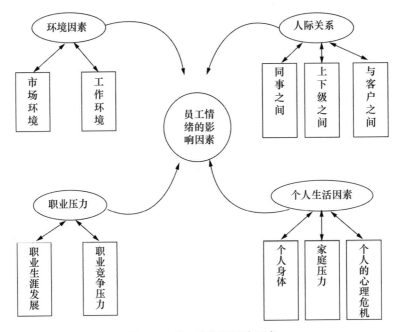

图 2.9　员工情绪的影响因素

3. 员工情绪管理对策

员工健康管理的发展必然是身心的管理,不仅要保证员工避免职业危害,拥有健康的身体,更要让员工在工作中保持良好的情绪,保持心理健康,最终以更为充沛的精力为企业的发展贡献力量。在具体的管理工作中,面对员工的情绪,应从下面几个方面入手:

(1)招聘、录用环节注重应聘者的情绪管理能力。

在现代人力资源管理中,招聘和录用环节决定了未来企业的人力资源质量。在情绪管理越来越受到重视的今天,通过招聘和录用环节对应聘者进行情绪管理能力考察显得很有必要,现有人事测评技术的发展,比如情商测试,使之成为可能。虽然相对于智商、空间机械能力及运动能力等测试,情商测试在企业人力资源管理中的信度和效度尚缺乏实证,但是情商测试的理论依据是可靠的,而且情商对于个人成就的关联性已被各种实验研究所证实。因此,某些情绪方面的能力在企业人力资源管理中可以进行尝试性的测评。如让被测试者身处所设定的环境里,面对一些现实性的冲突和问题,从情绪变化、语言表情等情绪反应中评估其情绪管理能力。但这种测试必须在被测试者处于无测试意识的状态中进行,不然被测试者的情绪状态真实性就会下降。[①]

（2）使行业特点、工作的物理条件和员工个人能力相匹配。

行业特点和工作的物理条件会对员工的情绪产生很大影响。在实际环境中,由于行业性质特点无法改变,因此把工作的物理条件和行业特点、工作性质匹配起来,使物理条件尽可能符合行业的特点、工作的性质至关重要。比如,IT行业是高脑力劳动,工作性质是不确定性和挑战性,强调员工个人能力的发挥和团队合作,那么其工作的物理条件应该设置成开放式的,办公用具的摆放、员工工作物理空间、墙体颜色等方面就设置的相对宽松,个人空间大,利于团队交流等;而广告业的特点是创新和个性化,因此墙体的颜色应刷成利于激发灵感的颜色。但是仅仅做好物理条件还是不够的,因为个人之间的差别,工作还应该因人而异,使员工在一个舒适的环境中发挥自己的最大潜能。

（3）将提高员工的情绪管理能力列入人力资源的培训内容。

情绪管理能力具有后天可培养性、可塑造性,在人力资源规划中应该将员工情绪管理能力的培训作为一项重要内容。例如,怎样观察自己和他人的情绪、怎样对待情感波动、如何战胜压力和焦虑、如何积极交往、如何跟同事共享成功喜悦、如何培养相互的信任感、如何激励自己与他人等。

（4）加强对员工的人文关怀。

对员工的人文关怀应包括两方面:一是工作中的关怀,二是日常生活中的关怀。首先,工作的软环境中,企业应该尽力制定完善的规章制度,公平地对待每一位员工,建立透明、合理、公平、健全的管理制度,选择符合大多数员工情感特点和需要的管理方式,以此规避由于不良管理产生的负面情绪。其次,还要给员工创造一个宽松的情感交流环境,如经常举办员工聚会和定期的娱乐活动以增进情感交流等;提供咨询服务,如聘请情绪指导专家或心理医生,帮助员工放松工作中积累的紧张情绪等。最后,企业应该为员工建立良好的福利条件或者通过其他方式来关怀员工的个人生活。

（5）加强企业文化建设和管理者的情绪处理能力。

企业中每个员工遇到的情绪问题和情绪管理能力是不同的,如果企业有一

---

① 胡君辰,徐凯.ERG 理论视角下的员工情绪管理[J].人力资源管理,2008(6).

个能激励员工为之奋斗的目标愿景,一种被员工认同的价值观和追求的精神,即和谐的企业文化,那么企业便有可能激励员工超越个人情感,营造属于企业的精神力量,激励员工以高度一致的情绪去达成企业的愿景。相反,如果企业文化是冲突的,那么负面情绪就会大量产生。另一方面,员工的工作是在管理者的领导下进行的,如果管理者的情绪处理能力较差,那么当员工情绪出现问题时,管理者就很难帮助员工解决问题。所以,员工的情绪管理能力与企业文化和管理者的情绪处理能力密切相关。

总而言之,情绪管理作为人力资源管理的一个重要方面,在企业管理中越来越受到普遍关注。企业应该多管齐下,不仅要在看得见的"硬件"方面改进,还要在看不见的"软件"方面下功夫,不断提高管理员工情绪的能力。如此不仅可以降低员工绩效的波动幅度,还可以不断地吸引优秀的人才,同时可以为企业培养卓越的管理者,实现企业持续发展的战略目标。

本 章 小 结

健康是人类最宝贵的资源,但健康会被岁月侵蚀。为了弥补健康折旧,人们会进行健康投资。企业战略发展离不开竞争力,而竞争力的关键在于人才竞争,优秀的人才不仅要有过硬的专业素质与事务处理能力,而且要有健康的身体素质与心理素质。简言之,企业要最大限度地发挥其综合竞争力,实现绩效管理,离不开健康管理。本章通过了解整体医学理论、健康资本理论、健康效用理论、疾病危险因素积累理论、健康与幸福等健康管理的一般理论,把握健康管理的理论基础。另外,厘清健康与生产力、健康与绩效、健康与人力资源管理的关系,发现实施健康管理的效益远大于成本,主要体现在医疗费用的下降,并长期处于一个较低水平。企业通过投资员工健康维护和干预来改善员工的健康状况,有助于降低生产力损失,提高企业生产效益,从而实现生产力的高效管理。就降低成本、提高效益这两点而言,对员工进行健康管理就可以视为一种"投资",而非"消费"。此外,健康心理学及情绪管理理论作为员工健康管理的发展理论,日益成为该领域关注的重点。

企业不仅要树立"员工健康第一"的观念,而且要在日常的工作生活中,践行对员工的健康进行投资与管理的行为。尤其是在全球医疗卫生行业信息化急速发展的现今,打通医疗卫生机构组织内外部的信息孤岛,开拓员工心理健康的领域,关注员工的工作情绪,实现员工身心全生命周期的健康管理,才是员工健康管理发展的重要目标。

富士康"十四连跳"事件

富士康科技集团是台湾鸿海精密集团在大陆投资兴办的高新科技企业。1988 年在深圳地区投资建厂,在中国大陆地区建立了 30 余个科技工业园区,在亚洲、美洲、欧洲等地拥有 200 余家子公司和派驻机构,现有 120 余万员工及全球顶尖客户群。自 2005 年以来,连续跻身《财富》世界 500 强。然而,就是这么一个看起来风光无限的企业,在 2010 年 1 月至 11 月十个月内发生了震惊全国的"十四连跳"惨剧。

富士康发生此类惨剧的主要原因在于,其工作环境在一定程度上存在着非人性化的因素。在富士康龙华厂区,40 多万员工被安置在 3 平方公里的区域内。对于工作的要求,富士康讲的是速度和效率。生产线上没凳子,除少数员工外,一般操作工都必须连续 12 个小时站立着干活,不得说话。在公司流传的一种说法是,假设在车间里设凳子并允许说话,将会影响员工的工作效率。而且,不少基层管理人员态度恶劣,有些时候稍有不服从,就可能遭受打骂。每天长时间的简单、机械的重复劳动,禁止上班期间交谈,加上高强度的加班,让许多工人变成了流水线上的"机器人"。

加之富士康 80% 的员工是农村 80 后、90 后的年轻人,富士康压抑的工作环境使这些心理素质相对薄弱的年轻人产生了巨大的压力。这种无处发泄的压力,最终导致了悲剧的发生。

思考问题:

通过以上回顾,我们不难发现,富士康的员工在简单的、高强度的、机械的工作与缺乏交流、关怀的环境中已经异化为机器。长时间在这样的环境下工作、生活,不仅会损害员工的身体健康,而且会导致严重的心理疾病。富士康及其他企业想要避免类似悲剧的发生,应如何开展员工健康管理工作,保证企业的竞争力?

健康管理小贴士

不同人群的科学进补[①]

肾脏衰弱使老年人得病

人到老年,各种机能逐渐衰退,就会出现气血虚衰、精神耗损、先天不足、后天失养、肾阴不足、肝火上亢、经络不通的状态。所以,早期有效地调补人体的阴阳、气血、脏腑功能的失调,及时纠正肾阴虚证,是延缓衰老、预防老年病的关键所在。

老年人养生防病首要的是滋补肾阴。可多食核桃仁、黑芝麻、黑豆、桂圆、莲子、枸杞子、栗子、木耳、香菇、红枣、山药、百合、玉米等。同时,可以选用六君子丸、补中益气丸、六味地黄丸、金匮肾气丸等中成药进补。

另外,补肾要先养好脾胃。中医认为,肾为先天之本,脾胃为后天之本。肾精不足,多半是由于后天失养所致。调理脾胃最好的方法是喝粥。粥既容易消化吸收,又有益肠胃,滋补养身。特别是寒冬季节,早餐喝碗粥,可以防胃寒,泻燥热,防衰老。

☑ 推荐药膳:枸杞肉丝

原料:枸杞子 20 克,猪瘦肉 300 克,竹笋 100 克,食用油、盐、白糖、香油、料酒、酱油各适量。

做法:1. 将猪瘦肉洗净,去筋膜,切成丝;竹笋切成同样长的丝;枸杞子洗净待用。

2. 砂锅加油烧热,肉丝、笋丝同时下锅,烹入料酒,加白糖、酱油、盐搅匀,放入枸杞子翻炒几下,淋入香油即成。

功效:滋阴补肾、健身明目。适用于体虚乏力、神疲、肾虚眩晕、视物模糊、阳痿、腰痛等症,也可做强身益寿之用。

☑ 推荐药膳:双耳汤

原料:银耳、黑木耳各 10 克,冰糖 30 克。

做法:1. 将银耳、黑木耳用温水泡发,并摘除蒂柄,除去杂质,洗净,放入碗内,加水适量,放入冰糖。

2. 置蒸笼中蒸一个小时,待木耳熟透即成。吃银耳、黑木耳,喝汤,每日2 次。

---

① 谢惠民.《本草纲目》中的中药养生方[M].南京:江苏科学技术出版社,2014.

功效：适用于肾阴虚型动脉硬化、高血压、眼底出血，以及肺阴虚之咳嗽喘急等症。

女性一生都要坚持补血

女性由于有周期性失血的生理特点，而与血结下了不解之缘。伴随女性一生的经、孕、产、乳的不同生理过程，均与血息息相关。因此，中医学早就有"女子以血为本，以血为用"的观点。

女性在青春期时，常会因月经失调、功能性子宫出血等导致失血过多，血红蛋白和红细胞数下降，出现头晕心烦、气短乏力、食欲不振、失眠多梦、面唇苍白等症。而女性生产时失血过多或引产、流产时导致流血过多，更容易因贫血引发多种病症。产后哺乳期，母亲更需要补血化生乳汁。女性到了更年期，又会因为肝肾不足、心肾不交，出现月经量过多或是紊乱、潮热出汗、胸闷眩晕及腰酸骨痛等一系列问题。

总之，女性特殊的生理特点决定了她们要比其他人群更需要补血。

☑ 推荐药膳：四物汤

原料：熟地、当归各 15 克，白芍 10 克，川芎 8 克。

做法：1. 将所有药材放入砂锅中，加入清水没过药材 3—4 厘米，然后浸泡半个小时至一小时。

2. 开水煎煮，先大火烧开，然后转小火保持微沸状态 20 分钟。

3. 滤去药渣，待温度适宜即可服用。

功效：养血补血、活血调经。

儿童当以健脾和胃助运为主

儿童的调养，没有体虚状况的，不要补。需要补的，要充分考虑到其生理特点，否则就会反伤其身。儿童对营养物质的需求较多，食补和药补应当以健脾和胃助运为主，以促进脾胃对营养物质的吸收，可以选用粳米、扁豆、红枣、莲子、山药、黄精、熟地、白术、黄芪、茯苓等。中成药可选用八珍糕、玉屏风散等。

青少年可适当健脾补脑

青少年身体迅速生长，是学习文化知识的黄金时期。一般不需要特殊进补，只要供给其生长发育必需的营养即可。也可适当地增加一些健脾补脑充髓的食物，如红枣、核桃仁等。女孩也可以适当、适时增加一些补血的食物，如猪肝、菠菜、大豆等。

有些青少年思想不稳定，负担过重，不注意劳逸结合，寝食偏废，会产生头昏目眩、神疲乏力、心烦易怒、记忆力减退、食欲不振等症状。辨证施补，可采用补益心脾、肝肾的方法,适当进行补益。

体虚之人不下重药

身体十分虚弱之人,要想一下子变得十分强壮,一口吃成胖子,往往事与愿违。中医讲"虚不受补"也是这个道理。体虚之人肠胃功能不佳,再用较重的滋补品,不但不能被很好地消化吸收,反而会增加肠胃负担。一些温热药还会使人"上火",出现药重伤阴的情况。

因此,体虚者调理用药宜轻,服药见效后,才可逐渐加大药量,且长期调养才能取得良好的效果。

第三章　传统养生文化与健康管理实践

黄帝曰:"外不劳形于事,内无思想之患,以恬愉为务,以自得为功。形体不敝,精神不散,亦可寿百数。"

——出自《素问·上古天真论》

 学习目标

在本章的学习中,需要了解西方健康观,掌握中国传统养生思想及理念,如中国传统文化核心元素,儒、道、佛以及中医的养生观念;理解制度层面的养生,包括官方的养生体系和非官方的养生体系;了解养生在器物层面的体现。

引例

大话养生经①

唐代著名禅师石头希迁称石头和尚,91岁时无疾而终,谥号天际大师。希迁曾为世人开列十味奇药:"好肚肠一条,慈悲心一片,温柔半两,道理三分,信行要紧,中直一块,孝顺十分,老实一个,阴骘全用,方便不拘多少。"服用方法为:"此药用宽心锅内炒,不要焦,不要燥,去火性三分,于平等盆内研碎,三思为末,六波罗蜜为丸,如菩提子大,每日进三服,不拘时候,用和气汤送下。果能依此服之,无病无瘥。切忌

---

① 郑建斌.中华名人养生谈[M].北京:科学技术文献出版社,2007.

言清浊,利己损人,肚中毒,笑里刀,两头蛇,平地起风波。以上七件,速须戒之。"

　　希迁的养生奇方其精要在于养德。养德"不劳主顾,不费药金,不劳煎煮",却可祛病健身,延年益寿。德高者有良好的人际关系,而良好的人际关系是身心健康的重要条件之一。在"与人为善"的助人行为中,会唤起他人对自己的感激、欢喜和热情,由此而产生的温暖的感觉,将有助于彻底免除精神紧张。医学研究表明,那些经常与别人在一起,具有良好人际关系的人,比缺少社会关系,无交往的孤独者长寿2.5倍。德高者正直、富于爱心,遇事出于公心,宁静处世,不为世俗势利所动。德高者对人、对事胸襟开阔,无私坦荡,光明磊落,故而无忧无愁,无患无求。身心处于淡泊宁静的良好状态之中,必然有利于健康长寿。

　　中国传统养生文化涉及中华民族养生生活的三个层面:对应精神生活的思想理念层面,对应社会生活的制度体系层面,以及对应物质生活的器物层面。中国传统养生文化对健康管理实践的影响也是从这三个层面展开的。

第一节　传统养生思想

　　对于这个巨大的世界,我们喜欢把它分为西方和东方去研究,这样简明的区分会使问题变得清晰。在交通不够发达的时期,千年间不同文明的积淀使得东西方在政治、经济、文化乃至环境上产生了巨大差异。然而,掐住其中的一个话题,我们往往能找到惊人的相似,比如对健康的理解方面。

一、西方健康观

　　古希腊是西方文化发展的传承地,众多哲学家的思想光辉迄今仍闪耀于此。在希腊文明中,城邦制度影响深远,最具代表性的莫过于实行民主政体的雅典城邦和实行寡头政体的斯巴达城邦。雅典城邦的人们在 7 岁到 18 岁间必须接受公民教育,教育的内容包括体操教育、心灵教育以及审美和道德教育,并且在 18 岁要参加公民资格考试,通过之后才能授予公民资格。这里,雅典城邦对人的健康的追求是显而易见的,不仅追求身体上的健康,也追求人格的完整,并把它上升到公民资格获取的高度,体现了对精神生活健康的追求。斯巴达城邦更倾向于"军事体育教育",以培养战士、服务战争为目标。孩子们从小接受残酷的军事训练,受到尚武精神的影响,最终被培养成为具有健康体魄、能够战斗的公民。可以看出,斯巴达的健康思想更多地体现在注重身体机能的强健方面。

专栏3-1

希波克拉底誓言

流传约二千多年的确定医生对病人、对社会的责任及医生行为规范的誓言,以希波克拉底的名字命名。这一誓言很可能在希波克拉底之前已经在医生中代代相传,以口头的形式存在,希波克拉底也许是第一个把这一誓言用文字记录下来的人。这一誓言中有封建行会及迷信的色彩,但其基本精神被视为医生的行为规范。直到今日,在很多国家很多医生就业时还必须按此誓言宣誓。译文如下:

仰赖医神阿波罗·埃斯克雷波斯及天地诸神为证,鄙人敬谨直誓,愿以自身能力及判断力所及,遵守此约。凡授我艺者,敬之如父母,作为终身同业伴侣,彼有急需,我接济之。视彼儿女,犹我兄弟,如欲受业,当免费并无条件传授之。凡我所知,无论口授书传,俱传之吾与吾师之子及发誓遵守此约之生徒,此外不传与他人。

我愿尽余之能力与判断力所及,遵守为病家谋利益之信条,并检束一切堕落和害人行为,我不得将危害药品给予他人,并不作该项之指导,虽有人请求亦必不与之。尤不为妇人施堕胎手术。我愿以此纯洁与神圣之精神,终身执行我职务。

凡患结石者,我不施手术,此则有待于专家为之。

无论至于何处,遇男或女,贵人及奴婢,我之唯一目的,为病家谋幸福,并检点吾身,不作各种害人及恶劣行为,尤不作诱奸之事。凡我所见所闻,无论有无业务关系,我认为应守秘密者,我愿保守秘密。尚使我严守上述誓言时,请求神祇让我生命与医术能得无上光荣,我若违誓,天地鬼神实共殛之。

医学的发展是维护健康的一个重要因素,古代希腊人的医学中含有较多神的色彩。在希腊语中,医学往往指"神殿医学",医生兼具医生和祭祀双重身份,人们甚至相信只要用医神阿斯克勒庇俄斯神殿中的泉水沐浴就可以"药到病除"。这一时期,著名的医生希波克拉底提出了"体液说",将人的气质类型分为多血质、胆汁质、黏液质和抑郁质，提升了人们对心理健康的关注。

在健康观方面，古代罗马文化中对于儿童健康教育的关注无疑是具有代表性的。普鲁塔克认为身体锻炼对于一个人的一生非常重要，而且必须从儿童时期开始。他在《论儿童教育》一文中写道：

> 不要忽略身体锻炼，但必须送儿童上体操学校，他们在体操学校中早锻炼身体方面也是有事可做的。这种锻炼一方面有助于他们养成美好的姿势，一方面也有助于增强他们的体力，因为老年时期的活力是基于童年时代的健全体魄。[①]

另一位教育学家昆体良也对儿童在学习中的健康问题提出了自己的看法。他认为在教学中应该让儿童得到适当的休息并且反对体罚儿童，以免儿童产生心理问题。"这种羞耻心使他心情沮丧、压抑，使他不敢见人，经常感到抑郁。"显然，昆体良已经认识到心理健康问题的重要性。古代罗马早期，由于人们对疾病认识的有限、医生的水平也较低，疾病治疗除了寻找医生之外更多的是依靠寻求神灵庇佑的方式。

从古罗马帝国灭亡到"文艺复兴"这一段时期被称为中世纪，在这一时期基督教取得了长足发展，宗教思想对西方社会产生了深远影响，人们的健康观在这一背景下带有浓厚的宗教色彩。教父哲学的代表人物奥勒利·奥古斯丁的健康思想在他的作品《忏悔录》等中有所体现，他对人的身体及生命重要性的认识、对健康饮食方式的主张、对儿童行为及心理特点的研究都有积极意义。[②] 但他这一认识也存在局限性，他将健康归于天主的恩赐，认为疾病来自天主的意愿等，他的健康思想最终都归于基督教教义。这些神学思想也对人们的生活及行为方式产生了巨大影响。"经院哲学"的代表人物托马斯·阿奎那在《神学大全》中论述了"健康"一词：

> 词语"健康"可以用于动物，也可以在我们说"药物有利于健康"时用于药物。二者之间的联系就构成了论断的基础。由于药物的使用可以给动物带来健康，因此我们可以在与药物和动物相联系的情况下，使用词语"健康"，但二者之间也有微小的差异。当与药物相联系时，"健康"指的是一种功能；当与动物相联系时，"健康"指的是一种结果。在两种情况下，其含义

---

① 昆体良.昆体良教育论著选[M].任钟印译.北京：人民教育出版社，2001：252.
② 单中惠.西方教育思想史[M].北京：教育科学出版社，2007：78.

既是相似的，又是不同的。①

这段话中对健康的认识在当时是独到的，它将健康分为"功能"和"结果"两个方面，即用药物应对疾病得到的健康和作为动物的一种生活状态和结果。阿奎那还提出了审慎、正义、勇敢、节制四大基本德行，认为它们是健康生活的几个主要概念；他还指出，"道德"是健康的主要内容。

12—13世纪之后，基督教的影响开始衰落，一系列新思想、科学的新发展给西方世界的政治、经济、文化带来了新的活力。这一时期，伟大的"文艺复兴"运动带领西方走向一个新的历史阶段。人文主义思想的广泛传播推动了以人的发展为基础的近代健康观的形成。意大利人文主义教育家维多利诺主持的学校被称为"快乐之家"，这源于他的"健康来自快乐"以及"培养身心全面和谐发展的人"。因此，他的学校致力于为学生提供快乐的学习氛围、让学生亲近自然、锻炼身体以适应各种环境等。

17世纪以来，西方资本主义政治、经济、文化取得长足发展，人们的生活水平及健康状况也得到了很大的改善。人们对于健康的重视程度在日益增加，例如：夸美纽斯谈到的"人生的幸福有一个简短而充分的描述：健全的心智寓于健康的身体"。这个简短的论断把健康的要素集合为健康的身体加上健全的心智，并且将其定义为人生的幸福，体现了人们对于健康的重视。卢梭认为，拥有健康的身体是进行德育和智育的物质基础，健康的体魄使人忍耐疾苦、勤于工作、幸福长寿，且健康的体魄是理性发达的基础，有助于促进智力的发展。② 空想社会主义者欧文提出健康与环境密切相关，尤其是幼儿易受到周围环境的影响。为此，要兴建一些健身馆等，为儿童及成人提供锻炼场所。培养健康的性格是欧文健康思想的核心内容。

20世纪，西方资本主义从垄断阶段走向多样化阶段，健康观也日益丰富。罗素提出达到幸福的四个因素为：健康、满足需要的收入、愉快的人际关系、成功的工作。值得注意的是，她将健康在得到幸福的过程中排在首位。为了获得健康，罗素提出要通过制订合理的健康计划，培养健康习惯。蒙台梭利认为：健康教育绝不是一般的卫生知识的传播和宣传，其所要解决的根本问题是行为问题，是保证人们形成有益于身心健康的生活习惯。③ 这与WHO提出的"健康不仅仅是没有疾病和身体虚弱的现象，而是一种在身体上、心理上和社会上的完

---

① 约翰·英格利斯.阿奎那[M].刘中民译.北京：中华书局，2002：66.
② 单中惠.西方教育思想史[M].北京：教育科学出版社，2007：180.
③ 同上书，2007：235.

满状态"相近。

1977 年,美国罗彻斯特大学医学院精神病学和内科教授恩格尔(G. L. Engel),在《科学》杂志上发表了题为《需要新的医学模式对生物学提出挑战》的文章,提出一个基本假设:健康基本是生物、心理和社会因素相互作用的结果,即生物心理社会模式(biopsychosocial model),并呼吁医学模式必须尽快从生物医学模式向生物心理社会医学模式转变。①

二、中国传统文化的核心元素

梁漱溟先生认为,所谓一家文化不过是一个民族生活的种种方面。总括起来,不外三个方面:(1) 精神生活方面,如宗教、哲学、科学、艺术等是。宗教、文艺是偏于情感的,哲学、科学是偏于理智的。(2) 社会生活方面,我们对于周围的人——家族、朋友、社会、国家、世界——之间的生活方法都属于社会生活一方面,如社会组织、伦理习惯、政治制度及经济关系是。(3) 物质生活方面,如饮食、起居种种享用,人类对于自然界求生存的各种是。② 探讨中国传统文化,需要包含精神、社会、物质这三个方面。以一个平面来建构这三个方面是欠妥的,因为文化是一个有机系统,多种元素相互联系、相互作用。1955 年,美国的朱利安·斯图尔德提出了文化生态学的概念,以一个生物学的概念作为工具性的分析方法去分析、研究文化现象,把文化放到整个的环境中,即人如何适应环境而创造了某种特征的文化,这些文化现象又是如何适应环境变迁而不断向前发展的。这种从整体出发研究文化问题的方法也给了我国学者一些启发。司马云杰在这一概念的基础上探讨了文化生态系统,他认为,如果我们把人类的活动看作社会的主体,把人类的文化创造划分为科学技术(包括经验、知识等)、经济体制、社会组织和价值观(包括风俗、道德、宗教、哲学等)四个层次(语言作为信息工具暂不包括在内),依据它们与自然环境关系的密切程度,我们就可以看出文化生态系统的结构模式。与自然环境强度相关的首先是科学技术,其次是经济体制、社会组织一类的规范文化,最后是价值观,且价值观与自然关系往往受这些中间变量影响。逆向来看,对人类社会化影响最近最直接的是价值观念,即风俗、道德、宗教、哲学等,最远的是自然环境。综上,文化生态系统是指影响文化产生、发展的自然环境、科学技术、生计体制、社会组织及价值观等变量构

---

① 乐国安,李强,马惠霞.健康心理学[M].北京:高等教育出版社,2011:21.
② 梁漱溟.东西方文化及其哲学[M].北京:商务印书馆,2004:19.

成的完整体系。它不只讲自然生态,而且讲文化与上述变量的共存关系。① 虽
然这一强相关和弱相关的分析未经实证考究,但是从整体着眼的文化系统论是
值得关注的,同时,价值观对于人们社会生活的影响也是毋庸置疑的。

　　文化对人类的影响被广泛关注,中华民族五千年文明源远流长,这样的话
有如余音之绕梁,不绝于耳,而中华文化到底为何物却很难说的清楚。但是,东
西方文化有所不同是人们公认的,以梁漱溟先生的"一家文化不过是一个民族
生活的种种方面"定义来看,中华民族的生活的种种方面与西方国家存在着很
多的差异,如生活方式、行为习惯、经济制度、社会组织、科学技术等。现代交通
手段、信息传播技术的发展让文化在世界范围的传播变得更为广泛,很多学者
讨论文化的发展趋势都提到了文化融合,东方化还是西方化的问题变成了东西
方化的问题,即东西方文化最终的发展道路是融合。至于怎么融合,是东方同
化西方,还是西方吞没东方,这也是一个很难说清的问题。

　　想要讲明中国传统养生文化,要从中国传统文化着眼,因为传统养生文化
是传统文化系统的一个有机组成部分。而探究中国传统文化,则要从东西文化
的区别这一角度来分析,对比着看更能使这个问题变得清晰。梁漱溟先生谈到
东方化、西方化以及未来的发展趋势,他认为这个问题很紧迫,他说"我们所看
见的,几乎世界上完全是西方化的世界!"从咸同年间起,西方器物输入中国,西
洋火炮、铁甲、声、光、电等的奇妙吸引了中国人的眼球,中国开始吸收彼之所
长,学习西方的器物。至甲午战争,中国大败,国人开始意识到西方器物并非无
源之水,要追寻其源头而学习。第二轮的学习瞄准了西方的制度,尤其是政治
制度,立宪派、改革派兴起。革命十余年,并未能够在中国完全实现西方制度
的成功。陈独秀等人开始关注所谓的根本问题,即整个的文化不同,要学习
西方最根本的伦理思想、人生哲学,思想改革步入历史舞台,在中国发起文化
运动。

　　从学器物到制度再到思想,是对整个文化的一个渐进挖掘过程,掘进到最
后,我们可以看出思想是对整个文化影响最深的东西。与前文所涉及的文化生
态系统相关,我们要探讨价值观的问题,发现文化的思想元素。科学、艺术,这
两个词是梁先生对西方化与东方化的思想元素的提炼。西方文化的本源注重
科学,而东方文化重在艺术,用这两个词便将东西方文化在思想上区分开来。
"西方化是意欲向前要求的精神产生'塞恩斯'与'德谟克拉西'两大异彩的文
化""虽然我们也会打铁,炼钢,做火药,做木活,做石活,建筑房屋,桥梁,以及种

　　① 司马云杰.文化社会学[M].山西:山西教育出版社,2007:121.

种的制作工程,但我们的制作工程都是专靠那工匠心心传授的'手艺'。西方却一切要根据科学——用一种方法把许多零碎的经验,不全的知识,经营成学问,往前探讨,与'手艺'全然分开,而应付一切,解决一切都凭科学,不在'手艺'。"

辨明中国传统文化要从根本思想元素抽丝剥茧,了解中国传统养生文化,也要从思想这个层面剥开。儒、法、道、佛等的思想对传统的养生文化的形成与发展起到了关键的影响。

专栏 3-2

苏东坡行医的故事①

苏东坡是北宋后期的文坛领袖,不仅诗、词、文、赋和书法堪称大家,而且在医学、养生方面也广有建树,在杏林留下不少动人的故事。

悬壶济世。苏东坡在杭州做知府时,瘟疫时发。为了行医济世,治病救人,使黎民百姓免受疾病之苦,他从个人的俸禄中拿出一些钱,在城里建了一座名叫"安乐"的病坊,三年之中就治疗了近千名病人,受到广大百姓的爱戴,也引起北宋朝廷的重视。后来,病坊由政府专派的僧人主持。

深山求方。元丰年间(1078—1085),他因反对王安石变法,被贬官黄州,在那里闲居了多年,号称"东坡居士"。适逢该地瘟疫流行,苏东坡专程到峨眉山拜访名医巢谷,并得到一秘方"圣散子"。巢谷传授时,曾让苏东坡指江水为誓,保证永不传人。为了控制瘟疫的流行,苏东坡终以民生为重,将此方公诸百姓,救活了不少灾民。

医方存世。苏东坡广读祖国医学专著,并有自己的独特见解。在文学著作等身的同时,他还撰写了医学专著《苏学士方》一书。后来人们把《苏学士方》与医学家沈括的《良方》合编成《苏沈良方》流传下来,从而在我国医学宝库中占有一席之地。

宣传养生。苏东坡是当时闻名遐迩的大书法家,他的字是珍品,求之不易。有些人见他行医开处方,就备了写有自己名字的优质纸张,佯装生病来求他诊治,以盼得墨迹。苏东坡明知他们是无病求医,却从不拒绝,利用处方来宣传养生知识。他曾留下一张墨宝,是他开给一位名叫张鹗的一张处方,其上写道:"张君持纸求书,望得良药,记得战国时有张方子,我照服很见效,不妨奉上。主

---

① 苏东坡行医的故事[J].亚太传统医药,2005(1).

要是四味药:一曰无事以当贵;二曰早寝以当富;三曰安步以当车;四曰晚食以当肉。"这四句话一直流传至今,成为养生名言。

三、儒家养生思想

儒家思想的核心是"仁"和"礼"。孔子讲"仁者爱人","仁"就是爱人,以爱人之心来推行仁政。"礼"是一个社会的秩序。只有遵从"仁"和"礼",社会才能达到"和"的状态。孔子说"仁者寿",即成为一个仁爱之人才能长寿。"克己复礼为仁"的思想更为公众所熟知,在这一思想的要求下,人们要抑制自己,使自己的言语行动都符合"礼"的要求。儒家提倡习六艺,即"礼、乐、射、御、书、数",通过礼、乐、书、数等增强人们的思想道德修养和知识积累的同时,练习射、御也锻炼了人们的体魄。孔子在强调伦理道德修身的同时,对饮食起居也提出了在今天看来都受到人们认同的一些卫生要求,如"食不厌精,脍不厌细",即粮食不嫌精致,鱼肉不嫌细作。尤其提出:粮食霉烂、鱼肉腐坏,不吃;食物颜色难看,不吃;不按一定方法砍割的肉,不吃;不到该吃的时候,不吃;没有一定调味的酱醋,不吃;以及"食不言,寝不语""不撒姜食,不多食"等。这些观点中不仅包含养生方法、卫生要求,还包含食疗的方面。研究发现,生姜具有改善失眠、防治胃病的功效,尤其在夏日食用,能达到抗氧化、抑制肿瘤、开胃健脾、促进食欲、防暑、降温、提神等作用。

"和"是儒家思想的一个重要方面。孔子说:"礼之用,和为贵。"重视"和"在礼序中的重要作用,以中和的态度处理事务的思想尤为重要,他对中国文化产生了非常深远的影响。在孔子看来,中和是一种生活实践的方法,在养生方面表现为心平气和、节制欲望、不纵欲和不绝欲。现实中,做人、做事不过不及,身心自在,是为中庸之道的体现。[1] 他在《雍也》中提出了"智者乐水,仁者乐山"的人生境界,这种回归自然的快乐可以解除身心压力,达到怡然自得的养生境界。迄今为止,中庸之道依然备受推崇。这一思想也为历代医家及养生家所推崇。[2] 西汉的董仲舒对"和"这一观念提出了自己的见解。他说:"能以中和养生其身者,其寿极命""反人之生也,天出其精,地出其形,合此以为人。和乃生,不和不生。"也就是,采用中和养生之道的人会长寿,天地孕育人,人要顺从自然之道,否则危及生命。"和"就是不偏离常态,保持平正,时刻处于中间的位置。《黄帝

① 刘宁,李文刚.中国传统文化对养生思想的渗透与影响[J].中医文献杂志,2010(2).
② 谭华.论中国古代的健康观[J].四川体育科学,1995(2).

内经》中说:"阴平阳秘,精神乃治,阴阳离决,精气乃绝。"如果"阴阳相倾",那就会使"气乱于卫,血逆于经,血气离居",偏离了"和"的状态,健康也就失去了。这一说法中,把人体内部的阴阳平衡看作健康的基础,这一平衡便是"和"的状态。如果偏离了"和"的状态,打破阴阳平衡,健康也不复存在。[①] 儒家的思想实质上包含了内外兼修的养生思想,重视"仁"和"礼",倡导"和"的观念。

四、道家养生思想

"人法地,地法天,天法道,道法自然。"《道德经》中的这句话可看作道家养生思想的总纲。在"道法自然"这种思维方式影响下的道家养生最大的特点就是"人法自然"。在"人法自然"的引领下,先秦道家养生形成了顺应自然、重神轻形、动静结合、内外兼顾的养生观,处其和、爱惜精神的养生原则以及相应的养生方法。[②] 这种观念是从道家整体来看道家养生思想,而有些学者从整个中国传统养生文化发展过程中看,认为养生文化虽有各种不同的学术流派,但从其主要模式看可以分为"清静养生"和"运动养生"两种。在道家和道教的影响下,"清静养生"在一定程度上占中国传统养生文化的主流地位。[③] 老子主张"致虚极,守静笃"。他在《道德经》中谈道:

> 致虚者,天之道也。守静者,地之道也。天之道若不致虚,以至于达到至极,则万物之气质不实。地之道若不守静,以至于至笃至实。天地有此虚静,故日月星辰,成象于天;水火土石,成体于地。象动于上,故万物生;体交于天,故万物成。所以虚静之妙,无物不禀,无物不受,无物不有。万物都是出入于阴阳,才能升降造化。成就万物,与万物并作者,皆是此虚静之妙。

道家认为"虚"和"静"是天地之道,万物之基。它们也是道家所追求的境界,即人的心境的空明宁静。老子当时就意识到人由于外界的干扰、诱惑,私欲占据人的思想,因此心灵闭塞不安。老子谈到的"虚"与"静"在这种情况下是对人的内心的修炼。虚而至虚曰"极",所谓"致虚极",就是要做到内心空灵到极点,没有一丝杂念,空明一片,方可容纳万物。静而至静曰"笃","守静笃"即要修炼功夫、心无杂念、收心专一,才得复本归真。

道家注重"性命双修",要注重一个人的心性、思想、秉性、性格、精神等,同时要注重人的身体、生命、能量、命运等,这种性命双修的实质就是"神形兼修"。

① 谭华.论中国古代的健康观[J].四川体育科学,1995(2).
② 王凤阳.中国传统养生概论[M].北京:高等教育出版社,2010:17.
③ 颜德馨.气血与长寿——人体衰老新解[M].上海:上海科学技术文献出版社,1992:36.

不仅要求重视精神生命,而且要求重视肉体生命,要求达到:内养心性,外炼形体,形神俱妙,与道俱化。《性命圭旨》中说:"性之造化系乎心,命之造化系乎身。"人的生命是精神生命和生理生命的融合体,因此道家在养生方面追寻的是身心的健康。"神不离气,气不离神""性不离命,命不离性",这些思想见于《性命圭旨》,说明道家对精神健康与身体健康的重视。性功的修炼是道教与儒、佛相通相融的地方,而命功的修炼则是道家的特色。道家对于性功、命功的修炼遵循从身体状况出发的原则。体弱多病的人,要从命功入手,祛病健身之后修炼性功;心理脆弱的人,要先从性功入手,排除私心杂念,调整平衡,开拓心胸情怀,然后配合服药和炼气来修炼命功。性功与命功可以在不同时候有不同侧重,但要互相带动,共同长进。

专栏 3-3

"中庸"养生法击败亚健康①

养生专家认为,中庸的适度原则最适合现代人的养生。现代社会快节奏的生活方式,导致了饮食、工作、生活的各种过度,甚至连休息娱乐很多人也过度了。而提倡中庸的生活方式,不仅可以帮助大家减缓生活节奏,调节身体健康,更加有助于远离亚健康。

一、饮食"中庸"

暴饮暴食能引起肥胖、胃病、肠道疾病等,是身体亚健康一个比较重要的起因。拒绝暴饮暴食,规律饮食,肠胃各机能也能正常运转,营养均衡,让我们离亚健康也远了一步。

食,很重要。对于饮食无规律,营养不规律,暴饮暴食的上班族而言,"食"对于调养身体亚健康意义非凡:一些不起眼的五谷杂粮,能够降血脂,刮脂肪,利肠胃……五谷杂粮,啥都吃点,好处多多。其实饮食养生很简单,一句话:饮食规律,五谷杂粮搭配。

二、工作"中庸"

工作永远都做不完,合理安排是一种技能。要善于把工作切块,善于把握完成每一块需要的时间,然后一块一块地排序,并逐个完成,做到时间安排合理,当日事当日毕。这样既能提升效率,减轻由工作太多带来的心理压力,更能

---

① http://cq.qq.com/a/20111104/000608.htm.

增加成就感。

工作生活张弛有度，这是一种理想状态。如何实现这种状态，需要日常生活去引导，并逐步养成习惯，达到一种健康的平衡生活状态。

培养以运动为主的兴趣爱好，脱离电脑依赖，将大大降低由过度使用电脑所导致的颈椎病、腰椎病、眼病等。运动，更利于增强身体抵抗力、调整情绪，释放压力，这对于提升睡眠质量，提升思维活跃度，提升工作效率也将非常重要。

三、睡眠"中庸"

我们都知道，长期的睡眠时间不足，容易导致疲劳积累、情绪暴躁以及思维能力下降；睡眠质量不好，也容易导致颈椎病等疾病缠身。所以，你每天都提醒自己 11 点以前要上床睡觉，却总是因为工作、玩游戏或者看电影将时间一推再推。贪恋工作或者贪玩，是一种习惯；准点睡觉、准点起床，也是一种习惯。哪种习惯能成为你生活的主旋律，取决于你下的决心。

值得一提的是，睡觉睡得过度也是对身体不好的。其实，人体所需的睡眠时间与恢复体力的需要有关，如果刻意延长或缩短，都会影响人体恢复过程的正常循环，打乱人体本身固有的生物钟，从而使自己陷入老睡不踏实的陷阱中。

道教通过"性命双修"的思想，对养生提出了更高层次的要求。在西医体系中，与养生类似的活动成为预防保健，它的目标是避免或者推迟疾病的出现。道家的养生则不满足于预防保健，它要进一步提升生命的质量。道家养生的基本思路是，根据自身条件来选择，无论是从调整身体出发，还是从修炼心灵出发，最终是要通过科学方法达致身与心的和谐统一，进而使人的生活达到与自然、与社会的和谐统一。[①]

庄子是道家学派集大成的思想家，他的养生思想体现在《庄子》内篇、外篇、杂篇中。内篇中的养生，基本出发点是"顺物自然""知其不可奈何而安之若命"和"同于大通"。具体表现为两种养生之道：一种是以"全生""保身"为目的的与世俗社会相处的养生之道。这种养生要求下，首先要对世俗去除一切偏见、随遇而安，主要是求得精神上的超脱与自由。其次，要讲求"无用之用"，甘做"不材之木"。《人间世》曰："山木，自寇也；膏火，自煎也。桂可食，故伐之；漆可用，故割之。人皆知有用之用，而莫知无用之用也。"即在当时现实社会的挤压下，能"保身"乃是"大用"，这也反映了庄子顺应世俗来养生的心态。再次，竭力顺应自然之命与应对君臣关系是同等道理，既然无法反抗，定当顺应以求随机应

---

① 赵建永.性命兼修、身心合一的养生：道家生活化的必由之途[J].中国道教，2014(3).

变。现实世界中"安命""保身"艰难,便向理想中寻求,庄周梦蝶大抵是如此。庄子的另一种养生思想是修养理想人格,即通过修养以达到顺从自然、天人合一。庄子认为,宇宙自然的异化,产生了人的相对认识,即偏见;而偏见又歪曲了自然。为了摆脱偏见和超越现实世界,庄周提出了以"忘"为手段的"与造物者为人"的养生思想,以求对宇宙自然本体的精神上的复归。这种养生思想表现为一种神秘的精神体验,即"坐忘",静坐而忘掉一切。在解除外物前,作一番类似"坐忘"的功夫,以洗除心中欲念,这叫作"心斋",排除杂念,使心志纯一、心守虚寂,也是对老子"致虚极""守静笃"的发展。想来庄子的这一思想也是其成为理想人物的处世态度。作为理想的"真人""神人",只能心向往之,而不可企及。这种"人"能够融合于宇宙而真切地理解宇宙,庄周认为我们也只能通过"坐忘"而修炼了。这种修炼后来为道教所吸收利用,改造成修炼成仙的方术。①

《庄子》内篇主要是通过顺应自然,求得精神上的超脱的养生思想,对身体残缺或者生死之类的事情计较的甚少,而《庄子》外篇、杂篇除了继续发展上述养生思想外,还扩充了对"形"的重视,并且强调了人的精神对人的生命的重要作用。《天地》《达生》中的"神全",是对内篇中的"忘"的发展,忘掉了脚,这说明鞋子舒适;忘掉了腰,这说明腰带合适。知忘是非,是心境的最佳状态;专一而不动心,不追随外物,是遇事的最佳状态。心性适应自然,而未有不适应之处,这就是"忘适之适",即忘却了追求最佳状态的极佳心境。外篇和杂篇中强调了精神因素对于人生命的影响,这体现在《达生》中一则关于齐桓公见鬼的寓言中,这则寓言所述齐桓公的故事更像是现代心理疾病治疗中的暗示疗法。

齐桓公在沼泽中见到一种怪物,认为是鬼,因而得了病,呻吟不止。皇子告敖打听到桓公所见怪物的形状,故而投其所好,说:您见了这种怪物将要称霸。结果桓公大笑。"于是正衣冠与之坐,不终日而不知病之去也。"

这个小故事表明庄子认识到了精神对人的身体的影响,体现了重视精神在养生中的重要性。庄周认为精神因素能"致病"也能"治病",其中包含着一定的合理性,这一理念中的部分也为现代心理学所认可。

《庄子》外篇和杂篇对内篇的发展主要体现在养形求长生的思想方面。《刻意》中有云:"吹呴呼吸,吐故纳新,熊经鸟申,为寿而已矣;此道引之士,养形之人,彭祖寿考者之所好也。"此文体现了庄周追求长生,深信养形存生的道理。②这里的呼吸吐纳、熊经鸟申是庄子对古代导引养形方术的描绘。庄子的思想

---

① 高正.诸子百家研究[M].北京:中国社会科学出版社,2011:155—159.
② 同上书,160—163.

中,养神要顺从自然,恬淡无为,养形要修炼形体而求长生。道教后来吸收了庄子的养生思想,为内丹学所用,改造成修炼内丹、追求长生不老的成仙方术。

专栏 3-4

宋益与导引吐纳[①]

史传,古代名人宋益在东晋安帝司安帝马德义熙十八年(公元 422 年)寻访养生道场,来到湖北黄梅县,循到西山,见"考田山秀而丽,水清见底,四围寂静,树木荫翳",喟然叹曰:"洋洋之水,高峰而下,可濯吾缨,可洗吾足,真乃练功之胜地也。"于是他在此地每日坐坛讲经,宣扬长寿秘诀,教人行气导引,修炼养生大法。他创造了历史上有名的《玄鉴导引法》。他终日盘坐在岩石上,吸气饮露。岩石下有一深潭,因他身着黄袍,学龙盘屈,名曰黄龙潭。忽一日,宋益坐在潭边岩石上练功,发现潭里出现一只大乌龟,浮在水面上,呜咽呜咽地吐纳,每天如此。宋益顿时大彻大悟。啊!这乌龟呜咽吐纳之功,就是餐日月之精华,吸天地之灵气,所以乌龟长寿。从此,他每日早晚模仿大龟呜咽吐纳,仿效龟头伸缩,练习导引吐纳之功,成效显著。他说:"气流则行和,气滞则行病。导引之法,以行元气,气治而延年也。"

五、佛教养生思想

佛教源于古印度,是世界三大宗教之中历史最悠久的宗教。一般认为佛教于东汉传入中国,并且受中国传统的儒家、道家思想的影响,很快融入中国传统文化中,在隋唐时期发展最为鼎盛。佛学博大精深,其蕴含的养生思想与佛教教义相结合,得到了广泛的传播,并形成了其独到的养生体系。《大藏经》为佛教经典的集大成者,其中专论或者涉及医学理论的经书有 400 多部,不仅包括医药卫生、生理病理的记录,还囊括了心理幻术、修身养性的内容。

佛教的人生观对养生存在一定影响。佛教对人生的基本认识是"苦",其终极关怀是从这世界解脱出去、追求寂灭,达到一个永恒的涅槃状态;道教追求的则是生命的永恒,其终极关怀是长生久视或飞升成仙,似乎更具积极性与富有生命意义。[②] 但是,是不是那些积极追求长生不老的道教子弟更长寿,而那些置

<del>____</del>

① 乐群.导引·吐纳·龟寿[J].中国气功,2000(5).
② 郭海英,等.中医养生学[M].北京:中国中医药出版社,2009:14.

生死于度外，以脱离苦海为目标的高僧更易早日圆寂呢？事实上，那些生活淡泊艰苦的佛教高僧们往往长寿，这使得人们对探索佛教的养生思想充满兴趣。

佛教的世界观也包含了养生思想。佛教认为世界由四大基础元素组成，即地、水、火、风，称为"四大"，这四种物质保持各自形态，不相紊乱，促成世界和谐。人的身体也由"四大"构成，人身体的骨肉、血液、体温与热量、呼吸对应地、水、火、风，"四大"失调，人的身体就会生病，所以要注重身体的平衡。《佛医经》认为季节、饮食、生活习惯、心理健康等会影响人体内四大要素的消长，使人体内在的机制保持平衡或失衡，平衡即健康，失衡即患病。这些理论反映了佛教对人体生理、病理的基本认识，与中医学在探讨疾病起因上存在着相通之处。

佛教的"三学"，即学佛之人必须修持的三种基本学业，包括戒、定、慧，由戒入定，由定生慧。这其中也包含了一定的养生理念。佛教"三学"所讲的"戒"指的是戒律，即防止行为、语言、思想三方面的过失。佛家的戒律为佛门弟子必须遵守的日常行为规范和准则，有五戒、十戒等，以此约束对酒、色、食、财的欲念，让佛家子弟调整身心，形成有助于身心健康的好习惯。佛教"三学"所讲的"定"乃是指禅定，取静中求思之意，要做到摒除一切杂念、专心致志。这与道家所讲的"守静笃"有异曲同工之妙。做到禅定，要调身、调心、调息，也就是调整身体、呼吸及精神。佛教三学中对中医养生学影响最大的莫过于其"禅定"。其对中医养生的意义：一是清静调神、调心，使各种意念归于静止；二是参禅，实为一种佛家气功，从中进一步丰富中医气功养生的内容。[①] 在养生的意义上，这种禅定上的修行与《内经》所倡导的"恬淡虚无，真气从之，精神内守"，以及"居安思危，未病先防"的医学养生观是一致的。佛教"三学"所讲的"慧"指的是智慧，是通过内心体验和证悟而获得的佛教智慧，即宇宙的最高和终极真理，也就是有厌、无欲、见真。[②] 生活中，一个人的养生离不开觉悟，悟到何为有益何为祸害，如明镜在心才能真正地开始养生。就如同当代人了解如何对身体好，如何对身体不好，却拼命工作赚钱一般，还需向"慧"继续前进，以符合自然规律下的养生法则。

六、中医养生思想

春秋战国时期的"百家争鸣"带来了学术思想的热潮，与此同时，商、周时期

---

① 郭海英,等.中医养生学[M].北京:中国中医药出版社,2009:14.

② 薛慧.国学养生密码——国学精粹与百姓养生[M].江西:江西高校出版社,2010:107.

的朴素唯物论和自发的辩证观——阴阳、五行学说也在当时产生了巨大影响,被广泛用来解释自然现象。中医吸收了其中的思想,用它们来认识疾病、养生及人体的问题。

《黄帝内经》是我国最古老的中医书籍,共 18 卷,包括《素问》和《灵枢》两大部分,计 162 篇。《素问·阴阳应象大论》中将五行、五志、五脏联系起来,提出:"肝在地为木,在志为怒,怒伤肝;心在地为火,在志为喜,喜伤心;脾在地为土,在志为思,思伤脾;肺在地为金,在志为忧,忧伤肺;肾在地为寒,在志为恐,恐伤肾。"五种过激的情绪会影响到五脏的健康,说明古人认为情绪因素在健康中起着非常关键的作用。

《黄帝内经》在养生方面最大的贡献在于提出了"不治已病治未病"的预防思想。《素问·四气调神大论》说:"是故圣人不治已病,治未病;不治已乱,治未乱。夫病已成而后药之,乱已成而后治之,譬犹渴而穿井,斗而铸锥,不亦晚乎!""治未病"有两种意义:一是防病于未然,二是既病之后,防其传变。前者是预防疾病的发生,其主要内容就是摄生,或称养生,后者强调早期诊断和早期治疗,其主要内容是及时控制疾病的演变。① 这一"治未病"的思想要求人们要有养生保健的意识,通过增强体质、预防疾病以延年益寿。《黄帝内经》中提出了人体"气"的理论。《素问·宝命全形论》指出:"人以天地之气生,四时之法成。"人的生命活动就是"气"的生命力的表现,人体的生理代谢活动即"气化"。"气"是生命的本质,"气"的生命力不仅表现在决定人的生成上,而且表现在人生成以后的所有生命活动中,其中包括人体的强与弱、健康与疾病、寿与夭、生命的运动过程等。② "气"的理论让《黄帝内经》在养生理论中特别注重人体正气的作用,这一观点认为,内因在防病、益寿延年中起到关键作用,所以要增强人的体质,扶正气,以防止疾病入侵。在具体的养生方法上,提倡重视精神健康和真气调养,这对后来的气功发展起到了重要影响。《黄帝内经》不仅关注内因,而且对外因的影响也十分关注。《素问·四气调神大论》中说:"夫四时阴阳者,万物之根本也,所以圣人春夏养阳,秋冬养阴,以从其根,故与万物沉浮于生长之门,逆其根,则伐其本,坏其真矣。故阴阳四时者,万物之终始也,死生之本也,逆之则灾害生,从之则苛疾不起。"也就是要根据外在环境的变化来养生,春夏养阳,秋冬养阴,让内在的身体与外在的环境协调发展,以避免邪气入侵,保持身体健康。此外,《黄帝内经》中还提出了诸多关于人体精神健康的论述。

---

① 张广德.导引养生功全书·养生卷(五)[M].山东:山东文艺出版社,1991:8.
② 崔乐泉.中国体育通史·第一卷(史前—960 年)[M].北京:人民体育出版社,2008:136.

除此重要典籍之外，许多名医也提出了自己的养生思想，值得关注。汉末医学家、养生家华佗(约公元141—208年)的养生思想迄今仍有很大的影响力，他在总结前人"治未病"的思想及有关导引的理论的基础上，提出"劳动"对促进健康、增强体质和预防疾病具有重要作用。《三国志·魏书·方技传》中，华佗对弟子吴普说："人体欲得劳动，但不当使极耳。动摇则谷气得消，血脉流通，病不得生，譬犹户枢，终不朽也。"华佗认为"人体运动"可使食物得到消化而转变成养分，通过血液循环带至周身供人体吸收和利用，所以"动"可以加快人体的新陈代谢过程，故而病不得生。华佗还告诫人们"不当使极耳"，即人体在运动过程中不要采用不恰当的手段或方式，使之过于疲劳而伤身。所以说，"劳"是华佗养生思想的本，"不当使极耳"就是度。①

隋唐时期著名的医学家、养生家孙思邈(约581—682年)的养生思想也广为流传。他在《备急千金要方》《备急千金翼方》《福禄论》《摄生真录》《摄养枕中方》等书中都述及其养生理论和方法，他活了101岁，后人尊称他为"药王"，并把他先前隐居并采药的五台山称为"药王山"。孙思邈认为，养生要顺应自然。《备急千金要方》中有云："以自然之道，养自然之身。"在《孙真人摄养论》中，他总结出一套"逐月养生法"："正月肾气受病……宜减咸酸增辛味……二月……仲春气正，宜节酒保全真性。三月……宜减甘增辛，补精益气，慎避西风……四月……宜增酸减苦……避西北二方风……五月……卧起俱早……宜沐浴……六月……勿用冷水浸手足……宜戒斋、沐浴……七月……宜安宁性情，增咸减辛……八月……忌远行……九月……宜戒斋……宜沐浴……十月……忌远行……十一月……慎避邪贼之风……十二月……勿冒霜露，勿泄津液及汗……"

专栏 3-5

白芍的故事②

白芍，又名杭白勺、白芍药，为毛茛科多年生草本植物芍药的根。要说白芍的由来，还得从神医华佗的发现讲起。

东汉神医华佗在其后宅辟药园、凿药池、建药房、种药草，广为传授种植和加工中药材技术。每味药他都要仔细品尝，弄清药性后，才用到病人身上。有

① 崔乐泉.中国体育通史·第一卷(史前—960年)[M].北京:人民体育出版社,2008:192.
② 胡皓,胡献国.讲故事识中药[M].北京:人民军医出版社,2013.

一次,一位外地人送给他一棵芍药,他就把它种在了屋前。他尝了这棵芍药的叶、茎、花后,觉得平平常常,没有什么药性。所以,就没有用它来治病。一天深夜,华佗正在灯下看书,突然听到有女子哭声。他抬起头,只见窗外蒙蒙月色中有一美貌女子,似有委屈,在那里啼哭。华佗颇感纳闷,推门走出去,却不见有半个人影,只见那女子站立的地方,长着那棵白芍。华佗心里一动:难道它就是刚才那个女子? 他看了看芍药花,摇了摇头,自言自语地说:"你自己全身上下无奇特之处,怎能让你入药。"转身又回屋读书去了。谁知刚刚坐下,又听见那女子的啼哭声;出去看时,还是那棵芍药。一连反复几次,都是如此。华佗觉得奇怪,喊醒睡熟的妻子,一五一十地将刚才发生的事给她描述了一遍。妻子望着窗外的花木药草说:"这里的一草一木,到你手里都成了良药,被你用来救活了无数病人的生命,独有这株芍药被冷落一旁。想来你是没有查清它的用处,它自然感到委屈了。"华佗听罢笑道:"我尝尽了百草,药性无不辨得一清二楚,该用什么就用什么,没有错过分毫。对这芍药,我也多次品尝过了它的花、叶、茎,确实不能入药,怎么说是委屈了它呢。"华夫人看他有些不耐烦,也就不往下说了。事隔几日,华夫人血崩腹痛,用药无效。她便瞒着丈夫,挖起芍药根煎水喝了。不过半日,腹痛渐止。她把此事告诉了丈夫,华佗才知道他确实委屈了芍药。后来华佗对芍药做了细致的试验,发现它不但可以止血、活血,而且有镇痛、滋补、调经的效果。

第二节　传统养生制度

思想和观念的形成往往会推动行为的改变,当养生思想、养生观念在华夏大地广泛传播,养生行为也得到推广,并逐步形成制度体系。这种制度体系即为健康管理实践的一部分,它一方面表现为官方的制度,即历朝历代由政府推动的健身养生活动,另一方面表现为非官方的制度,如民间与健身养生相关的风俗习惯等。

一、官方的制度体系

1. 武举制度

先秦时期已经有依据武艺弓射而选取人才的行为,两汉时期武艺类人才则依靠察举制度,但是真正把招纳武才列入正式制度并形成体系的则是唐朝开办的武举制。"武举"又称为"武科",是我国古代科举制度中为选拔武艺人才而开设的科目。唐代武则天长安二年(702年)开设武举,清光绪二十七年(1901年)废止,前后延续了将近1200年。开办武举制是武则天巩固自己政治地位的手段之一,出身庶族的武则天借助此制度在天下广纳豪杰。武举以隋朝形成的科举经验为依据,在此制度形成之前选拔武官已经积累了较多的经验。如贞观十二年(638年),《新唐书·兵志》所述:"始置左右屯营于玄武门,领以诸卫将军,号'飞骑'。其法:取户二等以上,长六尺阔壮者,试弓马四次上,翘关举五、负米五斛行三十步者。复择马射为百骑。"这显然是选拔武勇人才的方法。这一全国性的举措为武术的发展提供了阔土,为社会形成了强身健体的风气,调动了人们习武的积极性。同时,这一制度规范了习武的内容和标准,为全民锻炼提供了武艺、力量、身材等方面的标准。

2. 医疗卫生管理制度①

在人们对疾病认识有限的古代,巫术的发展先于医术。巫认为疾病乃鬼神作祟,所以治病采取祭祀、祝祷等方式。在周代,巫和医才得以分开,靠占卜查病和祭祀鬼神的做法被"五气、五声、五色"的医学检查所取代。周代还是医生分科制的开始,其后建立了医政组织,形成了医疗考核制度、病案制度等。医疗卫生管理在这一时期有了长足发展,我国封建社会形成了日趋完整的医事管理制度。

秦代:设太医令、侍医等职。太医令为医政最高长官。侍医,随秦王左右,应不时之需。

西汉:设太医令、丞,一属太常管理,一属少府管理。设侍医、乳医、太医监、医待诏、本草待诏等职。

东汉:取消太常属官中的太医令、丞,于少府中设太医一人,专管全国医药行政,下设药丞、方丞各一人,药丞主药,方丞主方。

西晋:太医令隶属于宗正。

东晋:宗正并于太常,太医属门下省,由侍中掌管,后来太医令隶属于侍中。

北魏:有太医博士、太医助教等医官设置。

隋代:设太医署,为医事管理和医学教育机构,内设主药、医师、药园师、医博士、助教、按摩博士、咒禁博士、兽医博士等职。

唐代:承隋制,比隋代严密,设太医署,设行政长官16人(令2人、丞2人、医监4人、医正8人),又分医学、药学两部。医学分四科:医科、针科、按摩科、

① 谭树芬,刘俊文.卫生事业管理[M].广州:中山大学出版社,2002:3—5.

咒禁科;药学在长安城内置药园一所,招收 20 岁以下青年为药园生,学成后升药园师。每科设博士、助教、医工、工程师等职。太医署规模庞大,组织严密,由行政、教育、医药、药生四部分人员组成,已具备医科学校规模,比欧洲最早的意大利萨勒诺医学校要早二百多年,真可称为世界上最早的医科学校。太医署将医学教育、医疗、中药与医事管理密切结合在一起。此时医学教育突出地体现在制订教学计划,由国家规定医学生的必修课程,先学共同基础课,如《素问》《神农本草经》《脉经》《针灸甲乙经》等经典,再学各自专业课程,规定学习期限,严格考核和考试制度等方面。

宋代:医事管理有很大进步。设翰林医官院,1082 年改称医官局,掌握医政、医药事务和药政管理;设太医局主管医学教育,分设医事管理与医学教育;设国家药局,如"御药院""尚药局""广惠司"等管药机构。政府还重视"局方"的推广,促进"成药"流行。医事管理中建立各种制度。如轮值制度——轮流值班,保证昼夜行诊、售药;检验制度——定期检查药品质量,陈腐过时药品及时废弃;施药制度——凡贫困、水旱、疫疾流行时施给药物;还规定了医生的职业道德以及医疗事故的责任制——"凡利用医药诈取财物者,以盗匪论处""庸医误伤致人死命者,以法绳之""主管人员不恤下属病苦者,予以惩处"。可见,宋代不仅建立了行业道德规范,而且以法律形式进行医事管理,加强了医德规范的约束力。在宋代,卫生人事管理也很严密。翰林医官院选拔医官时,45 岁以上经各科考试合格者方可任用。指出"不同师学,不得入翰林医官院""外面私习者,若医道精通可经推荐考试合格后录用"。这样,既严格管理,又广开才路,不称职的随时淘汰,保证了医疗队伍的质量。

元代:对医学教育很重视,对教授也要考核,规定医学生完不成学业时扣发教授 1—2 个月的月薪。为了保证教学质量,太医院统一拟 120 道试题,下达各地对教授进行考核,按考核成绩决定升补。

清代:太医院除考试选拔外,还需医官保结。医学教育方面,设有内教习、外教习。内教习学生是太监,外教习学生是医官的亲属子侄等。

从以上可见,历代的医事管理主要是宏观控制,注重医疗机构和医学教育机构的设置、人才的选拔和考核、药品的质量管理、医德规范等,对当前的卫生事业管理也有借鉴作用。

二、非官方制度体系

养生保健在古代已为人所重视,民间的养生习俗代代相传,虽然没有成文定矩,但是影响却深入人心。我国传统养生思想中适时养生的理念在儒家和中医的思想中最为常见,四季有别,养生亦存在不同。将这些习俗追溯和记录下来是一件困难的工作,但在我国的节日习俗中,可窥一二。古代节日内容包括:民间食俗、时令性防疫、游娱活动、体质锻炼、心理愉悦。[①] 这些丰富的内容历经千百年流传下来,对传统养生文化的延展起到重要作用。

春季,万物生发,气候宜人,踏青类的游娱活动必不可少。三月三,上巳节,我国很多民族都会庆祝此节日,各种不同的习俗彰显了各民族的特色与活力。踏青、娱乐、聚会、男女约会等活动带领人们到野外或载歌载舞,或饮酒吟诗,享受阳春三月,有益人的身心健康。同时,这个节日还带有各类饮食习俗,时令野菜做成的饭食是最为流行的。特色时令菜中安徽舒城、桐城的蒿子粑粑较为有名,通过流传的鬼节与蒿子粑粑的故事流传下来。

夏季,天地阴阳相交、万物生长茂盛、代谢健旺,夏季的防疫活动也有自身的特点。五月五的端午节是夏季的代表性节日,这一天,人们吃粽子、赛龙舟。这样的活动下,人们既重视了饮食调养,也通过龙舟竞赛使身体得到锻炼。民间认为五月为"毒月",有五毒:蛇、蜈蚣、蝎子、蜥蜴、癞蛤蟆。此月多灾,故采取各种方法来预防。《荆楚岁时记》卷一引《夏小正》说:"此日蓄采仙药,以蠲除毒气。"《后汉书·礼仪志》:"五月五日,朱索五色柳桃,印为门户饰,以止恶气。"南北朝时,五月五采艾悬门户。明代书籍记载:"渍酒以菖蒲,插门以艾,涂耳鼻以雄黄,曰避虫毒。"[②]吃粽子、在身体上涂撒药酒、除毒辟邪等活动体现了民俗节日中的养生保健。

秋天,随着天气日渐变冷,阳消阴长,南方阴雨绵绵,湿气重,热未消,易生病。七夕与重阳节乃秋季的重要节日。七夕有牛郎织女约会的美好故事,也是传统的七巧节。除了少男少女的浪漫爱情与少女乞巧的习俗,民间还有乞巧节采药治病的习俗。《遵生八笺》说:七日取乌鸡血,和三月三收起之桃花片,为末,涂面,令人莹白如玉。又曰:七月采蒺莉子,阴干捣末,食后服,治眼失明。取枸杞煎汤沐浴,令人不老不病。著名医学典籍《本草纲目》中记载:七月七日,取紫背浮萍,日干为末,半升,入好消风散五两。每服五钱,水煎频饮,仍以煎汤洗浴,大风疠疾可愈。重阳登高望远的习俗流传至今,吃重阳糕,喝菊花酒,插茱萸,避免灾祸,这些美好的事情令人在秋日心情愉悦。有大量古籍文献可证,此习俗的产生与流行,都与养生长寿有关。医籍中菊花酒有治头风,明耳目,除痿痹,消百病之效。茱萸香味浓郁,可驱虫,祛湿,逐风邪,治寒热,消积食。

① 任殿雷,金鑫总.中医文化溯源[M].南京:南京出版社,2013:250.
② 同上书,2013:252.

寒冬腊月，人的身体代谢变慢，活动渐少，要注重御寒保暖，补足身体的阳气。所以在冬日应以温饱进补为主，古人曾总结出"冬季养生八宜"，内容包括：一宜少出汗，二宜健脚，三宜防范病，四宜水量足，五宜调精神，六宜空气好，七宜粥喂养，八宜入睡早。这个季节的典型节日是腊八，腊八喝粥滋养作为一种传统流传下来。用谷物、豆类、果仁等熬的粥，味美香甜，且具有重要的医药意义。它是食疗的经典方子，健脾益气，滋补心肺，享有"世间第一补人之物"的美名。

专栏 3-6

杀肚虫的槟榔[①]

槟榔有个古老而有趣的传说：傣家有个美丽善良的姑娘，名叫兰香，她能歌善舞、勤劳贤惠，寨里的小伙子都格外喜欢她，但姑娘偏偏看上了"象脚鼓"跳得最好的岩峰。两人相亲相爱，就像蝴蝶离不开花朵。可是在这甜蜜的日子里，意外的事情发生了，兰香姑娘的肚皮一天天鼓了起来。于是，风言风语弥漫了整个山寨，心上人也离开了她。兰香的阿爹又气又难过，摘来一串槟榔让兰香咽下，让她死了清静。兰香有口难言，一狠心将槟榔嚼碎，吞进肚里。人们面面相觑地等待着兰香死辰的到来，只见兰香痛苦地捂着肚子爬到了树林。可是，不到一刻钟功夫，兰香却奇迹般地从树林里走了出来，肚子也消下去了。原来她吐出了一条长蛇般的虫子，根本没有怀孕。人们都知道错怪了兰香，也明白了槟榔原来也是一味驱虫良药。

第三节　传统养生器物

一、养生功法

1. 导引与养生

先秦导引是中医养生研究的重要内容，是古人健康养生观的体现。最早在《庄子·刻意篇》及《素问·异法方宜论篇》中均有关于导引的描述，综合各家的解释，导引泛指一切关于形体的养生方法。这些方法不但包括了肢体屈伸的锻

---

① 胡皓，胡献国.讲故事识中药[M].北京：人民军医出版社，2013.

炼,还包含了道家修炼的意念等要素。通过导引寻求健康是古人的智慧,而当今流行的张广德教授的《导引养生功》系列则是对古人智慧的一种传承,外来的瑜伽与其也有相似的地方。在进行形体屈伸锻炼的同时,调整呼吸、集中意念、行气运功,导引的魅力在于一个字:悟。不是重复千百次动作得到的肌肉记忆,也不仅是舒展身体得到的体魄健美,而是通过动作与意念的融合达到一种忘我的境界,入定、安静、放松,从而怡然自得。在这种怡然自得的状态下品味健康,这是需要靠悟性来达到的。可以看出,古人追寻的健康并非仅仅与疾病相对,而是一种身心协调发展,自然平衡的状态。

导引养生的功效为人们所普遍认可,在当代亦得到发展。张广德教授的导引养生功在网络上广为流传,它的内容十分丰富,包括舒筋壮骨功、和脾健胃功、舒心平血功等,通过导引舒展、摩擎等形态的练习与敛气凝神的精神修炼,使人的形态和心态得到锻炼。作为一种传统养生保健功,导引养生功在大学的保健课程中得到推广。导引养生功的功前准备为:并步站立,周身放松,气定神敛,思想集中,怡然自得,准备练功。练功口诀为:夜阑人静万虑抛,意守丹田封七窍。呼吸徐缓搭鹊桥,身轻如燕飘云霄。从功前准备和练功口诀可以看出,导引养生功不仅重视形体动作的舒展练习,更重视人的内感的修炼,以达到内外兼修的目的。它对于当代人的亚健康状态的调理有着重要作用。

专栏 3-7

孙真人养生铭

(唐)孙思邈

怒盛偏伤气,思多太伤神;
神疲心易役,气弱病相侵。
勿使悲欢极,当令饮食均。
再三防夜醉,第一戒晨嗔;
亥寝鸣天鼓,晨兴嗽玉津;
妖邪难犯己,精气自全身;
若要无诸病,常当节五辛。
安神宜悦乐,惜气保和纯。
寿夭休论命,修行在本人。
倘能遵此理,平地可朝真。

2. 五禽戏与养生

五禽戏又称为"五禽操""五禽气功""百步汗戏"等,在我国民间流传已有千年之久,是通过模仿禽兽的动作方式来锻炼身体,以达到益寿延年的传统养生功。在《三国志·魏书·方技传》中,华佗对他的学生吴普说:"古之仙者,为导引之事,熊颈鸱顾,引挽腰体,动诸关节,以求难老。吾有一术,名五禽之戏:一曰虎,二曰鹿,三曰熊,四曰猿,五曰鸟。亦以除疾,兼利蹄足,以当导引。"据此,现代人们认为五禽戏为华佗所创,这种养生功法的健身效果也为历代养生家所认可,据传吴普因长年习练此法而达到百岁高龄。五禽戏在当代亦受到推广,1982 年中国卫生部、教育部将五禽戏列入医学类大学推广的"保健体育课"内容。2003 年国家体育总局将重新编排的五禽戏健身法作为"健身气功"的内容向全国推广。

五禽戏在流传中形成多种流派。目前大致有三类:第一类,外功型,以模仿五禽动作为主,着重练外形;第二类,内功型,以练"内气"为主,在内气运行的基础上引动外功;第三类,内外功结合型,它重视调息,将五禽的动作配合呼吸进行锻炼,动静结合,内外兼练。根据中医学的脏腑学说,以五禽配属五脏。由于人体是一个有机整体,五脏相辅相成,所以五禽戏中任何一戏的演练,既主治一脏的疾患,又兼顾其他各脏,能达到祛病强身、延年益寿的目的。①

五禽的模仿是对虎、熊、鹿、猿、鸟的模仿。虎戏,模仿老虎腾跃、伏卧、爬行,能够锻炼人的全身肌肉,活动脊柱,促使全身肌肉张弛有序地得到锻炼;熊戏,模仿熊仰卧摆动、坐地撑起身体的姿势,能够训练人的腰背肌肉、脊柱附近的肌肉群;鹿戏,模仿鹿抬颈顾盼的姿态和抬腿舒展的姿态,主要锻炼颈椎和下肢,同时牵动腰腹部肌肉;猿戏,模仿猿类抓握引体、悬空倒挂和坐地扳脚的动作,是锻炼上肢及相关联的肩周肌肉、改善头部血液循环、提高人体柔韧性的功法;鸟戏,模仿鸟儿单脚站立、扩胸振臂的姿态,提升人体平衡能力和心肺功能。

二、道教养生术

宗教的快速发展常与人生疾祸有关,为避免世俗灾祸而入教清修是一种,为化解心结寻求救赎是另一种,还有便是追求长生不老、飞升极乐。在我国发展最为令人瞩目的两大宗教便是佛教与道教。佛教认为人生悲苦,修行以求得

---

① 李峰.中医养生康复[M].上海:上海科学技术文献出版社,2012:100.

来世的救赎;道教则有着明显的乐生观念,意欲通过修炼以达到长生不老、羽化成仙的目的。在道教这种积极的养生观下,道观发展壮大,信道者众,是养生的器物层面的重要内容。

道教是发源于我国本土的宗教,诸多人士称之为我国的国教。道教养生文化奠基于先秦,形成于东汉,定型于魏晋南北朝,发展于隋唐,成熟于宋元。明清时期普遍说:"以道保形容,为天地上容,处天地间不畏死,故公也。"①道教最重要的养生术是内丹修炼。内丹修炼重视炼神修心,强调性命双修,是人长寿登仙的必经之路。张三丰是明朝时期道教气功养生史上影响最大的人物。他既以修身养性、涵养道德立基,又以道教传统命功修炼,首重炼己。方法之一就是要扫除杂念,建立正念。炼己又称炼性、修心、存心,方法主要有凝神调息。通过这种锻炼,心不外驰,神不外游,即可转入小周天运炼。② 迄今,道教养生仍得传承。终南山的楼观台作为道教圣地影响颇大,道教协会会长任法融于此地主持修炼。他认为道教的修行需要很长的时间,要做到克己修身,也要寻求一位对道有高深领悟的师父带领修行,师父会对其进行很长时间的考验,在此之后才会传授毕生所学。美国作家比尔·波特所著《空谷幽兰》一书对道教以及终南山、华山等地的隐士生活做了充满生机的讲解,在轻松幽默的氛围里宣扬了道教传统的修炼养生之道。由此可窥,道教的养生不是晦涩难懂的高深教义所独占,而是还包含了通过普通人数十年清修所理解所感悟的内容。隐居南山,悟道修行,行老子之路,益寿延年,脱俗登仙。

本 章 小 结

本章在三个层面解读了传统养生文化与健康管理实践:第一个是养生思想层面,介绍了西方健康观与我国传统的儒、道、佛以及中医养生观;第二个是养生制度层面,分为官方制度及非官方制度,举官方的武举制度和医事制度以及非官方的民间风俗来阐释养生;第三个是养生器物层面,养生实践发展既有导引、五禽戏等具体功法,也通过宗教来得到传承。

---

① 赖平.道教养生文化的生命伦理学审视[M].湘潭:湘潭大学出版社,2011:39.
② 同上书,2011:41.

案例分析 —————————————————————>>>

中医发展简史①

中医是我国的优秀传统文化,是我国的国粹,其发展从远古时期直至今天,贯穿了中国历史的长河。

中医渊源

公元前2200年的远古时代,人们发现某些食物能缓和身体不适,但某些食物有毒性,能引致死亡;以石头烘烤不同的体表部位可以舒缓某些不适;利用骨针捶击特殊位置可舒缓某部位的痛楚等。这些经验奠定了中草药、针灸治疗的基础。在传说中的黄帝与炎帝时代,炎黄两帝都被认为是中医药的始祖之一,是两本中医巨著《黄帝内经》与《神农本草经》的作者。在商代,已有数种疾病的描述和治疗方法,人们以酒和热水作药物,利用针和青铜刀作为手术用具;在"地球是扁平的,并由三块同心方块组合而成"的盖天说法下,认为人身体的皮肤与地球的扁平特质相关;而五脏与五行的木、火、水、土和金相关;眼睛及耳朵与天上的太阳及月亮相关等。这奠定了中医药理论体系的基础。

中医教育与古代医疗制度

远古时期没有医生这种专职,一些专长这方面技能的部族成员在治疗疾病时往往结合巫术,因此被尊称为"巫"。周朝开始了宫廷医师的制度。根据《周礼》的记载,东周时期已存在有系统的医疗组织,医术已开始分门别类,宫廷医师需接受不同的专科训练。以考试形式选拔合资格医师的制度最早出现在汉朝。汉元帝在公元前43年要求所有侍候他的医务官员都必须通过考核。唐朝的太医署也非常重视医师考核。中国是世界上最先设立考试制度的国家,其他国家相继仿效。公元931年,阿拉伯开始要求医生通过考核来确定资格;1140年,罗马立法要求设定考试,以评定医生的资格。

古代名医

扁鹊,春秋时期,其行医手法以望闻问切四种中医检查步骤为基础,即相信疾病是由于体内阴阳失衡所造成。

华佗,三国时期,开创中药麻醉法,提倡体育疗法(中医称为"导引除病"),创立"五禽戏",模仿虎、鹿、熊、猿及鸟的动作姿态,以达到保健强身的目标。

---

① 根据中华中医网 http://www.zhzyw.org/zycs/zyjs/相关介绍及《"健康中国2030"规划纲要》等内容整理。

孙思邈,唐代药王,著有《千金要方》《千金翼方》,了解到霍乱和痢疾的成因是饮食不洁,而非人们普遍相信的邪恶之说;他正确地认识到肺结核是一种肺脏疾病;被誉为中国最早的麻风病专家,亦是医学历史上第一位记录脚气病之诊断、治疗及预防的医生。

李时珍,明代医学家,所著《本草纲目》是古代医药的集大成者,他还是首位提出脑负责精神感觉、发现胆结石病、利用冰替高热病人降温及发明消毒技术的医学家。

经典名作

《黄帝内经》,战国以前许多医学著作的总结,不是一个时期或某个人的作品,建立了中医学上的"阴阳五行学说""脉象学说""养生学""运气学"等学说,是对我国上古医学的第一次总结,也是仅存的战国以前医学的集大成之作。

《神农本草经》,汉代,总结了当时的用药经验,记录了 365 种中药,内容包括 252 种植物类、67 种动物类和 46 种矿物类,对其药性、功能等已有概述,是最早期的完整中药学文献。

《伤寒杂病论》,三国时期,作者张仲景(后世称为"医圣"),确立了"辨证论治"的原则,是中国最早的理论结合临床诊疗的专书,奠定了中医治疗的基础。

《针灸甲乙经》,三国时期,作者皇甫谧,总结了以前有关针灸疗法的经验,是最早及最完整的针灸疗法参考文献。

《脉经》,魏晋时期,作者王叔和,定脉象为 24 种,并有简明扼要的叙述,以动脉搏动的深浅、快慢、强度、节律和脉波形态等诊断病情及考察疗效,是现存最早的中医脉学专著,奠立了脉理与方法的系统化、规范化基础。

《肘后救卒方》(《肘后备急方》),魏晋时期,作者葛洪,是临床第一部急救手册。据此书记载,当时对于一些传染病如伤寒、痢疾、疟疾、天花、麻疹及霍乱等已有较清楚的认识。

《诸病源候论》(《巢氏病源》),隋代,作者巢元方,共载 1739 种病症,详细论述了疾病的病因和症状,还包括诊断及预后,是中国最早的病因症候学记录。

《新修本草》,唐代,苏敬等 20 位同业专家集体编撰,共载药 844 种,并开始绘制药物图谱,是世界上第一部由政府颁行的药典,比欧洲最早的政府药典要早多个世纪。

《洗冤集录》,宋代,作者宋慈,内容包括人体解剖、尸体检验、现场勘察、死伤原因鉴定,各类中毒急救及解毒方法等,成为中国死伤狱断案的法典和依据,沿用 600 多年,并被翻译成至少 5 种外国语言。

《饮膳正要》,元代皇家厨师忽思慧著。该书从健康人的实际饮食需要出发，以正常人的膳食标准立论，制定了一般饮食卫生法则，图文并茂，为中国第一部完整的饮食卫生与食治疗法的专书，也是一部古代有价值的食谱。

《本草纲目》，明代，作者李时珍，总结了 16 世纪以前我国的药物学内容，书内所载药物增至 1500 余种，并附药图 1000 幅，药方 10 000 余个，纠正了以往本草书中的某些错误，提出了当时最先进的药物分类法。该书不仅是药物学专著，还包括植物学、动物学、矿物学、化学等方面的知识。《本草纲目》刊行后很快传入日本、朝鲜及越南等亚洲地区，在公元 17—18 世纪先后被翻译成多种欧洲语言。

当代发展

从 20 世纪 50 年代开始，我国政府有计划有组织地加强中药的生产与供应，成立了国家中药材总公司，鼓励各地查清本地中草药资源，有计划地种植和采集中草药；1982 年《宪法》写入了"发展现代医药和我国传统医药"；2006 年颁布的第一批非物质文化遗产保护名录中，传统医药作为第九大类，共 9 个项目列入名录；党的十八大报告提出，扶持中医药和民族医药事业发展；《"健康中国 2030"规划纲要》提出了充分发挥中医药独特优势的发展目标，包括提高中医药服务能力，发展中医养生保健治未病服务，推进中医药继承创新等，旨在将中医药优势与健康管理相结合，探索融健康文化、健康管理、健康保险为一体的中医健康保障模式，由此将中医药发展上升到国家战略任务的高度。

思考问题：

你从中国古代医药文化发展中有何启示？在当代，可以从哪些方面入手，充分发挥中医药的独特优势，建立融健康文化、健康管理、健康保险为一体的中医健康保障模式？

健康管理小贴士

太极拳的三大养生功效[①]

太极拳在我们的生活中非常容易见到，但是你知道为什么越来越多的人热爱上太极了吗？因为太极拳极具养生意义，在锻炼身体的同时还可以做到静心修身的作用。太极动作慢，但慢得有道理。有研究指出，太极与缓步跑同样对

---

① http://health.sina.com.cn/hc/ct/2014-04-22/0916133053.shtml? domain＝health.sina.com.cn&vt＝4&from＝wap.

心脏好,但前者消耗体力较少,适合任何人(包括病人)练习。练太极要集中精神,练习的人必须调整心态,放下压力。

有关太极拳的哲理发端于道家学说。道家的阴阳学说、道法自然学说、内丹学说和养生学说等,都对太极拳的产生与发展起着关键性的影响作用,成为太极拳的基本取向。太极拳的养生健身机理,概括起来有三个方面。

一、健脑

太极拳要求精神专一,意动身随,连绵不断,一气呵成,是对大脑很好的锻炼;太极拳全身放松、动静结合的锻炼方法,有益于大脑皮层兴奋、抑制的调整。

二、练身

太极拳要求身体中正安舒,有助于防治颈椎病的症状等疾病;太极拳强调以腰为轴,对腰背等疾病的防治效果突出;太极拳注重节节贯穿,周身一家,有助于关节韧带、软骨组织的功能增强;太极拳着重虚实转换的锻炼,有助于增强身体的平衡性与灵活性;太极拳通过肌肉张弛和关节的屈伸运动,对静脉回流心脏起到促进作用;太极拳还要求"形神合一",意到、手到、足到、眼到,有助于视觉神经的锻炼与视力的改善,等等。

三、练气

中医养生主张"气为血帅,气能生血";太极拳主张"以意行气,以气运身"。习练太极拳可使呼吸逐步加深,通过横膈上下鼓动,牵动胸腹运动加强,对五脏六腑起到"按摩作用",有助于加快人体气血循环,这是药物所达不到的效果。

第四章　员工健康管理内容流程

保持健康是做人的责任。

————〔荷兰〕斯宾诺莎

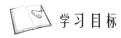 学习目标

　　通过本章的学习,认识员工健康管理的意义;掌握包括监测、评估、干预和评价的员工健康管理主要内容;熟悉员工健康管理的一般流程;理解员工健康管理的实施步骤与具体策略;掌握综合人群的健康管理。

引例

国企员工健康管理成功案例分享

　　某大型国有企业,因领导重视,设有专职的医疗团队。他们的任务是:1. 提高员工的健康意识,促进员工重视自己的健康;2. 主动长期地管理员工的健康,减少疾病的发生。该团队从疾病预防、常见病诊疗到慢性病管理等方面对员工健康进行全方位管理。主要工作包括:
　　• 健康宣教:通过企业内部刊物发表健康宣教文章,围绕员工关心的健康话题为员工答疑解惑,帮助员工树立健康意识,得到广泛好评。
　　• 绿色通道:和北京市 10 家知名三甲医院的一百多名医生建立起了专业联系,为罹患急病、大病和重病的员工及其家属提供转诊服

务,免去了员工自己排队挂号的困难,并给员工专业的就医指导,避免了员工盲目就医和过度检查、治疗。

- 员工年度体检安排和体检数据分析:从 1998 年开始为员工安排年度体检,并将所有体检结果录入系统,做横向的和纵向的数据分析,分析每名员工的健康状况和健康趋势,并将分析结果和个性化的健康改善措施反馈给每名员工。
- 建立健康档案:基于每名员工历年的体检数据和就诊记录,为每名员工建立健康档案,长期跟踪健康指标的变化情况,并提供专业的健康指导,帮助员工改善健康状况。
- 慢性病管理:为所有罹患高血压、糖尿病等慢性病的员工建立健康指标追踪本,定期联系员工为其测量相关健康指标和跟踪指标变化,并及时采取针对性的健康改善措施,帮助员工控制病情、减少并发症发生,提高生活质量。
- 传染病控制:在大规模暴发传染病疫情时,及时为员工提供专业防护建议和防护工具,如甲流暴发期为员工提供口罩。

通过上述各项健康管理措施的开展,该团队真正起到了健康守门员的作用,当之无愧成为员工健康的管家,对于提高员工出勤率、降低医疗费用支出和改善健康状况等都有重要的作用。

设置专职的健康管理团队,提高员工的健康意识,主动对员工的健康进行长期管理,实现从疾病预防、常见病诊疗到慢性病管理等的全方位管理。如此注重健康管理的企业在我国仍属于少数,其发展也处于初级阶段,但是越来越多的企业认识到员工健康管理的重要性及必要性,员工健康管理逐步形成其特有的流程,有着十分丰富的内容。

第一节　员工健康管理的主要内容

影响员工健康的因素众多,除疾病之外,还有诸如压力大、抑郁、饮食不合理、超重、运动少、工作和生活满意度差、自我感觉健康差、使用放松药物、吸烟和安全带使用等风险因素。这些健康危险因素不仅给员工个人、家庭带来沉重的心理负担及经济负担,也严重阻碍了企业的发展。因此,针对员工健康进行有效管理,在一定程度上可以作为企业生产效率提高与改善的重要工具。

员工健康管理的核心是对员工个人及群体的各种健康危险因素进行全面监测、分析、评估、预测并进行计划、预防和控制的全过程,旨在调动员工、企业和社会的积极性,有效地利用有限的医疗卫生资源来满足员工的健康需求,以达到最大的健康效果,提高企业生产率及员工满意度,最终实现企业目标。员工健康管理的主要内容分为员工健康监测、员工健康评估、员工健康干预以及员工健康评价(如图 4.1 所示)。

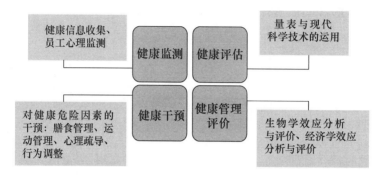

图 4.1　员工健康管理的主要内容

一、员工健康监测

员工健康监测是健康管理的基础性工作,是了解员工健康信息,并对其健康信息进行收集管理的过程。健康信息是指与人的健康相关的各类信息,包括人口学特征、健康体检、生活行为方式和医疗卫生服务等信息,是与健康管理相关的各种数据、指令和知识的总称。

1. 健康监测的组成

员工健康信息主要包括两大部分:一是员工健康管理服务的环境和资源信息;二是个体危险因素信息。环境和资源信息主要包括:

(1) 社区环境信息,如人口状况、经济状况、文化观念、社会环境、自然环境、科技环境、政策环境等;

(2) 员工健康状况信息,如身体健康、心理健康、社会健康[①]等;

(3) 员工卫生行为信息,如吸烟行为、饮酒行为、饮食习惯、吸毒与性乱、就医行为等;

---

　① 社会健康指社会交往与人际关系障碍情况以及社会适应能力等。

（4）卫生资源信息,如人力资源、经费资源、物质资源、信息资源等;

（5）卫生服务信息,如医疗服务、预防服务、保健服务、康复服务等;

（6）卫生产出信息,如效率与效果、公平性、满意度等;

（7）卫生管理信息,如目标计划、组织制度、监督控制等;

个体危险因素信息主要包括以下五个方面:

（1）环境因素,如经济收入、居住条件、家庭关系、工作环境等;

（2）个人行为和生活方式,如吸烟、饮酒、体力活动等;

（3）生物遗传因素,如年龄、性别、种族、身高、体重等;

（4）医疗卫生服务,如有否定期体检等;

（5）原有疾病史、生育史、家族疾病史等(如慢性病等);

健康监测需要对健康信息尤其是主要危险因素进行定期、不间断的连续测量、观察和记录,以掌握其变化动态。健康监测为员工健康管理提供了必要的事实依据,因此,健康管理必须切实做好健康监测。

2．健康监测系统

在企业管理过程中,企业管理者往往以经济利益的最大化为目标,企业员工管理的重点一般放在如何提高员工的工作效率,增加员工的产出量,而对于员工精神层面的发展状况却很少关注。面对由于员工心理问题而导致的一系列事故,管理层往往通过增加员工工资等物质刺激的方法来解决问题,然而,单纯的物质刺激并不能有效解决员工的心理障碍,也无法控制事故的发生,从而严重影响企业的持续发展。因此,加强企业员工的心理健康管理,建立企业员工心理状况监测系统,对员工心理进行实时的监测和疏导,是目前我国企业管理的重点。健康监测系统是一个包含心理评估、心理档案、减压疏导和系统维护四个功能模块的员工心理状况监测系统,(如图 4.2 所示)。

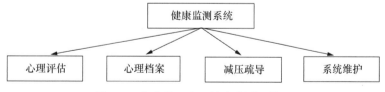

图 4.2　企业员工心理健康监测系统图

（1）心理评估子系统设计。心理评估是指通过不同的途径获取相关信息,对某心理现象进行系统、全面、深入和客观的描述,用来对个体的某项能力进行鉴定、对其心理疾病或心理障碍做出诊断以及帮助正常人发现心理问题等,以便对其进行及时的调整和矫正。设计上,对企业员工的心理评估是通过心理测试量表即问卷的形式进行的,通过测试者对量表中问题的回答判断测试者目前的心理素质和心理状态。

进行心理测试时,应该每隔一个时间段定期进行或把测试时间定在春秋两个心理疾病高发季节,而且,在测试前应该向项目员工讲明调查的目的,以打消其顾虑,增加测试结果的真实性。其次,心理测试的全过程均由本系统内的相关人员负责,上级领导不得直接参与,以免增加员工的压力和负担,且心理测试的最终结果应该完全保密,除员工心理出现重大问题可能导致严重后果外,一般情况下不与所在部门联系。此外,心理测量表也是对员工心理状况进行测试的重要工具,其选择与应用尤为重要。

(2)心理档案子系统设计。心理档案子系统是记录员工在本系统内的心理档案情况,包括员工的个人资料、编号和心理测评结果等信息。系统管理员将员工的相关信息以及心理评估的结果进行整理和归纳,并录入心理档案备份,以供心理辅导人员参考。心理辅导人员或心理专家根据档案记录结果,查找心理异常的员工,并针对其心理症状进行相应的心理疏导。而且,系统管理员在平时还要负责系统的日常维护工作,对于员工的错误信息进行及时的修改,并根据项目员工的人员流动及时对档案信息进行添加和删除,始终保持员工心理档案的准确性和实时性,以便于心理辅导人员、心理专家可以通过心理档案管理模块实现对企业员工个人的心理状况进行统计和分析。

(3)减压疏导子系统设计。减压疏导子系统的主要功能是根据心理评估结果,运用各种心理学理论和方法对存在心理问题的员工进行减压疏导,帮助员工心理恢复到健康状态。首先,问题员工的确认。专家根据心理档案的记录信息,挑选出心理测试结果存在问题的员工,并通过实地的走访或面谈,对员工的心理健康状况进行进一步的确认,最终确定该员工是否需要心理辅导。其次,员工心理问题分析。员工确认以后,心理辅导人员和专家需要对该类员工进行全面的分析,确认员工心理问题的类型、引发心理问题的根源等情况,然后根据员工的实际情况,运用相关心理学理论,选取适当的方法对存在心理问题的员工进行减压疏导。再次,减压疏导。前期工作准备就绪之后,心理辅导人员就要对心理状况不良的员工进行实际的心理辅导。由于每个人的特质不同,因此在实际操作中,心理疏导方法应根据实际的效果进行必要的修改,以便采取最有效的方式在最短的时间内达到最好的心理治疗效果。最后,效果评估。当对员工的心理治疗结束之后,就需要对治疗效果进行评估,检查治疗对象的心理问题是否彻底根除。心理辅导人员可采用面谈、观察或心理测量表的方式对员工的治疗效果进行评估,检查治疗员工的心理康复情况。如果治疗对象的心理问题没有得到有效缓解,则说明选择的心理疏导方式不适合,治疗效果欠佳,须重新选择辅导方式对其进行治疗;如果评估结果显示该员工心理已经恢复健康,则说明治疗效果良好,可以停止对该员工的治疗,但要对其进行后续的跟踪观察,防止其心理问题再次出现。

（4）系统维护子系统设计。系统维护子系统的主要功能是对企业员工心理监测系统进行更新和维护,以保持系统的完整性和有效性。随着时间的推移和环境的变化,员工的心理状态也会发生一定的变化,更新和维护心理监测系统对发现新的心理问题,更快察觉员工心理障碍和帮助员工恢复健康等都有极大的帮助。

二、员工健康评估

健康评估作为一种广泛使用的评估健康的工具,是进行健康风险管理的基础,也是健康管理的重要前提和组成部分。新的健康定义和医学模式的提出,健康危险因素的多元性和多种危险因素无病症的特征,要求组织必须通过专业人士,帮助个体综合认识健康风险,鼓励和帮助个体修正不健康的行为,采取个体化的健康干预措施并对其效果进行评价。此外,组织应对健康管理人群进行分类,评价实施干预措施的效果,从而有效地利用有限的物力资源来达到最大的群体健康效果。

员工健康管理中的健康评估包括健康状况评估、健康风险评估（health risk appraisal,HRA）和健康随访评估三个部分。其中健康状况评估是基础,健康风险评估是核心,健康随访评估是对前两者以及健康管理效果的检验。整个健康评估的过程由健康管理师指导进行,健康管理师在"健康风险评估和分析"职业功能中的工作内容包括风险识别、风险分析、群体风险评估、群体风险管理四项。

健康状况评估目前在体检中心应用广泛,它与护理评估相似,都是通过观察、交谈、自评问卷、体格检查等方式收集评估对象的健康资料,包括健康史、身体评估、心理社会评估、实验室检查、器械检查等,用以了解评估对象的健康状况,为后续的健康管理方案的制定提供客观依据。而根据平安健康险公司发布的《企业员工健康状况及医疗福利报告（2015）》,企业了解和监测员工的健康状况主要是通过体检报告和员工的健康档案（包括存档的病假单、记录的生病信、病历卡及就医单据的复印件等）两种渠道（提及率各为69.7%）。[①]

---

① 平安健康险公司.企业员工健康状况及医疗福利报告（2015）[R].

健康风险评估和分析是指根据健康监测所收集产生的健康信息,对个体或群体的健康状况及未来患病或死亡的危险性用各种健康风险评估工具进行定性和定量评估、分析的职业功能。目前广泛使用的健康风险评估按照不同的应用领域可以划分为临床评估、健康过程及结果评估、生活方式及健康行为评估、公共卫生监测与人群健康评估等。完整的评估过程一般包括三个基本模块:资料收集、危险度计算和评估报告。健康资料的收集一般采用自评问卷调查法,辅以一般体格检查、实验室检查等手段获得,内容包括生理生化数据、生活方式数据、个人或家族健康史、精神状况数据、态度和知识数据等。危险度的计算建立在数量分析的基础上,使用统计学概率论的方法得出危险性与危险因素之间的关系模型。评估结果则是评估报告的主要内容。

健康随访评估是对实施了健康管理方案的对象进行的再次健康评估。评估的内容不仅包括被评估者的健康状况,还包括健康管理干预措施的比较、方法的选择与决策以及干预效果等方面的内容。生命质量评估正是用于健康状况评估、慢性病患者生存质量测评、预防性干预及保健措施的效果评价。卫生资源配置与利用的决策需要探讨健康风险因素与防治重点的综合性评估工具。[①]

1. 量表在亚健康评估中的运用

量表是亚健康评估的基础工具,相关研究在不同维度和指标上对亚健康评估的量表进行设计。刘保延等将中医的问诊,即被测者的主观信息进行了量化评分,将望、闻、切诊收集到的内容精简规范,保留主要项目,制作了亚健康状态中医基本证候特征调查问卷。该问卷能在一定程度上对人群的健康状态做出判断,并揭示人群中医证候的分布规律,为亚健康状态中医证候的研究提供了方法。[②] 韩标等从症状学角度出发,编制了亚健康状态躯体症状自评量表,包括疲劳感觉、疼痛感觉、睡眠障碍及胃肠不适四个因子,是国内第一份专门针对亚健康躯体症状进行评估的成熟量表,适用于亚健人群筛查、症状分析和临床干预效果评价。[③] 赵晖等将亚健康评估与中医辨证特点相结合,在 2008 年制定了亚健康状态中医证候调查问卷。该问卷采用自评与访谈相结合的形式,包括肝郁证、肝气虚证、脾气虚证、肝火证、心火证、胃火证、心气虚证、肺气虚证和湿

---

① 张澜,王煜,黄建始.健康评估在健康管理中的应用[J].中华健康管理学杂志,2008(3).

② 刘保延,何丽云,谢雁鸣,等.亚健康状态中医基本证候特征调查问卷的研制[J].中国中医基础医学杂志,2004(9).

③ 韩标,孔晶,刘伟,等.亚健康状态躯体症状自评量表的编制及信度/效度检验[J]中国心理卫生杂志,2007(6).

证 9 个维度、66 个条目。① 以上海中医药大学为首的课题组吸收了国内外量表研制的经验,结合中医基础理论和经验,形成了亚健康量表的条目,经过 60 位文化程度中等人士的预试和条目修订,设计了"中国人亚健康状态评估表",包括躯体表现、心理表现、社会适应性及生活方式等四个领域,疲劳、消化、睡眠、自主神经系统、免疫力、衰老、抑郁、焦虑、安全感、学习和记忆力、社会适应、生活方式等 12 个方面,74 个条目。②

2. 现代科学技术在亚健康评估中的运用

除了传统的量表,很多计算机、数学手段也被用于亚健康的评估。航天医学工程研究所的钱锦康等运用清华大学研制的多媒体诊断仪(THMMDI),仅通过指尖一滴血,便可以从血细胞形态、部分代谢产物识别、病原体和细胞学几方面对人体部分病理生理功能做出评估。这是一种快速、比较准确、客观和方便的早期发现人体机能异常的手段。李霞等提出了一种基于非线性参数的心血管亚健康定量评测方法,利用运动实验获得动态心电信号,从中提取出心血管系统的非线性信息。这些信息包含了静态下无法得到的重要成分,可以反映人体心血管系统潜在的病变状况,从而得出人体的亚健康状况。然后利用其中的有效信息建立一种百分制的定量评测方法,对人体的健康状态进行分级评估,同时根据得分给出亚健康状态的界定范围。③ 赵尚德等应用热扫描成像(TTM)技术对人体进行健康体检,采用横断面研究策略,对研究对象分别双盲地进行 TTM 检测和应用标准诊断方法对亚健康状态做出诊断。结果显示,TTM 在健康体检中显示出高灵敏度、特异性强、无损伤、实时等优越性,作为一个体检项目对亚健康的检出有一定的实用价值。④ 张爱华等提出了一种新的识别亚健康状态的方法。它利用 HK-2000C 集成化数字脉搏传感器提取人体左关处桡动脉脉搏信号,然后计算脉搏功率谱,并在此基础上提取功率谱峰值及功率谱重心,并将它们对应的频率作为特征量,利用线性判别式分析(LDA)对所提特征进行分类。结果表明,用功率谱重心及重心频率作为特征量分类正确率达到 80%,用功率谱峰值和峰值频率作为特征量,分类正确率达到了 86.667%。可见用脉象信号能量的峰值和频率作为特征量可以很好地识别亚

---

① 赵晖,陈家旭,熊卫红,等.亚健康状态中医证候调查问卷的研制[J].北京中医药大学学报,2011(1).

② 倪红梅,沈红艺,尹守乙,等.中国人亚健康状态评估表条目的初步筛选[J].中国卫生统计,2009(1).

③ 李霞,白净,等.基于非线性方法的心血管亚健康状况定量评测研究[J].国际生物医学工程杂志,2006(6).

④ 赵尚德,王青山,等.应用热扫描成像技术评价亚健康状态的诊断试验研究[J].疾病监测与控制,2009(7).

健康状态。[①] 该研究结果的价值在于对亚健康的诊断与治疗评估提供了客观的依据。[②] 对特殊医学要求人员的健康检查或初筛,疾病早期诊断和卫生保健工作具有重要意义。[③]

三、员工健康干预

在对个体或群体进行健康危险因素评估的基础上,如何预防疾病和维护健康,为健康管理对象提供干预健康危险因素的预防服务是健康管理师的重要职责。员工健康干预是在员工健康监测和健康评估的基础上,以多种形式来帮助个人采取行动,纠正不良的生活方式和习惯,控制健康危险因素,实现个人健康管理计划的目标。健康危险因素是指使疾病或死亡发生的可能性增加的诱发因素,或者能使健康不良后果发生概率增加的因素,包括环境危险因素、行为危险因素、生物遗传和医疗服务的危险因素等。这类因素具有潜伏期长、特异性弱、联合作用明显、广泛存在等特点。

与一般健康教育和健康促进不同的是,健康管理过程中的健康干预是个性化的,即根据个体的健康危险因素,由健康管理师进行个体指导,设定个体目标,并动态追踪效果。一位糖尿病高危个体,其除血糖偏高外,还有超重和吸烟等危险因素。因此,除控制血糖外,健康管理师对个体的指导还应包括减轻体重和戒烟等内容。

根据健康的决定因素(见第一章),健康主要取决于个人因素,其中行为与生活方式是主要因素。众多的证据表明,不良行为生活方式易诱发慢性病,改变和调整行为能有效地降低生活方式相关疾病的发病率。因此,干预不良的行为及生活方式,成为健康管理的重要手段和策略,是各种健康管理的基本组成部分。世界卫生组织(WHO)提出的人类健康四大基石——合理膳食、适量运动、戒烟限酒、心理平衡,是一级预防的基本原则,也是健康管理中行为和生活方式管理的基本原则。

根据疾病自然史的不同阶段,预防可分为三级。一级预防是在疾病尚未发生时针对危险因素采取措施,是预防疾病和维护健康的根本措施;二级预防是防止或延缓疾病发展而采取的措施;三级预防是为了防止伤残和促进功能恢复,提高生存质量,延长寿命,降低病死率而采取的措施。因此,根据疾病自然

---

① 张爱华,杨凤霞,等.基于脉象信号的亚健康状态的识别[J].兰州理工大学学报,2006(6).
② 周天驰,等.国内外健康评估发展的回顾与展望[J].世界科学技术——中医药现代化综述,2013(1).
③ 钱锦康,巴福森.多媒体显微诊断仪对人体亚健康状态检测[J].航天医学与医学工程,2000(6).

史的不同阶段,采取不同的相应措施,来阻止疾病的发生、发展或恶化。同时,要强调"早",预防为主,关口前移,强调对危险因素的控制;多方合作,综合防治;病人参与,自我管理。总之,对健康危险因素的干预,必须贯穿所有对象的健康管理全过程。

健康危险因素干预的主要方法有膳食管理、运动管理、心理疏导和行为调整等。

第一,膳食管理。在对管理对象进行膳食干预管理之前,健康管理师必须充分认识到膳食干预的重要性和必要性,了解营养方面的相关知识。良好的饮食习惯及合理的营养(每日摄入量适宜、营养素搭配比例合理)是保证身体健康、预防疾病的首要因素。在管理过程中需发现膳食存在的主要问题,并优先解决,最终使管理对象的饮食达到总能量平衡、结构合理,并持之以恒,使之保持膳食管理的最佳效果。膳食干预应与其他危险因素干预同步进行,这样综合干预效果较好,利于长期保持。饮食治疗的最终目的是使客户能较轻松地保持每日膳食的总能量平衡和每日膳食营养素的构成合理。

第二,运动管理。运动管理提倡采用有氧运动,其具有强度低、有节奏、不中断、持续时间较长的特点。运动管理通过运动处方实现,1969年世界卫生组织首先使用"运动处方"(prescribe exercise)这一术语,并在国际上得到确认。运动处方包括:预防保健运动处方、临床治疗运动处方、竞技训练运动处方。运动处方的制定必须遵循安全适用、个体化、可操作性的原则。健康管理师应该向所有缺乏活动的管理对象推荐锻炼计划,通过明确而详细的指导,满足安全、娱乐和实用的多方面需求。

第三,心理疏导。心理疏导疗法是将临床医学、基础医学、人文社会科学、心理学、教育学和行为科学的理论、方法融合,并引入心理疏导领域而形成的疗法。它主要通过健康管理师在与客户咨询交往过程中,对员工的病态心理进行疏通引导,从而达到治疗和预防的目的。心理健康是人体健康的重要组成部分,它对生理健康产生重要影响,心理的变化会引起生理的一系列变化,当心理状态长期处于不平衡状态时,正常的生理变化就会演变为病理变化,产生身心疾病。因此,对员工及时地进行心理疏导,可促进心理健康,预防慢性病的发生。

第四,行为调整。行为调整主要包括对吸烟、酗酒、不良睡眠习惯以及不良用药等行为生活方式的调整与矫正。[①] 通过行为调整,让员工养成良好的生活及工作习惯,实现健康生活。

① 张开金.健康管理理论与实践[M].南京:东南大学出版社,2011:115、133、137.

四、员工健康管理评价

员工健康管理评价主要涉及生物学效应分析与评价和经济学效应分析与评价两个方面,具体见图4.3。

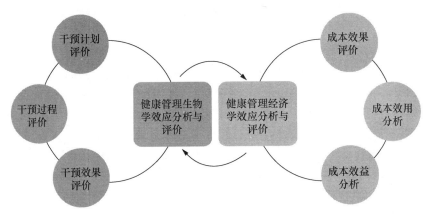

图 4.3 员工健康管理评价

1. 健康管理生物学效应分析与评价

健康管理生物学效应分析与评价主要包括:干预计划评价、干预过程评价、干预效果评价。在员工健康管理的过程中,通常我们可以从干预前后慢性病防治知识的知晓率、干预前后行为危险因素降低率、干预前后主要疾病的治愈率和控制率等指标来衡量和分析健康管理的生物学效应。在这个过程中,员工健康档案将发挥重要作用,健康干预前、中、后期的健康监测数据是我们进行生物学效应分析和评价的重要依据。

2. 健康管理经济学效应分析与评价

健康管理实践中的任何决策问题都离不开经济学理论的指导。对员工健康管理进行经济学评价,可以对比出所设计的健康干预措施的成本及获利,并据此做出正确决策。员工健康管理经济学效应分析与评价主要包括:成本效果分析、成本效用分析和成本效益分析。

成本效果评价(cost effectiveness analysis,CEA)主要是评价使用一定量的卫生资源(成本)后个人获得的健康效益,这些效益表现为健康的结果,用健康或卫生服务指标表示。如健康状况的改善,增加的寿命,减少发病、残疾(失能)和死亡。成本效果分析的基本思想是以最低的成本去实现确定的计划目标。

成本效用分析(cost utility analysis,CUA)是成本效果分析的一种发展,在评价干预方案的效果时,不仅注意生命的数量,也注重生命质量的变化。因此,采用一些人工合成指标,如质量调整生命年、伤残调整生命年及生命质量指数等,来评价干预的综合效果。目前,这一评价方法还在不断发展和完善。

成本效益分析(cost benefit analysis,CBA)是通过比较两种或更多的临床干预方案的全部预期效益和全部预计成本的现值来评价这些备选方案,作为进行适宜技术选择的参数和依据。它研究的主要内容是一个方案的效益是否超过它的资源消耗的机会成本。只有效益不低于机会成本的方案才是可行的方案,成本越低,效益越大,干预方案的经济价值越高。成本效益分析是研究资源有效配置方面非常有用的工具,我们能用它比较两种内容不同但目标一致的干预措施的成本。

第二节　员工健康管理的一般流程

一、员工健康管理的主要流程

健康管理是一个长期的、连续不断的、周而复始的过程,即在实施健康干预措施一段时间后,需要对效果进行评价、对计划加以调整,并再次实施干预措施。只有长期坚持,才能达到健康管理的预期效果。一般来说,员工健康管理的主要流程由健康监测、健康评估、健康指导和健康干预四步骤组成(见图4.4)。

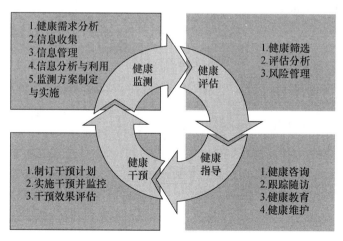

图4.4　员工健康管理的一般流程

从员工健康管理的实践来看,由员工预约体检、健康评估到年度健康管理方案,要经历一系列的工作流程(具体见图4.5)。

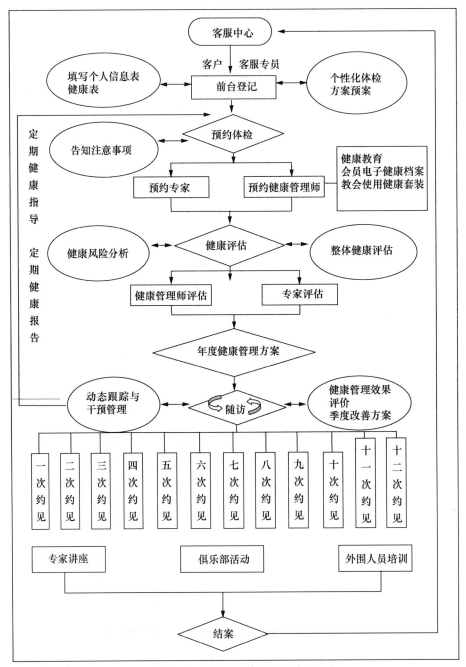

图 4.5 员工健康管理工作流程

二、员工职业健康管理程序

员工职业健康管理程序,包括从职业病预防到劳动过程防护管理,再到职业病保障的方方面面,都应体现公司对员工健康的关注,而对于那些从事有毒有害作业的特殊岗位员工,公司必须严格规范其健康管理工作。以下分别就员工职业健康前期预防、劳动过程防护管理和职业病保障进行详细说明(如图 4.6 所示)。

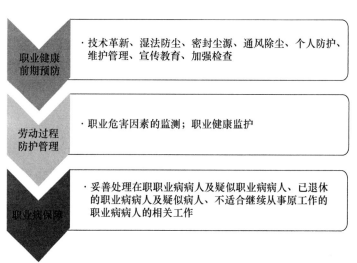

职业健康前期预防
· 技术革新、湿法防尘、密封尘源、通风除尘、个人防护、维护管理、宣传教育、加强检查

劳动过程防护管理
· 职业危害因素的监测;职业健康监护

职业病保障
· 妥善处理在职职业病病人及疑似职业病病人、已退休的职业病病人及疑似病人、不适合继续从事原工作的职业病病人的相关工作

图 4.6 员工职业健康管理程序

1. 员工职业健康前期预防

公司设有依法公布的职业病目录所列的危害项目,由制造部门向卫生行政部门申报。

凡存在职业危害的岗位,制造部门要建立有毒有害作业岗位操作规程,并严格执行;制造部门应当在醒目位置设置公告栏,对可能产生严重职业病的岗位,应当在醒目位置,设置警示标识和中文警示说明;职业危害因素的浓度和强度应符合国家职业卫生标准,必须有职业危害防护设施,以及配套的更衣室、洗浴室等卫生设施;在高温季节,保卫部负责防暑降温清凉冷饮及药品的发放,各单位从事或接触高温的岗位,应配备相关的防暑降温的设施、个人防护用品及其他措施,各单位存在粉尘危害的岗位,采取"革、水、密、风、护、管、教、查"综合防尘措施,降低作业场所空气中的含尘浓度。

(1)革即技术革新。改革工艺过程和操作方法,减少和消除粉尘危害。

（2）水即湿法防尘。用水或蒸汽湿润生产工程中的物料,以防止粉尘危害。

（3）密即密封尘源。在不影响生产操作的情况下,尽可能将尘源密闭起来,防止粉尘飞扬。

（4）风即通风除尘。在尘源处或其近旁设置吸尘罩,利用风机将粉尘吸入罩内,限时进行净化达标后,排入大气。

（5）护即个人防护。佩戴防尘口罩、除尘面具等个人防护设施。

（6）管即维护管理。防尘设施投入使用后,必须有专人负责管理,定期维护检修,同时要制定合理的管理和操作制度。

（7）教即宣传教育。加大宣传力度,提高各级管理人员和广大员工的防尘认识,普及卫生防护知识。

（8）查即加强检查。定期检测作业点空气中的含尘浓度和排放浓度,检查防尘设施和除尘设施的运行情况;对从事粉尘作业的职工进行上岗前、在岗间和离岗时的健康检查。

经公司确定的噪声作业岗位,工人应配备、佩戴耳塞;噪声控制设施必须经常保养,确保噪声控制的效果;对可能造成中毒的作业场所,设有报警装置和通风设施,以及配备应急救援器材、设备和急救人员。

2. 员工劳动过程防护管理

人力资源部与劳动者签订劳动合同时,应将工作过程中可能产生的职业危害及其后果、职业防护措施和待遇等如实告知劳动者;对接触职业危害的劳动者进行上岗前的职业卫生培训;各单位根据公司劳保用品发放标准为职工配发职业卫生防护用品。

（1）职业危害因素的监测。

按照卫生行政部门的规定,由职业卫生技术服务机构进行职业危害因素检测、评价,检测与评价结果由制造部门建立检测档案。

发现工作场所职业病危害因素超过国家标准和卫生要求时,由制造部门组织采取有效措施,把危害程度降低到国家标准和卫生要求所允许的范围。

（2）职业健康监护。

每年由制造部门组织对从事接触职业危害的作业的劳动者进行健康检查,体检结果记入职业健康监护档案,并通知其本人;对查出有职业禁忌证的职工建议调离其所禁忌的岗位,制造部门和公司办建立职工体检档案。

3. 员工职业病保障

在职业病病人及疑似职业病病人诊断或者医学观察期间,人力资源部不得解除或者终止与其订立的劳动合同;对已退休的职业病病人及疑似病人由制造部门提供名单,公司人力资源部协助通知体检等相关事宜;对不适宜继续从事原工作的职业病病人,应当调离原岗位,并妥善安置;工会(员工代表)对职业病防治管理的实施情况进行监督。

三、员工职业健康管理操作流程

为了预防与发现早期员工在工作中存在的身体及心理健康隐患,保证职工生产工作中的健康,组织体检是对职工健康进行有效管理的重要步骤。因此,一个完整且有效的职业健康管理操作流程对于预防员工职业病有重要作用(见图 4.7)。

(1)制订工作计划:用人单位根据《职业病防治法》和《职业健康监护管理办法》制订职业健康监护工作计划;

(2)识别危害因素:用人单位根据员工能够或可接触到的包括原辅材料、中间体、产品、副产品、废弃物等,对照国家《职业病危害因素分类目录》识别;

(3)监测室内环境:监测职业病危害因素的种类、浓度、强度、涉及范围等;

(4)确定具体岗位:用人单位确定具体岗位所涉及的职业病危害因素种类和数量;

(5)确定具体人员:用人单位确定具体接触的人群范围和数量;

(6)确定检查机构:用人单位应选择并委托有资质的机构进行职业健康检查;

(7)签订委托协议:用人单位和检查机构协商一致后签订《职业健康检查委托书》《职业健康检查体检协议书》;

(8)确定检查项目:用人单位向检查机构咨询,根据技术规范的要求,确定检查项目;

(9)商定检查时间:用人单位与检查机构协商确定检查的起止日期;

(10)体检前期准备:用人单位通知员工体检时间和注意事项;用人单位在商定的体检日期前,向检查机构提供人员名单,包括姓名、性别、身份证号、工种、岗位、危害因素等,形式为电子邮件、书面、传真;

(11)职业健康检查:检查机构根据委托协议,按照有关规范为员工进行职业健康检查,并提出评价和处理建议;

(12)体检结果领取:用人单位按委托协议规定时间领取体检结果报告;用人单位按委托协议规定时间向检查机构支付体检费用;

(13)体检结果发放:用人单位将职业健康检查结果告知员工本人,并将签收记录件复印加盖公章后返回检查机构；

（14）提供咨询服务：检查机构以适当的方式向用人单位、劳动者提供咨询和解释；

（15）落实处理意见：用人单位根据体检处理意见进行复检、调离、医学观察、进一步检查治疗等；

（16）监护资料归档：用人单位将职业健康检查报告、复检报告、医学观察结果、调离情况等和员工签收记录一起归入员工职业健康检查个人档案；

（17）监护资料应用：职业健康检查结果只能用于以保护劳动者个体和群体的健康为目的的相关活动；劳动者有权了解自己的健康资料，并有权得到资料的复印件。

职业健康监护档案内容包括：用人单位概况和产生职业病危害因素的主要生产工艺；职业病危害因素分类和各车间、岗位接触人数分布；有关职业健康监护的文件材料；工作场所职业病有害因素检测资料；职业健康监护委托书及体检协议书；职业健康检查个人档案，包括医学检查各种记录、问卷、表格和实验检查单等；职业健康检查结果报告和评价报告；职业病患者及职业禁忌证者报告卡；用人单位根据评价报告书的相关建议采取的整改措施，对职业病患者和职业禁忌证者的处理和安置记录；其他在职业健康监护中用人单位提供的资料和职业健康检查机构记录整理的相关资料。

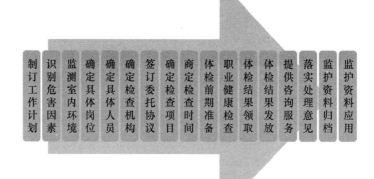

图 4.7　员工职业健康管理操作流程

第三节　员工健康管理的实施步骤和基本策略

一、员工健康管理的实施步骤

员工健康管理服务的基本步骤(如图 4.8 所示)是了解服务对象的健康状况,即收集服务对象的健康信息;进行健康及疾病风险评估,即根据所收集的服务对象健康信息,对服务对象的健康状况及未来患病或死亡的危险性用数学模型进行量化评估;制定个性化的健康干预措施并对其效果进行评估,即健康干预。健康管理的实施可以通过互联网的服务平台及相应的用户端计算机系统来帮助实现。应该强调的是,健康管理是一个长期的、连续不断的、周而复始的过程,即在实施健康干预措施一段时间后,需要评价效果、调整计划和干预措施。只有长期坚持,才能达到健康管理的预期效果。

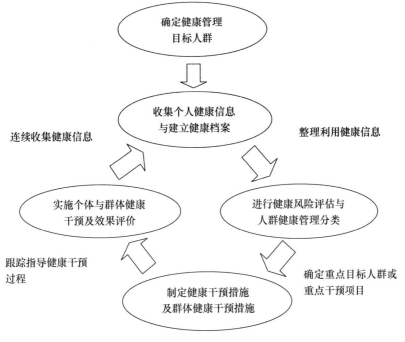

图 4.8　员工健康管理的实施步骤

二、员工健康管理基本策略

健康管理的基本策略包括生活方式管理、需求管理、疾病管理、灾难性病伤管理、残疾管理和综合性的群体健康管理六种(见图 4.9)。

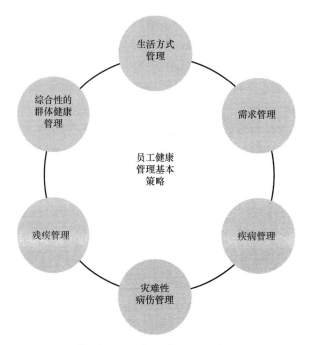

图 4.9　员工健康管理基本策略

1. 生活方式管理

(1) 生活方式管理的概念。

从卫生服务的角度来说,生活方式管理是指以个人或自我为核心的卫生保健活动。该定义强调个人选择行为方式的重要性,因为生活或行为方式直接影响人们的健康。生活方式管理通过健康促进技术,如行为纠正和健康教育,帮助人们远离不良行为,减少健康危险因素对健康的损害,预防疾病,改善健康。与危害的严重性相对应,膳食、体力活动、吸烟、适度饮酒、精神压力等是目前生活方式管理的重点。

(2) 生活方式管理的特点。

以个体为中心,强调个体的健康责任和作用。不难理解,选择什么样的生活方式纯属个人的意愿和行为。我们可以告知人们什么样的生活方式是有利于健康,应该坚持的,比如不应吸烟,不应挑食、偏食而应平衡饮食,等等。我们也可以通过多种方法和渠道辅助人们做出决策,比如提供条件供大家进行健康生活方式的体验,指导人们掌握改善生活方式的技巧等。但这一切都不能替代个人做出选择何种生活方式的决策,即使一时替代性地做出,也很难长久坚持。

以预防为主,有效整合三级预防。预防是生活方式管理的核心,其含义不仅仅是预防疾病的发生,还在于逆转或延缓疾病的发展历程(如果疾病已不可避免的话)。因此,旨在控制健康危险因素,将疾病控制在尚未发生之时的一级预防;通过早发现、早诊断、早治疗而防止或减缓疾病发展的二级预防;以及防止伤残,促进功能恢复,提高生存质量,延长寿命,降低病死率的三级预防,在生活方式管理中都很重要,其中尤以一级预防最为重要。针对个体和群体的特点,有效地整合三级预防,而非支离破碎地采用三个级别的预防措施,是生活方式管理的真谛。

通常与其他健康管理策略联合进行。与许多医疗保健措施需要付出高昂费用相反,预防措施通常是便宜而有效的,它们要么节约了更多的成本,要么收获了更多的边际效益。根据循证医学的研究结果,美国疾病预防控制中心已经确定乳腺癌、宫颈癌、直肠癌、心脏病、老人肺炎、与骑自行车有关的头部伤害、低出生体重、乙肝、结核等 19 种疾病或伤害是具有较好成本效果的预防领域,其中最典型的例子就是疫苗的应用,如在麻疹预防上花费 1 美元的疫苗,可以节省 11.9 美元可能发生的医疗费用。

(3)健康行为改变的技术。

生活方式管理可以说是其他群体健康管理策略的基础。生活方式的干预技术在生活方式管理中举足轻重。在实践中,四种主要技术常用于促进人们改变生活方式。它们是教育、激励、训练和营销。教育:传递知识,确立态度,改变行为;激励:通过正面强化、反面强化、反馈促进、惩罚等措施进行行为矫正;训练:通过一系列的参与式训练与体验,培训个体掌握行为矫正的技术;营销:利用社会营销的技术推广健康行为,营造健康的大环境,促进个体改变不健康的行为。

单独应用或联合应用这些技术,可以帮助员工朝着有利于健康的方向改变生活方式。实践证明,行为改变绝非易事,形成习惯并终生坚持是健康行为改变的终极目标。在此过程中,亲朋好友、社区等社会支持系统的帮助非常重要,可以在传播信息、采取行动方面提供有利的环境和条件。在实际应用中,生活方式管理可以以多种不同的形式出现,也可以融入健康管理的其他策略中去。例如,生活方式管理可以纳入疾病管理项目中,用于减少疾病的发生,或降低疾病的损害;可以在需求管理项目中出现,帮助人们更好地选择食物,提醒人们进行预防性的医学检查等。不管应用了什么样的方法和技术,生活方式管理的目的都是相同的,即通过选择健康的生活方式,减少疾病的危险因素,预防疾病或伤害的发生。

2. 需求管理

(1) 需求管理的概念。

健康管理采用的另一个常用策略是需求管理。需求管理通过自我保健服务和人群就诊分流服务,帮助人们更好地使用医疗服务和管理自己的小病。这一管理策略基于这样一个理念:如果人们在和自己有关的医疗保健决策中扮演积极作用,服务效果会更好。通过提供一些工具,比如小病自助决策支持系统和行为支持,个人可以更好地利用医疗保健服务,在正确的时间、正确的地点,利用正确的服务类型。

需求管理实质上是通过帮助健康消费者维护自身健康和寻求恰当的卫生服务,控制卫生成本,促进卫生服务的合理利用。需求管理的目标是减少昂贵的、临床并非必需的医疗服务,同时改善人群的健康状况。常用的手段包括:寻找手术的替代疗法、帮助病人减少特定的危险因素并采纳健康的生活方式、鼓励自我保健/干预等。

(2) 影响需求的主要因素。

四种因素影响着人们的卫生服务消费需求:

① 患病率。患病率可以影响卫生服务需求,因为它反映了人群中疾病的发生水平。但这并不表明患病率与服务利用率之间有良好的相关性。相当多的疾病是可以预防的。

② 感知到的需要。个人感知到的卫生服务需要是影响卫生服务利用的最重要的因素,它反映了个人对疾病重要性的看法,以及是否需要寻求卫生服务来处理该疾病。有很多因素影响着人们感知到的需要,主要包括:个人关于疾病危险和卫生服务益处的知识、个人感知到的推荐疗法的疗效、个人评估疾病问题的能力、个人感知到的疾病的严重性、个人独立处理疾病问题的能力以及个人对自己处理好疾病问题的信心等。

③ 病人偏好。病人偏好的概念强调病人在决定其医疗保健措施时的重要作用。与医生一道,病人对选择何种治疗方法负责,医生的职责是帮助病人了解这种治疗的益处和风险。关于病人教育水平的研究结果表明,如果病人被充分告知治疗方法的利弊,病人就会选择那些创伤低、风险低、更便宜的治疗手

段,甚至在医生给他们提供别的选择时也如此。

④ 健康因素以外的动机。事实表明,一些健康因素以外的因素,如个人请病假的能力、残疾补贴、疾病补助等都能影响人们寻求医疗保健的决定。保险中的自付比例也是影响卫生服务利用水平的一个重要因素。

(3)需求预测方法与技术。

目前已有多种方法和技术用于预测谁将是卫生服务的利用者。归纳起来,这些方法主要有:

以问卷为基础的健康评估。以健康和疾病风险评估为代表,通过综合性的问卷和一定的评估技术,预测在未来的一定时间内个人的患病风险,以及谁将是卫生服务的主要消耗者。

以医疗卫生花费为基础的评估。该方法通过分析已发生的医疗卫生费用,预测未来的医疗花费。与问卷法不同,医疗花费数据是客观存在的,不会出现个人自报数据对预测结果的影响。

(4)需求管理的主要工具与实施策略。

需求管理往往通过一系列服务手段和工具,去影响和指导人们的卫生保健需求。常见的方法有:24 小时电话就诊分流服务、转诊服务、基于互联网的卫生信息数据库、健康课堂、服务预约等。有的时候,需求管理还会以"守门人"的面目出现在疾病管理项目中。

3. 疾病管理

疾病管理是健康管理的又一重要策略,其历史发展较长。美国疾病管理协会(Disease Management Association of America,DMAA)对疾病管理的定义是:"疾病管理是一个协调医疗保健干预和与病人沟通的系统,它强调病人自我保健的重要性。疾病管理支撑医患关系和保健计划,强调运用循证医学和增强个人能力的策略来预防疾病的恶化,它以持续性地改善个体或群体健康为基准来评估临床、人文和经济方面的效果。"该协会进一步表示,疾病管理必须包含"人群识别、循证医学的指导、医生与服务提供者协调运作、病人自我管理教育、过程与结果的预测和管理,以及定期的报告和反馈"。

由此可以看出,疾病管理具有三个主要特点:

(1)目标人群是患有特定疾病的个体。如糖尿病管理项目的管理对象为已诊断患有Ⅰ型或Ⅱ型糖尿病的病人。

(2)不以单个病例和/或其单次就诊事件为中心,而关注个体或群体连续性的健康状况与生活质量,这也是疾病管理与传统的单个病例管理的区别。

（3）医疗卫生服务及干预措施的综合协调至关重要。疾病本身使得疾病管理关注健康状况的持续性改善过程，而大多数国家卫生服务系统的多样性与复杂性，使得协调来自多个服务提供者的医疗卫生服务与干预措施的一致性与有效性特别艰难，也使得疾病管理协调变得至关重要。

4．灾难性病伤管理

灾难性病伤管理是疾病管理的一个特殊类型，顾名思义，它关注的是"灾难性"的疾病或伤害。这里的"灾难性"可以是指对健康的危害十分严重，也可以是指其造成的医疗卫生花费巨大，常见于肿瘤、肾衰、严重外伤等情形。通过帮助协调医疗活动和管理多维化的治疗方案，灾难性病伤管理可以减少花费和改善结果。综合利用病人和家属的健康教育，病人自我保健的选择和多学科小组的管理，使医疗需求复杂的病人在临床、财政和心理上都能获得最优化结果。

灾难性病伤本身所具有的一些特点，如发生率低，需要长期复杂的医疗卫生服务，服务的可及性受家庭、经济、保险等各方面的影响较大等，注定了灾难性病伤管理的复杂性和艰难性。

一般来说，优秀的灾难性病伤管理项目具有以下特征：转诊及时；综合考虑各方面因素，制订出计划；具备一支包含多种医学专科及综合业务能力的服务队伍，能够有效应对可能出现的多种医疗服务需要；最大限度地帮助病人进行自我管理；患者及其家人满意。

5．残疾管理

残疾管理试图减少工作地点发生残疾事故的频率和费用代价，并从雇主的角度出发，根据伤残程度分别处理，以尽量减少因残疾造成的劳动和生活能力下降。残疾管理的具体目标是：

（1）防止残疾恶化；

（2）注重残疾人的功能性能力恢复而不仅是病人疼痛的缓解；

（3）设定残疾人实际康复和返工的期望值；

（4）详细说明残疾人今后行动的限制事项和可行事项；

（5）评估医学和社会心理学因素对残疾人的影响；

（6）帮助残疾人和雇主进行有效的沟通；

（7）有需要时考虑残疾人的复职情况。

残疾管理的目的是减少工作地点发生残疾事故的频率和费用代价。对于雇主来说，残疾的真正代价包括失去生产力的损失。生产力损失的计算是以全部替代职员的所有花费来估算的，必须用这些职工替代那些由于短期残疾而缺勤的员工。因此,从雇主的角度出发,根据伤残程度分别处理,希望尽量减少因残疾造成的劳动和生活能力下降。

造成残疾时间长短不同的原因包括医学因素和非医学因素。

（1）医学因素。这些因素包括：疾病或损伤的严重程度；个人选择的治疗方案；康复过程；疾病或损伤的发现和治疗时期（早、中、晚）；接受有效治疗的容易程度；药物治疗还是手术治疗；年龄影响治愈和康复需要的时间，也影响返回工作的可能性（年龄大的时间更长）。

（2）非医学因素。此类因素涉及范围十分广泛,其中主要有：社会心理问题；职业因素；工人与同事、主管之间的关系；工作压力；工作任务的不满意程度；工作政策和程序；即时报告和管理受伤、事故、旷工和残疾的情况；诉讼；心理因素（包括压抑和焦虑）；过渡性工作的信息通道不流畅。

6. 综合性的群体健康管理

通过协调不同的健康管理策略来对个体提供更为全面的健康和福利管理,这些策略都是以人的健康需要为中心而发展起来的。员工健康管理在中国尚处于起步阶段,多数健康管理公司主要开展了生活方式管理、需求管理和疾病管理等。随着健康管理在中国的发展,灾难性病伤管理、残疾管理和综合性的群体管理也会逐步开展。

推荐阅读

建立健康档案　做好健康管理——手把手教您建个人健康档案①

1. 您最近一次测量的血压、血糖、血脂值是多少？
2. 最近一次的医嘱是什么？
3. 您的爷爷、父亲（或其他家人）得过什么慢性疾病吗？

如果以上问题,您一个都回答不出来,那么,您对自己的健康关注得太少了。对于现代人来说,健康的维护绝不仅仅是医生的职责,它首先是一件非常个人的事。至于医生,"所谓最好的医生就是人类的本能,而医生就是帮助人类的本能"。这也就是说,人们对自己的身体状况了解得越多,就越便于与医生一起联手,更好地维护自己身体的健康。那么,如何能做到清晰地了解自己的身体状况呢？答案很简单,给自己建一份健康档案。

---

① 白剑峰,等. 建立健康档案 做好健康管理——手把手教您建个人健康档案[J]. 家庭医药・快乐养生,2013(10).

【健康管理】　主动地预防和干预

在学习建个人健康档案之前,首先得了解健康管理这个概念。

重庆博仁堂中医健康管理中心高级健康管理师汤大铁指出,一般来说,每个人都会经历从健康到疾病的发展过程。即从健康到低危险状态,再到高危险状态,然后发生早期病变,出现临床症状,最后形成疾病。这个过程可以很长,往往需要几年到十几年,甚至几十年的时间。而且和人们的遗传因素、社会和自然环境因素、医疗条件以及个人的生活方式等因素都有高度的相关性。其间变化的过程多也不易察觉。但是,这个过程,疾病特别是慢性非传染性疾病的发生、发展过程及其危险因素,是可以人为进行干预的。这就是健康管理的科学基础。

所谓健康管理,就是指对个人或人群的健康危险因素进行全面管理的过程。其宗旨是调动个人及集体的积极性,有效地利用有限的资源来达到最大的健康效果。个人健康档案,便是健康管理的方式和措施之一。

通过建立个人健康档案等措施,可以评估自己疾病的危险因素,在疾病形成之前进行有针对性的预防性干预,可以成功地阻断、延缓,甚至逆转疾病的发生和发展进程,实现维护健康的目的。

健康管理,中医也有用武之地,中医体质辨识在其中也有着非常重要的作用。北京中医药大学终身教授、国家中医药管理局中医体质辨识重点研究室主任、国家重点基础研究发展计划("973"计划)首席科学家王琦指出:"中医体质辨识是以人的体质为认知对象,从体质状态及不同体质的分类特性把握健康与疾病的整体要素和个体差异,制定防治原则,选择相应治疗、预防和养生方法,从而进行'因人制宜'的干预措施。"

健康档案有两大作用:就医、养生。我国健康档案起步晚,进展缓慢,很多人都没有基本的健康档案。当前,大部分国民的健康档案都是由医疗机构、医生和研究机构等建立,由于种种原因,覆盖面小,档案完整性和连贯性低。现在国民的健康意识普遍提高,但多数人还没有意识到健康档案的重要性和作用。个人健康档案的建立,其主要作用有两个方面,在防病治病中起着极大的作用。

一是对就医治病的掌控。健康档案是自我保健不可缺少的医学资料,它记录了个人疾病的发生、发展、治疗和转归的过程。通过比较一段时间来所检查的资料和数据,可发现自己健康状况的变化,疾病发展趋向、治疗效果等情况,有利于下一步医疗保健的决策。如,高血压患者根据血压值的变化,就能较好掌握控制血压的方法;糖尿病患者可了解血糖变化的规律,对自己的病情变化做到心中有数。有些患者对某种药物接连发生过敏反应,这一情况记入健康档案后,就可提示再就医时避免用这种药物。带着健康档案去医院看病,给医生诊治疾病也带来很大的方便。其一,医生可了解疾病的治疗和转归过程,参考过去的诊治方案;其二,医生看到有些检查近来已经做过,就可避免重复。这不仅为患者节约了医疗开支,还减少了患者因检查所带来的麻烦和痛苦,为患者的早期诊断、早期治疗提供了条件。万一患者在某些场合发生意外,也可根据健康档案资料判断病情,给予及时正确的处理。

二是对养生保健的指导。"今天不养生,明天'养'医生",中国医院协会疾病与健康管理专业委员会副主任委员白剑峰这样说过。个人健康档案的建立基础是有专业的健康顾问给予指导。每个人都应全面了解自己的身体情况,在日常生活中,根据专业的建议进行饮食、运动等方面的调整,以合理、科学的方法实现养生保健、防病治病的目的。

总的来说,健康管理不仅是一套方法,更是一套完善、周密的程序。健康管理能达到以下目的:一学,学会一套自我管理和日常保健的方法;二改,改变不合理的饮食习惯和不良的生活方式;三减,减少用药量、住院费、医疗费;四降,降有害血脂,降血糖,降血压,降体重,即降低慢性病风险因素。具体而言,通过健康档案,可以了解您的身体年龄,判断患病倾向,由医生向您提供健康生活处方及行动计划。长期(终生)跟踪您的健康,最大限度减少重大疾病的发生。同时,及时指导就医,降低个人医疗花费,提高您的保健效率,最终达到提高个人生命质量的目的。下面,我们具体介绍如何建立个人的健康档案。

【准备工作】

1. 选择健康顾问。如果您的身体未曾出现什么重大疾病,那么,选择一个全科医生作为您的健康顾问是个不错的选择。另外,现在我国有些医院有"治未病中心",在那里寻找医生作为健康顾问也是不错的选择。如果有疾病在身,可请您就诊的医生作为健康顾问。目前我们的公立医院里还很少设有全科医生,如果经济状况允许,可以选择一个外资诊所的全科医生或健康管理公司的健康顾问。现在,不少健康管理公司都接受电话咨询或上门医疗服务,您可以通过最快捷的方式与医生保持联系。

2. 了解家族病况。向自己的父母或兄弟姐妹询问了解他们的健康状况,是否患有什么疾病;询问爷爷奶奶那一辈甚至曾祖父曾祖母那一辈有没有什么疾病,并一一记下。当然,自己小时候患过什么严重的疾病,治疗情况如何,也要向父母问清楚,记录存案。

3. 整理自己的体检报告和就医资料。将所有的体检报告和就医资料找出来,找出那些有异常结果的检查单。整理自己服过或正在服药的名称。其中,也包括保健食品。

4. 准备好材料。若打算建立纸质版的健康档案,准备好材料:笔记本(有的笔记本没有页码,需认真标注页码),黑色碳素墨水钢笔(或黑色签字笔),折叠式档案夹,胶水或订书机。若打算建立电子版的健康档案,则需准备好相机或扫描仪。

【详细内容】 建立健康档案是一件需要耐心和恒心的工作。内容应该齐全,重要信息不能有遗漏。个人健康档案可用纸质记录,也可用电子版记录。为了便于读者借鉴,本文举一个例子加以说明。

纸质版健康档案

第1页内容

建档时间:2013.9.1

建立人:朱强

第3页内容

✍ 第一部分:基本资料

姓名:朱强

出生年月:1958.1.25

性别:男

婚育:已婚,育有1子1女

教育程度:大专

职业:国企办公室主任

种族:汉

血型:A型

联系方式:132×××××××

第5页内容(背面空白,方便日后补充内容。下同)

✍ 第二部分:健康行为资料

吸烟史:25年,平均每天10支,已戒烟3年;

饮酒史:无酒瘾,偶尔应酬喝酒;曾醉酒10次,其中8次因酒精中毒而入院就医;

饮食习惯:饮食总体比较清淡,喜食咸菜,每天喝茶;

运动:上下班开车,几乎无运动,周末偶尔爬山;2013年3月开始,起床后运动30分钟,晚饭后散步40分钟;

睡眠:晚上12点以后才睡觉,早上6点半起床。

第7页内容

✍ 第三部分:既往疾病资料

家族史:爷爷、父亲、外公均因癌症去世,其他不详;

既往史:

(1) 10 岁左右患过黄疸型肝炎,后自愈;

(2) 1992 年做胆囊手术,清除胆囊结石;

(3) 2000 年体检查出血脂异常,后经治疗,2001 年体检后恢复正常;

(4) 2002 年体检查出糖尿病;

(5) 2009 年因患病毒性心肌炎,住院半个月,痊愈出院;

(6) 药物过敏史:无。

第 9 页内容

✍ 第四部分:现在疾病状况

(1) 2013 年体检结果显示尿酸偏高、血脂异常,医生建议运动和饮食相结合控制,没有进行药物治疗;

(2) Ⅱ型糖尿病,使用药物"诺和灵 N"(通用名:精蛋白生物合成人胰岛素注射液),每天晚上 8 点 1 次,每次 36 单位;

(3) 到医院就诊,医生调整了降糖药的剂量,并增加了一种药物;现使用药物"诺和灵 N"和"优泌林"(通用名:精蛋白锌重组人胰岛素混合注射液),每天 2次,早晨 7 点"优泌林"30 单位,晚上"诺和灵 N"20 单位。

(4) 到医院做检查,血脂恢复正常,但尿酸还是异常;医生没有开治尿酸高的药,只说了不能喝啤酒,不吃或少吃嘌呤高的食物,2013.9.21(编者注:没有疾病者,此处写"无")。

第 11 页内容

✍ 第五部分:养生建议

身体状况:阴虚体质;尿酸高;血糖高。

养生建议:

(1) 少食或不食含糖量高和含嘌呤高的食物;

(2) 适当多吃鱼(青鱼、鲱鱼、鲑鱼等)、蛋、乳、黄瓜、莴笋、木耳、猕猴桃、苹果、百合等食物;适当多喝枸杞菊花茶;

(3) 避免熬夜、剧烈运动;

(4) 最佳运动是太极拳、气功、五禽戏等动静结合的锻炼方式。

笔记本倒数第 6 页

✍ 第六部分:重要检查单据和检测表粘贴

(1) 2013 年前住院的出院说明书或诊断证明书;

（2）2013.8.1—2013.9.1 血糖监测数据；

（3）2013 年体检结果中异常部分。

【说明】

① 一份完整的个人健康档案至少包括以上六个部分。有慢性病者，在慢性病的管理上需特别仔细。比如糖尿病患者，药物的使用情况、近期血糖监测情况要详细、清晰地记录。

② 纸质档案的页码有可能记载满，可在满了的那一页最后用括号写上（下转×页）。在接续的那一页开头写上（上接×页）。

③ 在以后进行个人档案补充时，每一条增加的后面均要标注日期。因为病情是随着时间变化的。

④ 若非本人进行档案补充，补充者除了标注日期外，还应写上姓名。

⑤ 不要用圆珠笔，否则，时间久了，有可能会模糊一片，看不清楚。

⑥ 那些正常的检查报告和单据全部放到一个折叠式的档案夹里，与笔记本放在同一个地方保存。

电子版健康档案分为两种：一种是健康档案管理软件型，一种是自己用 word 建立档案型。软件型大部分是为医疗卫生单位或是健康管理相关机构而制的，健康档案记载的东西非常详细。2009 年新标准规定五类电子健康档案将会实行标准化，它们分别是：个人基本健康信息档案、疾病控制档案、妇幼保健档案、医疗服务档案、社区卫生档案。此标准化的实行，使我国个人健康档案更加统一和规范化。统一电子健康档案的建立，有助于实现医疗机构间的信息互联互通，健康信息共享，切实解决群众看病就医问题。

随着经济的发展，私人医生和各种健康服务机构相继出现。建立电子健康档案，可以永久性地保存各次健康体检结果及化验数据，该电子档案终身为会员保存，会员可以通过互联网随时查阅。

由于个人家庭方面的健康软件很少，即使有也不完善，并且下载安装也比较麻烦。因此，自行建立电子档案，可以简单地用 word 文档将纸质版的内容记录在电脑里。同时，将检查结果用照片或扫描的形式转成电子版，插入到健康档案中。

【说明】

① 自行建立的文档型电子版无须页码的下转和上接，每次完善时写上日期即可。

② 检查结果如果有异常，一般均需要转成电子版，插入健康档案保存。不可遗漏。

【保存】

纸质版的健康档案,保存相对比较简单:

① 放于干燥通风的地方,防潮、防虫;

② 放在一个固定的地方,并且让家人知晓。如果发生急症,自己意识丧失,家人可以将健康档案带上就医。

电子版健康档案保存注意事项:

① 最重要的就是备份。电脑什么时候罢工,我们无法预知。一定要让自己的健康档案在电脑出问题的时候能在其他地方拿到。因此,每一次的健康档案记录完善后,均应备份,比如发到自己的邮箱或用U盘等保存。

② 为了便于查看和携带,每次就医之前可将电子档案打印出来,交由医生查看。也可直接将装有健康档案的U盘带在身上。

本 章 小 结

员工健康管理是一种建立在医疗卫生服务基础上的具有前瞻性的人力资本投资模式,它以较少的投入获得较大的健康效果,从而提高企业的生产效率。企业通过健康监测、健康评估、健康干预、健康评价四个环节,不断丰富员工健康管理的内容;不断完善包括健康监测、健康评估、健康指导、健康干预在内的工作流程;按照确定人群—收集信息建立健康档案—进行风险分析与评估的步骤实施健康管理;优化生活方式管理、需求管理、疾病管理、灾难性病伤管理、残疾管理等基本策略。通过各种形式提升员工生活质量,激发员工生命活力,使中国的劳动力队伍更加富有朝气。

案例分析 ━━━━━━━━━━━━━━━━━━━━ >>>

兰州石化公司健康高危人群健康干预效果评价[①]

近几十年来,随着经济发展和生活方式的变化,全球肥胖率呈现持续上升趋势,而不良生活方式是导致肥胖、腰围过大的重要因素。专家认为,肥胖症是日趋严重的流行病,如不及早控制,将成为全球性的重要健康问题。因此,我们

---

① 李志,郭志强,陈兆全.兰州石化公司健康高危人群健康干预效果评价[J].中国初级卫生保健,2011(7).

根据健康体检数据,对兰州石化公司健康体检员工的健康危险因素进行全面监测、分析和评估,旨在通过对企业员工生活方式的健康干预,探索一套符合企业员工特点的健康管理办法。它不但是健康城市的社会指标,而且能体现企业健康管理的需求。

1. 材料与方法

1.1　对象

根据兰州石化公司员工体检数据,从体重指数(BMI)≥28(肥胖),28>BMI≥24(超重),或腰围男性≥85 cm,女性≥80 cm(中心性肥胖)的员工中选取 100 名作为干预对象。其中,男 81 人,女 19 人,年龄范围为 21—58 岁,平均年龄为41.1 岁。于 2010 年 8 月 11 日至 2010 年 11 月 16 日进行健康干预。

1.2　方法

采用北京中新惠尔健康科技有限公司研发的 Fitpod 康动 TM 运动能耗监测仪和健康管理软件,对兰州石化公司 100 名超重/肥胖员工进行为期 3 个月的健康管理。要求参与健康干预者长期佩带运动能耗监测仪,每周定期将数据传送到计算机数据终端,综合其年龄、性别、身高、体重以及病情进行健康管理软件系统分析指导。

1.3　主要内容

(1)定期健康监测:每 2 周监测体重、腰围和血压 1 次,并通过健康管理平台向受试者提供咨询、提醒服务;健康干预对象分别在健康干预前和健康干预 3 个月后检查体重、腰围、血压、血脂、血尿酸和腹部 B 超,中期督促交流,强化依从性是重要环节。

(2)健康教育:开辟兰州石化电视台肥胖防治节目,创建《兰州石化报》"健康知识连连看"专栏,并多次举办健康讲座、发放调查问卷等,紧紧围绕科学、有效减重,宣传普及肥胖防治知识和减重干预计划。

(3)膳食营养管理:依据健康管理对象的身高、体重、职业及每日的活动量,由专职医师给每位被干预者开出个性化的营养处方,计算每日所需总热量,注重膳食结构的合理调整和营养物质的均衡搭配,并对部分经常外出就餐者传授相应的应酬饮食技巧,培养有利于减重的饮食习惯。

(4)运动管理:由专职医师对被干预者进行个性化的运动指导,选择中等强度的规律有氧运动方式,每天 0.5 小时,每周 7 次,或者每天 1 小时,每周 3 次。推荐简单易行的快步走运动。

1.4　资料整理与统计分析

采用北京中新惠尔健康科技有限公司研发的健康管理软件进行全程信息

管理。数据利用 EpiData 3.0 录入整理后，通过 SPSS 17.0 统计软件对健康干预前后的体重、健康危险因素和健康认知情况进行秩和检验分析。

2. 结果

2.1　理论基础

目前，虽然医学上对慢性病的病因尚未研究清楚，但通过流行病学研究已经发现不健康饮食、静态生活方式或体力活动不足是慢性病主要的危险因素，尤其是由于体力活动不足和营养不合理而导致的肥胖已成为现代人心血管疾病和代谢性疾病流行的基础性危险因素。因此，根据减肥的中心原则，应使患者能量代谢处于"负平衡"状态，即一方面降低能量摄入量，另一方面增加能量消耗量。首先，通过膳食管理，在制定和实施营养治疗方案的同时，遵循个体化原则，纠正患者的不良饮食习惯；其次，实施运动指导，量化运动，科学地维持能量平衡；最后，有效地收集被干预对象的监测结果，进行数据分析与评价。

2.2　干预结果

2.2.1　干预对象在健康干预前后超重/肥胖的变化。经过 3 个月的强化健康管理，总体上健康干预对象体重呈明显下降趋势，人均减重 4 kg，超重人数减少了 10%，肥胖人数减少了 13%。其中，95 人体重减少，减重最明显者体重降低了 15 kg，减重最少者体重降低了 0.5 kg，2 人体重不变，3 人体重增加。干预前和干预后体重经秩和检验，$P<0.01$，具有统计学意义。

2.2.2　干预对象在健康干预前后危险因素的变化。影响健康的危险因素并不是一成不变的，如果不加以控制，随着时间的推移，有些危险因素会逐渐加重，一些新的危险因素也会出现。健康危险因素越多，相应的健康风险越高，这将意味着医疗保健费用开支增加，同时还会造成劳动生产力效益的损失。由表 4.1 可以看出，与干预前相比，干预后受试者生活方式相关的不健康行为（肉类、谷类摄入过多，蔬菜、水果摄入不足，体力活动不足和吸烟等）均向有利于改善健康的方向转化。与生活方式相关的慢性疾病（血脂异常、高尿酸血症、脂肪肝、超重/肥胖和血压高等）得到显著改善。经秩和检验，$P=0.002$，健康干预前后具有显著统计学意义。

2.2.3　兰州石化公司健康干预前后员工健康认知各维度变化情况。本次健康认知程度的评价是采用问卷调查的形式，问卷共 20 题，分别从基本常识、饮食相关知识和运动相关知识三个维度进行考察。正确率在 60% 以下者说明认知水平较差，正确率在 60%～70% 之间者认知水平一般，正确率在 70%～80% 之间者认知水平良好，正确率在 80% 及以上者认知水平优秀。由表 4.2 可以看出，与干预前相比，干预后干预对象在基本常识、膳食类和运动类各维度的认知水平均得到明显提高,其中基本常识类在干预前的认知程度较差,在干预后达到了优秀水平。

表 4.1　兰州石化公司健康干预前后员工危险因素变化　　　单位:例

项目	总体(n=100)	
	干预前	干预后
血脂异常	88	77
超重/肥胖	87	64
腰围过大	85	44
脂肪肝	78	47
水果摄入不足	68	47
吸烟	50	44
肉类摄入过多	48	32
高尿酸血症	46	25
血压高	44	35
体力活动不足	34	17
蔬菜摄入不足	31	13
谷类摄入过多	23	7
过量饮酒	22	28

表 4.2　兰州石化公司员工健康认知各维度变化

项目	健康认知正确率(%)		
	基本常识	膳食类	运动类
干预前	55	44	46
干预后	91	76	78

3. 讨论

3.1　搭建网络管理平台,完善个人健康档案

搭建企业健康网络管理平台,通过健康体检建立企业员工健康数据库,完善系统的电子健康档案、疾病随访库和疾病分析汇总系统,建立针对慢性病的"行为危险因素监测系统",以体检群体中慢性病群体为切入点,长期、动态和连续地观察企业员工慢性疾病与生活行为危险因素的关系,分析探索疾病的流行趋势及分布规律。通过体检,对个人和群体的健康状况、患病可能及死亡危险三个方面进行量化评估,并对不同健康状况的个人给予不同的健康干预。与此同时,为企业制定、实施、评价和调整预防疾病有关政策和采取干预措施提供科学真实的依据。

3.2　建立企业健康管理模式

根据本次健康干预结果和企业的特点,要通过健康干预工作提高员工的健康水平,就要充分发挥个人、家庭和社会的健康潜能,不断整合资源,正确评估企业员工健康风险,不断改进社区卫生服务理念,彻底改变企业医院"坐等病人"的旧习惯,主动为员工提供全方位的卫生服务,采取有针对性的管理措施,不断帮助员工实施健康的生活方式和行为,逐步形成企业健康管理模式。(1)医疗卫生系统—社区—患者及其家庭一体化。(2)预防—治疗—随访—监控一体化。(3)药物—饮食—社区治疗一体化。(4)相关疾病一体化综合防治,从而帮助企业科学地维护宝贵的人力资源,确保企业平稳健康地发展。

3.3　强化健康教育,促进健康干预

从本研究结果可以看出,企业员工的超重或肥胖问题,只有通过加强员工健康宣教,提高个人健康意识,才能改变员工对健康的态度,激发其对自身健康的责任感,掌握健康知识和自我护理的技能。通过调整膳食结构和运动减重干预,使体重及体内脂肪减少,降低脂肪细胞因子的释放,改善肥胖所致的代谢异常,预防心脑血管疾病以及糖尿病的发生。因此,企业在开展肥胖干预活动中,要充分发挥企业宣传媒介和工会的作用,加大体重正常值和肥胖判定方法及控制体重重要性的宣传,选择员工更易接受的宣传方式,使员工更加明确肥胖是高血压、冠心病等心脑血管疾病和糖尿病等慢性病的重要危险因素,做好疾病的一级预防工作。

综上所述,对于企业员工慢性病的预防和治疗,只有从源头遏制慢性病的发展,将各种情况综合考虑并采取相应的措施,才能做到慢性病预防和治疗工作进一步前移。随着以人的健康维护和促进为内容的健康管理学的发展,以及它所创建的以人为本,主动、系统的全程健康监管与跟踪服务医学服务模式的实践,如何对健康危险因素进行控制和管理,如何把健康指导方案转化为健康行动,如何对不良的习惯实施有效的行为干预措施等,是健康干预所要解决的主要问题。企业如何通过健康管理的全面实施,从根本上达到健康促进的最终目的,这将是我们今后努力的主导方向。

思考问题:

1. 例中的员工健康管理评价是从哪几个方面着手的?分别有什么作用?

2. 运用所学知识和你的理解,谈谈如何提高在实际操作过程中网络管理平台的运用价值?

健康管理小贴士

不同体质养生

✍ 阳虚体质

体质特征:怕寒喜暖,四肢倦怠,形体白胖,面色惨白,小便清长,大便有时会很稀薄,脉沉无力,舌大苔厚。即使再热的暑天,也不能在空调房里多待。总是手脚发凉,不敢吃凉的东西。

中药调养:阳虚体质者可选用补阳祛寒、温养肝肾之品,常用药物有鹿茸、杜仲、蛤蚧、冬虫夏草、巴戟天、淫羊藿、仙茅、肉苁蓉、补骨脂、胡桃、续断、菟丝子等。

推荐药膳:鹿茸乌龙茶

原料:鹿茸片、乌龙茶各5克。

做法:鹿茸片和乌龙茶一起放入杯中,沸水泡饮。1杯可冲泡3~5次。

功效:本品可用于治疗阳虚、阳痿,也适用于肾阳不足所致的偏头痛者。

✍ 阴虚体质

体质特征:怕热,经常感到手脚心发热,面颊潮红或偏红,形体消瘦,心烦少眠,便干尿黄,皮肤干燥,口干舌燥,舌红苔少。

中药调养:阴虚体质者可选用滋阴清热、滋养肝肾之品,如女贞子、麦门冬、西洋参、玉竹、沙参、枸杞子、桑葚、龟板诸药,均有滋阴清热之作用。阴虚证多源于肾、肺、胃或肝的不同症状,应随阴虚部位和程度而调补。银耳补肺、润肠的功能较佳;石斛生津止渴的功效较好;百合养阴清热,可润肺止咳、清心安神。枸杞子入肝经、肾经,补肾益精、养肝明目。

推荐药膳:百合红枣牛肉羹

原料:牛肉250克,百合(鲜)50克,红枣5枚,姜末、盐、水淀粉各适量。

做法:牛肉切末。砂锅内加水,煮沸后放入百合、红枣和姜末,略煮。将牛肉末倒入锅中,搅散煲熟,下入水淀粉勾芡,加盐调味即可。

功效:补血养阴。

✍ 气虚体质

体质特征:面色苍白,语音很低很细,形体消瘦或偏胖,身体比较乏力,盗汗(睡觉时不知不觉出汗),吃得很少,脉象虚弱,有白色的舌苔。这种体质的人大多属于身体原因,如免疫力低下,久病不愈等。

　　中药调养:气虚者可选用具有补气作用、性平味甘的中药,以及具有益气健脾作用的食物。补气的代表中药为人参,但其补气功效过强,一般可选用西洋参、黄芪、党参、太子参、山药等。

第五章　员工健康管理体系设计

早睡早起,使人健康、富有、明智。

——富兰克林

 学习目标

对于本章员工健康管理体系设计的学习,需要了解员工慢性病的管理内容;掌握员工心理健康的判定标准,分析心理问题产生的原因并构建和谐的人际关系;了解营养健康管理的重要性及其具体做法;认识员工亚健康调理与生活管理;掌握员工运动健康管理的背景、原则、好处以及方式。

引例

"狼"也有温情的一面——华为设立首席员工健康与安全官①

2009 年 6 月,全球通信设备业巨子华为发布《2008 华为社会责任报告》,其中披露:2008 年华为首次设立首席员工健康与安全官,目的是进一步完善员工保障与职业健康计划。华为不仅设立了这样一个岗位,还在其之下专门成立了健康指导中心,规范员工餐饮、办公等健康标准和疾病预防工作,提供健康与心理咨询。首席员工健康与安全

---

① 孙健跃."狼"也有温情的一面——华为设立"首席员工健康与安全官"的文化智慧[J].管理工程师,2009(8).

官的设立是华为的世界首创。华为为什么会有此举？这种创新在华为不是第一次，也不是最后一次。多家网站的调查显示，超过九成的网友对华为设立首席员工健康与安全官表示支持。华为的这一行动，堪称企业文化创造的智慧之举，它至少可以给予我们三点启示：

1. 文化变革的趋势——体现对员工的人性化关爱，关爱员工是全球众多卓越公司的共性特征。因为只有这样，才能有效地增进员工的归属感，充分保护、发挥员工的积极性、主动性和创造活力，同时也十分有利于雇主品牌的塑造，使企业有能力吸纳更多的优秀人才加盟。从 2006 年到 2008 年的两年时间内，华为 6 名员工相继死于自杀、猝死和各种意外事故。但是，与外界的质疑不同的是，华为的狼性文化有着深厚的群众基础，得到了广大员工的认同。"华为成长的道路上一直面临以小博大、虎口夺食的压力，到今天都是如此。一路上都在充当沙丁鱼堆里的'鲇鱼'角色，公司压力以及员工压力可想而知。"一位华为员工评价说。事实上，华为的"狼性文化"并不排斥"温情"，相反，关爱和温情本是狼文化不可或缺的基因。正如任正非所言："华为公司总的来说是个内部很宽容的公司，不像社会上想象的那样。有些误解的人，主要是不了解我们。"否则，去年新《劳动法》颁布后，在社会上沸沸扬扬的"华为辞职门"事件为什么在华为反倒毫无声息呢？华为目前的员工总数是 8.75 万人，其中有 43% 从事研发，员工构成明显以"知识型"员工居多。随着生活水平越来越高，员工从单纯追求丰厚的物质回报，转向关注睡眠权、休息权、娱乐权、健康权等在内的更多人性化的因素。为顺应这种趋势，华为已经做了很多努力。2008 年，华为单是为员工各种福利实战培训保障支出就达到 14.4 亿元，还依据员工体检结果发布了健康报告，在总结员工高发病症的基础上，详细介绍了这些疾病的诱因、危害以及预防、治疗方法。可见，适应知识型员工构成特点，设立首席员工健康与安全官，是华为致力于人性化关爱的最佳体现，代表了企业文化创造的一种必然趋势。

2. 文化变革的关键——"一把手"的亲自推动和示范带头作用。众所周知，华为创始人、精神领袖任正非在华为的历次文化变革中，均扮演了倡导者和推动者的角色。2006 年以来，任正非已经在华为内部的多个场合发表演讲，帮助员工解决各种精神压力和思想困惑。比如在参加华为优秀党员座谈会时，他就以自身为例，讲述了在 1999 年到 2007 年间曾经有过很痛苦、很抑郁的经历，但最终通过多与外界交流、多交朋友等方式把自己解放了出来。在谈到设立首席员工健康与安全官的目的和背景时,任正非更是强调:"员工不能成为守财奴,丰厚的薪酬是为了通过优裕、高雅的生活,激发人们更加努力、有效工作的,不是使我们精神自闭、自锁。"这种领导者率先垂范的作风有着强烈的遗传作用。如今,作为首席员工健康与安全官,纪平副总裁会时不时给华为员工直接发邮件提醒大家注意安全(包括交通安全),要注意劳逸结合和身体健康。这不仅表明了公司对员工健康的重视程度和力度,同时也在领导和员工之间建立了平等的互动交流平台,形成了良性的沟通氛围。

3. 文化变革的捷径——从现实问题入手。企业文化创造是一个系统工程,涉及企业经营管理的方方面面。如何才能找到正确的变革方向? 文化变革应该从哪里入手? 有无文化变革的捷径? 这是众多企业领导者和企业文化管理者经常思考的问题。华为设立首席员工健康与安全官的经验再次给出了很好的答案:文化变革从现实问题入手。"如何解决因工作压力和工作环境而引发的员工非正常死亡和健康与安全问题?"这是近年来华为遭遇到的最不容忽视的棘手问题,也是华为企业文化建设面临的最大挑战。正如前文所说,华为狼文化中本身就有"关爱、温情"的元素。设立首席员工健康与安全官这一岗位,不仅使得这些元素瞬间变得清晰、明朗,同时,由于相应的配套机制和政策的出台,更使得这些元素变得真实和可以触摸,让广大员工乃至社会公众都能够深切地感知到企业的关爱之心。这就是华为设立首席员工健康与安全官带给我们的启示。简而言之,就是通过企业文化创造方法和落地策略的有效创新,丰富和彰显企业文化的深刻内涵,为更好地凝聚和激励员工,树立良好的企业形象,打造企业的核心竞争力,发挥巨大作用。

从上述案例中我们可以看出,健康管理在现代人生活中的作用日益明显。对企业而言,建立员工健康管理体系能够有效地促进企业员工的身心健康,从而提高员工工作效率,使企业人力资源得到可持续发展,还能降低企业在医疗方面的支出,增强企业整体竞争力。但是,目前在中国,健康管理鲜有被人提起,也很少有企业设立完善的员工健康管理体系。在这一章,我们要具体介绍员工健康管理体系的内容,为企业或个人健康管理体系的构建提供参考。

第一节 员工慢性病健康管理

世界卫生组织(WHO)研究发现,预防保健可以防治全世界三分之一的人类疾病发生,早期发现可以有效地防控三分之一的疾病发展,而良好的信息沟通则可以提高三分之一疾病的治疗效果。[①] 对于员工的慢性病进行健康管理,定期对员工的健康进行评估,并提供有针对性的健康指导,能够有效提高员工的健康意识,从而降低慢性病的发生。此外,通过对员工慢性病的防治能够有效改善员工的健康状态,降低医疗费用,最终提高员工的生活质量。

一、慢性病的含义及其特征

慢性非传染性疾病(non-communicable disease)简称慢性病,以心脑血管疾病、糖尿病、癌症和慢性阻塞性肺疾病为主,已经造成全球 60% 以上的死亡,估计到 2030 年将上升到 75%。[②] 它会使病人身体结构及功能出现病理改变,起病缓慢,潜伏期长,持续时间长,且难以完全治愈,只能缓解或控制其症状,需要长期治疗和护理,并进行特殊康复训练。

心脏病、中风、癌症、慢性呼吸系统疾病和糖尿病等慢性病是迄今世界上人类最主要的死因,占总死亡人口的 63%。在 2008 年死于慢性病的 3 600 万人中,有 29% 的人不足 60 岁并且半数为女性。80% 的非传染性疾病死亡发生在低收入和中等收入国家。[③] 世界卫生组织预测,2005—2015 年,中国因心脏病、卒中和糖尿病导致过早死亡而引起的国民收入损失累计达 5 580 亿美元。

慢性病不同于一般的突发性疾病,从对它的定义来分析,其特点有以下几点。

(1) 不可逆转的病理变化。

慢性病一旦产生,就会对人们的身体造成不可避免的伤害,所以只能尽快治疗、控制及缓解病情。就算通过一系列手段治愈,前期造成的影响也已不可逆转。

---

① 姚志洪. 以共享为基础的医疗卫生信息化[J]. 计算机应用与软件,2006(10).

② Geneva.“*The World Health Report 2002—Reducing Risks, Promoting Healthy Life*”,WHO,(2002),http://www.who.int/whr/2002/en/.

③ WHO. 关于非传染性疾病的 10 个事实[EB/OL]. www.who.int/features/fact-files/noncommunicable_diseases/zh/index.html. 2013-03.

（2）症状复杂，变化多端，容易产生并发症。

由于引起慢性病的原因较多，潜伏期又长，所以它的症状比较复杂，大部分还会产生并发症，从而增加了治疗的难度。

（3）需要长时间用药及其他治疗、护理和照顾。

一般来说，慢性病持续的时间都很长，治疗不是一朝一夕可以见效的，需要长期用药或者采取其他的物理治疗，严重时甚至需要专人护理和照顾。所以，一旦发现慢性病就要尽早治疗，否则产生的伤害将难以预计。

（4）不能完全治愈，需要特殊的康复治疗、训练及护理。

慢性病成因复杂，且多发并发症，所以单纯的药物治疗不能完全治愈，需要配合特殊的康复治疗和训练等，以帮助身体更好地恢复。

（5）要病人改变生活方式或人生目标，以适应疾病的变化。

慢性病会给人们的生活造成较大的影响，而且需要长期治疗和护理，所以可能需要病人改变生活方式或是未来的长期规划，以适应疾病的变化，从而更好地进行治疗。

二、慢性病在我国的趋势及危害

1. 慢性病在我国的发展趋势

在中国，伴随着工业化、城镇化、老龄化进程的加快和国民生活方式的快速变迁，居民慢性病患病率、死亡率呈持续快速增长趋势。慢性非传染性疾病已经成为当前我国人民群众健康的最大威胁。

根据全国第三次死因回顾抽样调查的结果，2004—2005 年，我国慢性病死亡数占到死亡总数的 82.54％（1990—1992 年为 76.48％）。其中，脑血管病和恶性肿瘤分别为第一位、第二位的死因，占死亡总数的 22.54％ 和 22.32％，即有近 45％ 的死者死于脑血管病和恶性肿瘤。[①] 2011 年世界银行发布的《创建健康和谐生活：遏制中国慢性病流行》报告预测，如果中国慢性病的增长势头得不到有效遏制，未来 20 年里，40 岁以上人群中，慢性病患者人数将增长 2～3 倍；慢性病的快速增长主要集中在未来 10 年；到 2030 年，50％ 以上的慢性病负担都将集中在 65 岁以下的劳动力人口。[②] 2012 年国务院发布的《中国的医疗卫生事业》白皮书中指出，中国现有确诊慢性病患者 2.6 亿人，慢性病导致的死亡

---

① 陈竺. 全国第三次死因回顾抽样调查报告［M］. 北京：中国协和医科大学出版社，2008.

② 世界银行. 创建健康和谐生活：遏制中国慢性病流行［J］. 中国卫生政策研究，2012(2).

占总死亡的 85％,导致的疾病负担占总疾病负担的 70％。[①]

根据国家卫生计生委发布的《中国居民营养与慢性病状况报告(2015 年)》,2012 年全国 18 岁及以上成人高血压患病率为 25.2％,糖尿病患病率为 9.7％,与 2002 年相比,患病率呈上升趋势;40 岁及以上人群慢性阻塞性肺病患病率为 9.9％。根据 2013 年全国肿瘤登记结果分析,我国癌症发病率为 235/10 万,肺癌和乳腺癌分别位居男、女性发病首位;十年来我国癌症发病率呈上升趋势。2012 年全国居民慢性病死亡率为 533/10 万,占总死亡人数的 86.6％,心脑血管病、癌症和慢性呼吸系统疾病为主要死因,占总死亡数的 79.4％,其中心脑血管病死亡率为 271.8/10 万,癌症死亡率为 144.3/10 万,慢性呼吸系统疾病死亡率为 68/10 万。有资料指出,全球每年因心脑血管疾病死亡人数达 1 500 万～1 700 万人,如果能以健康的生活方式代替不良的生活方式和行为,其中 50％的人的生命是可以得到挽救的。

从上面的数据我们可以看出,慢性病在我国的发展已经非常普遍,对于慢性病的防控更是迫在眉睫。劳动者作为企业的重要组成部分,他们的身体健康应当引起企业足够的重视,企业也应采取措施来防治、管理员工的慢性病。

2. 慢性病的危害

慢性病的危害有很多种,包括直接危害和间接危害。对于劳动者个人来讲,慢性病的危害主要体现在生活质量下降、经济负担加重、疾病折磨及死亡的风险等方面。

一旦慢性病诊断确定,病人就会处于一种躯体、心理和社会功能失衡的危机状态,单凭患者自身的努力往往无法解决有关慢性病的所有问题。因此,企业对已经患有慢性病的员工应给予足够的重视。

三、慢性病的起因、危险因素情况及主要病种

1. 慢性病的起因

慢性病产生的原因多种多样,现代企业中的大多数员工长期保持一种亚健康的生活方式,在某种程度上增加了患有慢性病的可能性。下面我们将对引起员工慢性病的因素进行系统总结,包括环境因素、个人因素、家庭因素和其他因素。

(1)环境因素。

环境因素主要体现在自然环境、工作环境和工作氛围三个方面。自然环境

---

① 中华人民共和国国务院新闻办公室.中国的医疗卫生事业白皮书[R].2012.

主要指员工工作地区的自然环境状况。它是影响员工健康的"硬"因素,不同的气候、空气的干燥度、季节变化等是影响慢性病但又不可控制的重要因素。工作环境指员工工作单位的环境。如果是在矿区,或是从事产生粉尘比较多的职业,那么极有可能染上尘肺病;如果是化工厂一类的工作环境,则可能会因经常接触化学物品而引起慢性病;如果是在办公室长期伏案工作,那么工作场所的桌椅、摆放的花草、窗户的朝向等也会对员工造成一定的影响。工作环境对员工身体的影响是潜伏性、长期性的,它对员工身体的负面影响是日积月累的。工作氛围包括公司给员工的压力、公司内部人际关系、考评或是绩效考核对员工的影响等。如果工作的氛围比较轻松,压力较小,那么会减少员工得慢性病的可能性。如果工作氛围比较紧张,压力较大,那么员工得慢性病的可能就大一些。比如银行、金融机构的员工就会比其他行业的员工得慢性病的比例大一些。

（2）个人因素。

个人因素主要体现在个人生活习惯、个人心理问题和缺乏运动三个方面。个人生活习惯是影响慢性病的主要因素。工作时间过长和工作压力过大等,使得部分员工养成了不健康的生活习惯,如抽烟、酗酒及较高频率的应酬等,加之熬夜、不吃早餐、不按时吃饭等行为更是影响健康的重要因素。影响员工个人心理健康的因素有:工作压力过大、过度焦虑、长期抑郁等。现代社会人们的生活节奏普遍较快,人们的压力来自于工作、生活的诸多方面,如果没有一个良好的调节方式,很容易因压力过大而情绪失调,从而产生抑郁症、过度疲劳、失眠等慢性病。由于工作需要,许多公司员工都要长时间地坐在办公桌前,一方面,经常静坐或是保持同一坐姿,容易形成静脉曲张、颈椎及腰椎劳损、高血压、高血脂、肥胖等慢性疾病;另一方面,由于运动时间的缺乏、运动量过少等原因,使得身体对疾病的抵抗力下降,从而使得现代企业中员工患有慢性病的概率增大。

（3）家庭及其他影响因素。

家庭及其他影响因素体现在以下几方面:① 家庭关系。约翰·伊特维尔等认为,家庭对于后代的繁衍、家庭成员身体健康的影响及疾病的防治和危险的免除作用尤为重要。家庭成员间的关系,是影响员工身体健康的重要因素。家庭关系良好,家庭成员间就会相互督促、照顾,使得身体长期保持健康。反之,家庭成员间缺乏关心,平时小病不注意,日积月累就会形成慢性病或者其他难以治愈的疾病。② 家族遗传。有一些慢性病是因家族遗传引起的,例如遗传性糖尿病等。对于这样的患者,需要尽可能地调整自己的生活习惯,减少慢性病对自己生活带来的不良影响。③ 没有定期体检的习惯。慢性病如果早发现、早治疗,就会得到较好的控制,也不会引起过多的并发症,对人体的伤害及经济的负担就会小很多。现在很多企业都为员工安排了定期体检,这既体现了企业以人为本的组织文化,也做到了防微杜渐,大大减少了慢性病发生的可能。④ 重视不足,拖延病情。慢性病初发时的症状一般不明显,患者也不会有太多的不适,加之繁忙的工作,可能不会引起特别重视。殊不知,小病不留意,大病找上门。身体出现小的问题不加以重视,等产生慢性病之后,治疗难度加大,也很难治愈。所以,早治疗对慢性病患者来说十分重要。

2. 关于慢性病的危险因素

(1) 吸烟。

我国现有吸烟人数超过 3 亿,15 岁以上人群吸烟率为 28.1%,其中男性吸烟率高达 52.9%,非吸烟者中暴露于二手烟的比例为 72.4%。烟草烟雾中含有 69 种已知的致癌物,吸烟是肺癌、慢性呼吸系统疾病、冠心病、脑卒中等多种疾病发病和死亡的主要危险因素。

(2) 有害饮酒行为。

有害饮酒行为指男性居民平均每天饮用 61 g 及以上纯酒精、女性平均每天饮用 41 g 及以上纯酒精。2012 年,我国 18 岁及以上居民中超过三分之一在一年内有过饮酒行为,饮酒者中有害饮酒率为 9.3%,男性(11.1%)高于女性(2.0%),农村(10.2%)高于城市(7.5%)。控制有害饮酒有助于降低肝脏疾病、胰腺疾病、心脑血管疾病、癌症等的发病风险。

(3) 身体活动不足。

经常参加体育锻炼指每周参加中、高强度体育锻炼 3 次及以上,每次至少持续 30 分钟。2013 年,我国 20~69 岁居民经常参加体育锻炼率为 18.7%。身体活动不足是导致慢性病最重要的危险因素之一。经常参加体育锻炼有利于控制体重,预防心脑血管疾病、糖尿病和癌症等主要慢性病。

(4) 其他因素。

慢性病的危险因素种类较多且较为复杂。以癌症为例,我国癌症发病率的增长,一半是由人口老龄化造成的,其他主要是慢性感染、不健康的生活方式、环境污染和职业暴露等各种因素综合所致。上述诸多因素相互作用、相互影响,发病机理十分复杂。

3. 企业员工常见的几种慢性病

(1) 糖尿病。

糖尿病是血液中胰岛素绝对或相对不足,导致血糖过高,出现糖尿,进而引起脂肪和蛋白质代谢紊乱。临床上可出现多尿、烦渴、多饮、多食、消瘦等表现，重者容易发生酮症酸中毒等急性并发症或血管、神经等慢性并发症。据统计数据显示，2014年，全球糖尿病患者已超过4亿，大多出现在发展中国家，主要原因在于超重与活动不足。中国的糖尿病发病率呈"爆炸式"增长。上海交通大学医学院附属瑞金医院宁光教授等人进一步跟踪了我国近几年的糖尿病发病趋势，并对近10万人进行了长期随访调查。调查显示，我国18岁及以上成人样本中，根据国际最新临床诊断标准进行诊断的糖尿病估测患病率为11.6%，约1.139亿人。

（2）高血压。

高血压是最常见的慢性病，也是心脑血管病最主要的危险因素，脑卒中、心肌梗死、心力衰竭及慢性肾脏病是其主要并发症。国内外的实践证明，高血压是可以预防和控制的疾病。降低高血压患者的血压水平，可明显减少脑卒中及心脏病事件的发生，显著改善患者的生存质量并有效降低疾病负担。高血压的危害性除了与患者的血压水平相关外，还取决于同时存在的其他心血管病的危险因素、靶器官损伤以及合并的其他疾病的情况。相关数据显示，2013年中国高血压患者破3.3亿人。当前我国心血管病死亡数占总死亡数的41%，每年死亡350万人，其中70%的脑卒中和50%的心肌梗死与高血压有关。国内外研究均证实，降低高血压患者的血压水平可减少40%～50%的脑卒中危险和15%～30%的心肌梗死危险。[①] 因此，控制高血压是心血管病防治的切入点。

（3）高血脂。

脂肪代谢或运转异常使血浆一种或多种脂质高于正常称为高脂血症。高脂血症是一种全身性疾病，指血中总胆固醇（TC）和甘油三酯（TG）过高或高密度脂蛋白胆固醇（HDL-C）过低，现代医学称之为血脂异常。临床上主要表现有两个特点：一是原发性，罕见，属遗传性脂代谢紊乱疾病；二是继发性，常见于控制不良糖尿病、饮酒、甲状腺功能减退症、肾病综合征、肾透析、肾移植、胆道阻塞、口服避孕药等。

（4）颈椎病。

颈椎病是指因颈椎退行性病变引起颈椎管或椎间孔变形、狭窄，刺激、压迫颈部脊髓、神经根，并引起相应临床症状的疾病，此病多见于40岁以上患者。现在很多上班族由于长时间保持相同坐姿，缺乏运动等原因，成为颈椎病患者的重要组成群体。

---

① 高血压联盟（中国），国家心血管病中心，中华医学会心血管病学分会，等. 中国高血压患者教育指南[J]. 中华高血压杂志，2013（12）。

（5）工作压力性焦虑。

这在白领或是高级管理层中比较常见，是由于工作压力太大产生的焦虑症。这种焦虑是一种保护性反应，也称为生理性焦虑。当焦虑的严重程度和客观事件或处境明显不符，或者持续时间过长时，就变成了病理性焦虑，称为焦虑症状。符合相关诊断标准的话，就会诊断为焦虑症（也称为焦虑障碍）。

（6）失眠综合征。

失眠是指无法入睡或无法保持睡眠状态，导致睡眠不足。又称入睡和维持睡眠障碍（DIMS），为各种原因引起入睡困难、睡眠深度或频度过短、早醒及睡眠时间不足或质量差等，是一种常见病。它是临床常见病症之一，虽不属于危重疾病，但妨碍人们正常生活、工作、学习和健康，并能加重或诱发心悸、胸痹、眩晕、头痛、中风病等病症。顽固性的失眠，给病人带来长期的痛苦，甚至形成对安眠药物的依赖，而长期服用安眠药物又可引起医源性疾病。

（7）抑郁症。

抑郁症是一种常见的心境障碍，可由各种原因引起，以显著而持久的心境低落为主要临床特征，且心境低落与其处境不相称，严重者可出现自杀念头和行为。多数病例有反复发作的倾向，每次发作大多数可以缓解，部分可有残留症状或转为慢性。引起心理抑郁的原因比较复杂，工作和家庭压力过大，人际关系复杂等都会造成心理抑郁。

（8）肥胖。

肥胖是指一定程度的明显超重与脂肪层过厚，是体内脂肪，尤其是甘油三酯积聚过多而导致的一种状态。由于食物摄入过多或机体代谢的改变而导致体内脂肪积聚过多造成体重过度增长并引起人体病理、生理改变或潜伏。肥胖影响消化系统的功能和内分泌系统的功能。肥胖不仅影响形体美，而且给生活带来不便。肥胖增加癌症发生的危险性，还可能导致关节软组织损伤、生殖能力下降以及心理障碍、心脏病、糖尿病、动脉粥样硬化、脂肪肝、胆结石、水肿、痛风等。可以说肥胖是万症之源，它也是慢性病中最常见的一种病，应该引起人们的重视。

四、员工慢性疾病健康管理计划

1. 国内现有慢性病的防治模式

（1）单纯的治疗模式。

即在发现员工患有慢性病之后进行治疗，这样的方式具有花费大、收效小的特征。因为慢性病潜伏期长,如果早发现、早治疗,就会在很大程度上降低治疗难度,同时也减少了患者本人和公司的损失。所以,单纯的治疗模式仅仅是事后亡羊补牢的做法,是最消极的慢性病防治方式。

（2）单病种防治研究模式。

指对于某一高发并会给患者和社会造成重要影响的慢性病,专门对其进行深入研究,尽可能研究出一定的方法来逐渐降低该慢性病的发病率,研发出治疗效果比较好的药物,帮助患者尽快恢复。这种防治模式的优点是能够有效减低个别慢性病的发生率,降低治疗难度。但其缺点是研究起来难度较大,相关数据的搜集和真实性无法保证,且它只能影响个别慢性病的发展,针对的面较小。

（3）人群预防模式。

这一模式是针对一些慢性病高发地区的人群进行预防,从而降低该类人群或是地区慢性病的发生率。这一模式的优点是,从预防开始,对整个人群或是地区进行干预,有效降低某一类人群或是地区的慢性病发生率,会对慢性病的预防产生积极作用。缺点是整个人群引起慢性病的原因会比较多,调查清楚需要耗费较大的人力、物力。此外,一个人群主要的慢性病可能分为很多种,研究难度比较大,实施起来也很麻烦。

（4）健康促进诊疗管理模式。

该模式是现在比较先进的慢性病治理模式,即制定健康管理规划,整体上对人们的健康状况进行管理,未雨绸缪,将预防和治疗以及后期的相应措施相结合,系统地降低慢性病的发病率,同时从观念上提高大家对于健康的意识,使人们养成良好的生活习惯。这种治疗模式有利于国民健康整体的持续发展。

2. 员工慢性病的管理方式

（1）员工健康教育。

采用公司与健康体检单位、医疗机构联合的方式,对员工进行定期与不定期的健康教育与宣传工作,普及慢性病的相关知识,提高员工对自身慢性病的关注度,增强员工对自身潜在或存在慢性病的认识及管理能力。具体实践为制定并印发《公司员工健康手册》,详细介绍员工常见慢性病的病种和预防的方式,并列举会引起慢性病的原因。做到人手一册,适时更新,增加员工对慢性病的了解和对自身健康管理的责任感。

（2）定期体检。

企业应选择权威的体检机构,定期组织员工进行全面体检。慢性病只有早发现,才能及时采取措施,最大限度地减少对人体的伤害。与此同时,慢性病早期治疗的难度较小,引起的并发症也相对较少,花费不高,可以减轻员工和企业的压力。

（3）建立健康档案。

为公司的每一位员工建立健康档案,包括员工的历年体检结果、病史、过敏史等,尤其对患有慢性病的员工重点关注。一方面,这有利于对员工健康进行系统的管理,而且员工一旦身体有所不适,可以在公司及时找到最全面的数据,有利于对其病情的分析。另一方面,完整的员工健康档案可以让企业管理层清楚地了解员工的健康状况,有助于企业对人力资源进行战略规划。同时,还可以请专业人士对本公司员工健康状况进行分析,针对员工中经常出现的慢性病或其他疾病采取一定的预防措施,从而达到对该病种的有效预防。

（4）聘请专业的健康顾问。

很多员工在工作中可能出现轻微的身体不适,但因为时间和条件限制,不能及时去医院进行检查。如果在某些大中企业中有专业的健康顾问,就可以方便员工咨询自己的身体情况,健康顾问也会给员工提出专业的建议,从而对可能出现的疾病进行及时预防。对于检查出来患有慢性病的员工,健康顾问可以通过专业的知识去安抚员工的情绪,从而有效地消除员工对于疾病的恐惧,帮助员工制订有助于病情缓解的生活计划,为员工提出针对性的建议,从而达到对员工慢性病的有效治疗。

（5）建立心理健康中心。

现代企业的很多员工由于工作繁忙,心理压力普遍过大,一些员工甚至因此得了抑郁症。企业设立心理健康中心,一方面可以从专业的角度通过对员工工作环境的观察与调节,缓解由工作环境带来的压力,使其保持一个良好的工作状态;另一方面,心理健康中心通过与员工的及时沟通,使得员工保持心理健康。心理健康有助于保持身体的健康,特别对于已经患有慢性病的员工,良好的精神状态有助于慢性病的恢复。

（6）相关配套设施建设。

现代许多企业为员工提供了茶水间,在此基础上可以建立健康食品休闲中心,提供健康食品以及自主交流的场合与环境。让员工在繁忙的工作中有所放松,从而促进其身心的健康。

为员工办理健身中心的年卡,鼓励员工下班后或者周末去锻炼身体。多运动能够增强身体的抵抗力,健康的体魄是员工生活、工作的基石。

改善员工的工作环境。工作环境对员工的身体健康起着至关重要的作用,好的工作环境可以让员工身心舒畅,工作高效。

(7) 企业管理层的重视。

企业对于员工慢性病的所有管理流程比如定期体检、健康顾问、相应的设施建设等都需要资金支持。这就要求企业的高层领导人加强以人为本的用人理念,协调公司内部各方利益关系,在经费方面予以支持,这样才能够保证员工慢性病管理体系的顺利实施。

(8) 设立企业慢性病医疗基金。

现实生活中,大多数慢性病的治疗,费用多、治疗时间长、不易根治、多伴有并发症,种种情况都会给患有慢性病的员工造成巨大的经济压力。然而,在我国现行的医疗保险中,慢性病的花费不在报销目录,现在试行的大病医保政策也无法全面覆盖这些慢性病。企业可以在力所能及的情况下,专门设立有关慢性病的医疗基金,帮助这些患有慢性病的员工,尽可能减少员工的经济压力。

(9) 敦促员工形成健康的生活习惯。

1992 年世界卫生组织在维多利亚宣言中倡导人类健康四大基石,即"合理膳食、适量运动、戒烟限酒、心理平衡"。每个人都可通过学会科学生活方式,维护和促进自己的健康。美国通过实施"四大基石",使脑卒中发病率下降 75%,高血压发病率下降 55%,糖尿病发病率下降 50%,肿瘤发病率下降 1/3。在企业员工慢性病的管理措施中,不管企业采取什么样的方法,员工的配合都很重要。员工要对自己的身体负责,养成健康的生活习惯。保持良好的饮食习惯:按时吃饭,坚持每天吃早餐;减少对高脂肪、高热量食物的使用;坚持"少肉多菜,少盐多醋,少糖多果"的饮食原则。具体要做到以下几点:戒烟限酒,保持良好的睡眠。多喝温开水,最好每天八大杯。多做运动。经常做运动,不但可以增强身体的免疫力,还可以减轻人们的压力,使人心情愉悦,减少患心理疾病的可能性。

专栏 5-1

阿胶的传说[①]

传说唐朝时,阿城镇上住着一对年轻的夫妻,当家的叫阿铭,妻子叫阿桥。他们成亲五年后,阿桥有了身孕。不料,阿桥分娩后因气血耗损,身体虚弱,卧

---

① 安铁生.话说中药[M].上海:上海文化出版社,2010.

病在床,吃了许多补气补血的良药,病情仍不见好转。阿铭听人说天上的龙肉最好,地上的驴肉最佳。心想,让妻子吃些驴肉,也许她的身体会好起来的。于是,就叫伙计宰了一头小毛驴,把肉放在锅里煮起来。谁知煮肉的伙计嘴馋,肉煮熟了,便从锅里捞出来吃。其他伙计闻到肉香也围拢来,这个说尝尝,那个也说真香,围住肉锅就吃了起来。他们越吃越不解馋,一锅驴肉不大会儿全进了伙计们的肚子里。这下,煮肉的伙计着了慌,拿什么给女主人吃? 无奈,只好把剩下的驴皮切碎放进锅里,倒满水,升起大火煮起来。熬了足有半天工夫才把皮儿熬化了。这伙计把它从锅里舀出来倒进盆里,却是一盆浓浓的驴皮汤,汤冷后竟凝固成黏糊糊的胶块。伙计尝了一块,倒也味美可口,不禁喜出望外,暗想,干脆把这驴皮胶送给女主人吃,她若问起来,就说煮的时间长了,驴肉化在瓦盆里,变成这样子了。伙计想罢,便把驴皮胶端去给了女主人。女主人把一瓦盆儿驴皮胶吃完了。几日后奇迹出现了,她食欲大增,气血充沛,脸色红润,有了精神。

事隔年余,那位伙计的妻子也分娩了。但产后气血大衰,身体虚弱,危在旦夕,吃了许多补药也不管用。伙计忽然想起给女主人吃驴皮胶的事儿来。于是便把事情告诉了阿铭、阿桥,并向他们借了头毛驴。阿铭、阿桥心地善良,便答应了他。伙计的妻子吃了驴皮胶后,过了几天,便气血回升,肤色红润,大有起色了。自此以后,驴皮胶大补,是产妇良药,便在百姓们中间传扬开了。又因为只有阿城当地熬的胶才有疗效,故称为阿胶。

"牵机药"马钱子[①]

南唐后主李煜死前,不顾一切地写词表达自己亡国后的感伤情怀,演唱"春花秋月何时了"这样的"反动歌曲"。宋太宗知道了说:"是不是叫全城的人都知道我虐待你呀?"他认为是李煜"人还在,心不死",想复辟变天,于是把弟弟赵廷美叫来。赵廷美平时也喜欢写诗作文,是李煜的一个忠实"粉丝"。宋太宗对赵廷美说,今天是李煜生日,你带这壶酒代表我去祝贺一下。赵廷美高高兴兴地去了,可他不知道,这壶酒里已下了"牵机药",这种药酒是用马钱子浸泡出来的。它的药理反应就是使中毒者产生窒息、无力和身体抽搐的症状,先是脖子发硬,然后是肩膀和腿痉挛,最后身体就蜷缩成一个弓形,和古代绷起的织布机很相似,所以叫"牵机药"。李煜是一个相信朋友的人,看来了平时关系很好

---

① 安铁生.话说中药[M].上海:上海文化出版社.2010.

的赵廷美,就没有任何戒心。赵廷美走了之后,李煜就喝下了宋太宗赐的这壶酒,一下子腹中剧痛起来,身体弯曲,头和脚都快要接到一块儿,最后在非常巨大的肉体痛苦中去世,只活了42岁。

古谚语说:"马钱子、马钱子,马前吃了马后死。"由于马钱子毒性大,中医开方入药必须严格炮制后使用,以降毒性,具散血热、消肿止痛的功效。而未经炮制的马钱子毒性极大,四川省一个青年农民因为关节痛,服了游医给的四粒马钱子(共6克重),几小时后中毒死亡;法国大仲马的名著《基度山伯爵》中,亦描写了美貌的检察官夫人为获取巨额财产,五次用马钱子提取的士的宁杀死四条人命。这些与《本草原始》里关于马钱子"鸟中其毒则麻木撞急而死;狗中其毒则苦痛断肠而死;若误服之,令人四肢痉挛"的记述是一致的。

3. 社区慢性病管理借鉴

目前在中国,员工慢性病管理鲜被人们提起,可供借鉴的经验也不多,大多可供借鉴的经验都来自国外。所以,我们选择了一个社区慢性病管理的模式作为参考,以资借鉴。

××社区慢性病管理模式

一、健康教育

在三个月的强化管理过程中,做大课讲座不少于四次,每次不少于1小时,主要内容为人类健康四大基石、疾病的防治以及有关饮食、运动治疗和能量平衡的知识;必要时,根据患者的需要可以增加专业医学知识,安排相应的讲座内容。

二、行为调整

1. 饮食疗法

中国中医学泰斗张锡纯在《医学衷中参西录》中曾说过,食物"病人服之,不但疗病,还可充饥;不但充饥,更可适口。用之对症,病自渐愈。即不对症,亦无他患"。现代社会,我们更应当注重饮食对身体的调理。运动饮食疗法需要医生为患者提供专业化的疗程安排,做到服用适量,疗养适度。

2. 运动疗法

运动疗法,属于物理疗法。它主要指的是患者利用器械、徒手或患者自身力量,通过一些运动方式,使得患者的身体得到恢复和康复的一种疗法。患者采用运动疗法同样需要听取医生专业化的建议,进行适量的运动。

三、科学监测

监测每天的总消耗量及运动消耗量,根据膳食日记,用生活方式疾病防治软件定期进行摄入能量监测,然后监测能量平衡情况。

四、综合治疗方法

1. 心理疏导法

在整个管理过程中,医生或者专业的心理辅导人员要做患者的知心朋友,调动其积极性,让其主动配合管理,从而实现医患互动。每次个体化指导时,均应耐心倾听患者的倾诉,观察了解患者的心情、情绪,从中发现问题,并做针对性的疏导,及时解决。

2. 量化饮食治疗

使用生活方式疾病综合防治系统软件依据患者的身高、体重及劳动状况计算其摄入的总热量,对患者开出个性化的饮食处方,包括:每日总热量分配,热能来源比,食物分类量(主食、肉类、蛋类、蔬菜、水果等)。采用能量监测仪监测患者每天总热量的消耗,使总热量的摄入和消耗保持动态平衡,肥胖者保持负平衡。

3. 量化运动治疗

依据患者的病情,采用能量监测仪监测患者每天运动的消耗量,指导患者每日运动(运动方式、运动次数、运动持续时间、运动强度等)消耗的热量达到规定的有效运动量。

五、合理用药

开始时不改变综合管理前的药物治疗方案,直至通过综合治疗病情稳定好转后才开始减药。

六、诊疗管理流程

1. 治疗期(三个月)

第一周

✍ 电子建档,基础调查——了解基础病情,测身高、体重、腹围、臀围、血压,进行相关化验检查,填写病例随访调查表(初);

✍ 用饮食运动评分表对患者的饮食、运动作大致的了解;

✍ 指导记录日常膳食日记——了解膳食是否合理;

✍ 佩戴并指导使用能量监测仪——了解运动是否适量。

第二周

☑ 检查指导膳食日记,作膳食分析,并选择1～3项主要问题提出改进办法;

☑ 检查运动消耗量,作运动量评价并给出适宜运动量;

☑ 开出首诊饮食、运动处方:保证总量平衡,营养素大体平衡;

☑ 了解并指导改变其他不良生活习惯。

第三周

☑ 进一步指导,使患者能够正确使用能量监测仪,完整记录饮食日记;

☑ 检查膳食、运动处方执行情况和摄入、消耗能量的情况,开出调整的饮食、运动处方,包括量和提示语;

☑ 督促改正其他不良生活习惯(戒烟、限酒等);

☑ 根据患者的病情,停止不合理的用药和保健品。

第四周

☑ 教给患者食物交换份知识;

☑ 根据病情和能量平衡情况,第二次调整饮食和运动处方;

☑ 医患双方互动,达到患者认同,指导患者自我管理;

☑ 病情监测,相关项目复查。

第六周

☑ 进一步规范饮食和运动,按阶梯式不断提高饮食和运动的质量;根据患者口味科学配餐,应用食品交换份,开出详细膳食食谱,调整饮食的结构和量;第三次调整饮食和运动处方,达到能量平衡;

☑ 纠正其他不良习惯(盐、烟、酒、夜生活等);

☑ 根据病情进行心理调整。

第八周

☑ 严格把握能量平衡状况,规范其用药,做到合理用药;

☑ 指导正确使用保健食品;

☑ 相关项目复查。

第十周

☑ 建立起健康的生活方式;

☑ 饮食达到合理状况,包括饮食量、结构、餐次、烹饪方法、特殊病情注意事项;

✍ 运动达到合理状况,包括运动量、时间、频率、方式、不同疾病的运动禁忌;

✍ 根据病情控制情况,酌情减药。

第十二周

✍ 病情监测,收集数据,填写病例随访调查表(3个月);

✍ 阶段评估,做总结性的指导;

✍ 组织患者间交流,让依从性好、病情控制效果好的患者带动其他患者,不断扩大诊疗对象;

✍ 患者强化期结束,转为巩固期进行持续管理。

2. 巩固期(第4个月—第12个月)

复诊内容:继续用生活方式疾病防治系统跟踪服务,监测能量平衡1~2周,检查、巩固强化管理期的成果,直到出现生活事件(如长假期、旅游、婚丧喜庆、过年过节、患其他疾病等)的健康行为,防止病情反弹。

填写病例随访调查表(1年)

3. 随访期

✍ 随访期为第二年及以后,直至终生;

✍ 随访频率:每3~6月一次;

✍ 随访内容:同巩固期;

✍ 填写病例随访调查表(n年),每年做一次阶段评估。

4. 结果与评价

✍ 不同病种、不同时期的诊疗管理人数;中断管理人数及中断原因分析;

✍ 病例发现途径的评价,病例筛查发现率;

✍ 病历和随访记录正确完整率、规范管理率;总结报告的质量;

✍ 效果评估:

✍ 不同病种、不同时期的有效率、控制率、不良率、并发症发生率;

✍ 不同病种、不同时期的各种监测指标的评估;认知水平和行为改变;费用评估(直接费用:诊疗费、药费、检验费;间接费用:交通、误工、陪护费);

✍ 效果影响因素的分析;

✍ 就诊者的反映和满意度。

七、社区慢性病管理的原则

开展健康管理,当好疾病预防"守门人",把控制本辖区内居民健康危险因素作为工作目标。其中社区医生发挥主要作用,其职能有:掌握本辖区居民的详细健康状况;指导糖尿病、高血压等慢性病患者正确的饮食和锻炼方式;负责诊治辖区居民的常见病、多发病及病后的康复和保健;及时监控居民的大病征兆,让居民在大病初起时能尽早得到治疗并及时转诊,以达到为广大社区居民构筑健康屏障,控制疾病的发生和发展,力争做到"不生病、少生病""少花钱、不花钱"的目的。

让社区医生初步掌握运用计算机管理健康档案和慢性病管理知识,掌握慢性病防治的基本理论和技能,转变服务理念,改变以往以病人和疾病为中心的纯治疗型的被动服务,创建以保护和促进人群健康为中心的防治结合型主动、连续、综合服务模式。

突出社区卫生服务载体,以健康教育和健康促进为手段,对健康人群、高危人群、患病人群开展慢性病健康管理及防治。对一般人群采取健康教育为主;高危人群采取互动管理为主;患病人群采取强化管理为主。

社区综合防治流程及具体内容参见图5.1。

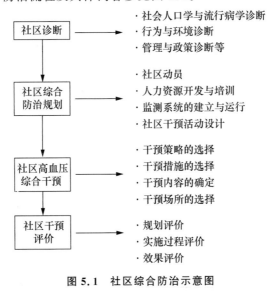

图 5.1　社区综合防治示意图

第二节 员工心理健康管理

世界卫生组织(WHO)对健康的定义是:"健康是一种生理的、心理的及社会幸福的完全状态,而不仅是指没有生病。"由这一定义我们可以知道,健康是一个多维的概念。身心健康才是真正的健康。

一、心理健康判定标准

依据心理健康管理的理论基础,国外学者对心理健康的标准作了一些表述。英格里士认为:"心理健康是指一种持续的心理情况,当事者在那种情况下能作良好适应,具有生命的活力,而且能充分发展其身心的潜能,这乃是一种积极的丰富情况,不只是免于心理疾病而已。"麦灵格尔认为:"心理健康是指人们对于环境及相互间具有最高效率及快乐的适应情况。不仅是要有效率,也不仅是要能有满足之感,或是能愉快地接受生活的规范,而是需要三者具备。"

心理健康的评定标准主要表现在七个方面:

(1)智力正常,智商在90~129;

(2)情绪适中;

(3)意志健全;

(4)人格统一,言行一致;

(5)人际关系和谐,关心奉献;

(6)心理活动符合年龄特征;

(7)对自己的能力进行适当的评价,"理想自我"与"现实自我"基本相符。

专栏 5-2

工作压力自测①

这份测试的目的是评估压力的起因,你不必花很多时间去思考每一道问题,只需凭第一感觉尽可能地回答问题(1代表从未,2代表偶尔,3代表经常,4代表不断或者几乎每次都是)。

1 我被委派的工作量多到无法愉快胜任　　　　　　　　　　1　2　3　4

---

① http://news.sohu.com/2004/06/24/15/news220691581.shtml.

2. 我被指派的工作困难到无法完成	1　2　3　4
3. 工作中的干扰太多	1　2　3　4
4. 我无法确定何时该做何事	1　2　3　4
5. 我在同一时间被不同的人指派不同的工作	1　2　3　4
6. 我周围的人使我感到恼怒	1　2　3　4
7. 我担心我的工作无法达到标准	1　2　3　4
8. 危机总是不停地出现	1　2　3　4
9. 我的工作量总是不可预测地出现变化	1　2　3　4
10. 我在白天结束时总感觉精疲力竭	1　2　3　4
11. 我对工作感到厌倦	1　2　3　4
12. 我的工作过于简单	1　2　3　4
13. 我对物质条件、噪音感到厌烦	1　2　3　4
14. 我的工作似乎无关紧要,而且要求不高	1　2　3　4
15. 流言蜚语或暗箭伤人的情形实在太多了	1　2　3　4
16. 我周围的人太缺乏幽默感了	1　2　3　4
17. 我的工作量不足以让我感到忙碌	1　2　3　4
18. 我期望发生一些令人兴奋的事情	1　2　3　4
19. 我周围的人全都令人厌烦	1　2　3　4
20. 我的工作不断重复而且单调乏味	1　2　3　4

前十题的分数加起来得到你的 P 分,后十题的分数加起来得到你的 T 分。二者可以勾勒出你工作中的固有压力。简言之,工作量过少或过多都会造成你的压力。

P 和 T 分都小于等于 23 分:你能很愉快地工作而且不受压力苦恼;

P 分高于 23 分:和大多数人一样你有工作压力;

T 分高于 23 分:你的工作倾向于枯燥乏味,而且你有可能感觉未获重用,或者感到不满;

P 和 T 分都高于等于 29 分:你目前可能觉得工作压力让你喘不过气来。

二、现代人的心理问题

心理平衡是健康的第一基石。心态决定平衡,心态决定健康,心态决定命运。而做不到好心态,就极易产生心理问题及心理疾病。现代人往往面临以下心理问题的困扰。

1. 抑郁

抑郁患者常常感觉疲惫不堪、精力丧失。抑郁不同于焦虑,它不会在病程过程中出现波动,它是一种持久性反应;对于很多病人来说,抑郁可以持续一年或者更久。抑郁增加了人患有各种疾病的风险。目前许多企业的抑郁干预措施,已经成为员工健康管理的重要内容。

2. 焦虑

焦虑是一种不明原因的害怕,是不能达到目标和不能克服障碍时表现出的紧张不安,心烦意乱,忧心忡忡;经常怨天尤人,自忧自怜,毫无缘由地悲叹不已;碰上一点小事,往往坐立不安;遇到一点紧张的心理压力,便会慌张地不知所措,注意力难以集中,难以完成工作任务,并伴有身体不适感,如出汗、口干、心悸、嗓子有堵塞感、失眠等。

3. 烦躁

"最近比较烦"常常被现代都市人挂在嘴角。浮躁的社会,让我们的情绪也烦躁了起来,工作压力、情感困扰、生活压力无处不在。在工作学习生活中,经常莫名其妙地感觉到烦闷不安、急躁易怒。一点小的刺激,就会让我们的情绪不再稳定,总想宣泄自己的不良情绪。

4. 仇恨

仇恨通常是由畏惧、愤怒、厌恶以及受伤害或被冒犯的感受衍生而来,是一种感到不满的情绪反应,具有强烈的敌意与反感。

5. 冲动

冲动是指由外界刺激引起,靠激情推动,爆发突然,带有强烈的情绪色彩,缺乏理智而带有盲目性,对后果缺乏清醒认识的行为。因而常表现为感情用事、鲁莽行事,其行为缺乏意识能动调节作用,既不对行为的目的作清醒的思考,也不对实施行为的可能性进行实事求是的分析,更不对行为的消极和不良后果作理性的评估和认识,而是一厢情愿、忘乎所以,结果往往后悔莫及,甚至铸成大错,遗憾终身。

6. 强迫

近年来统计数据显示,强迫症的发病率正在不断攀升,普通人群中强迫症的终身患病率为 $1\% \sim 2\%$,约 2/3 的患者在 25 岁前发病。强迫症属于焦虑障碍的一种类型,其特点为有意识的强迫和反强迫并存,一些毫无意义、甚至违背自己意愿的想法或冲动反反复复侵入患者的日常生活。患者虽体验到这些想法或冲动来源于自身,并极力抵抗,但始终无法控制,二者强烈的冲突使其感到巨大的焦虑和痛苦,影响学习工作、人际交往甚至生活起居。

7. 自恋

自恋的人具有自我重要的夸大感,认为自己是"特殊"的和独一无二的,只能被其他特殊的或更高地位的人们(或单位)所了解或共事;要求过分的赞扬;沉湎于无限成功、权力、光辉、美丽或理想爱情的幻想;显示出骄傲、傲慢的行为或态度。

8. 依赖

太过于依赖他人的人宁愿放弃自己的个人趣味、人生观,只要他(她)能找到一座靠山,时刻得到别人对他的温情就心满意足了。这种处世方式会使得他(她)越来越懒惰、脆弱,缺乏自主性和创造性。由于处处委曲求全,依赖型人格障碍患者会产生越来越多的压抑感,这种压抑感阻止着他(她)为自己干点什么和发展个人爱好。

9. 自杀

自杀是指个体蓄意或自愿采取各种手段结束自己生命的行为。这是一种复杂的社会现象。据统计,中国每年至少有 25 万人自杀,200 万人自杀未遂。因此,健康管理应从心开始。

三、心理问题产生的原因

引起心理问题的原因十分复杂,这里主要介绍几种常见的因素。

1. 生理学原因

(1)弗洛伊德的力比多学说。力比多泛指一切身体器官的快感。弗洛伊德认为,力比多是一种机体生存、寻求快乐和逃避痛苦的本能欲望,是一种与死的本能相反的生的本能的动机力量。他把它看作人的一切心理活动和行为的动力源泉,是人的心理现象发生的驱动力。

(2)马斯洛的需求层次论。1943 年,美国心理学家马斯洛发表了《人类动机的理论》一书。在这本书中,马斯洛提出了著名的人的需求层次理论。他把人的需求分成生理需求、安全需求、归属与爱的需求、尊重需求和自我实现需求五类,依次由较低层次到较高层次排列。人类不会安于底层的需求,较低层的需求被满足之后,就会往高处发展。满足生理需求之后就追求心理满足和社会认同,之后就想被爱,被尊重,希望人格与自身价值被承认。而这些心理需求一旦得不到满足,人就会出现心理问题。

2. 神经因素

巴甫洛夫认为,人的心理和精神、一切智力行为和随意运动,都是对信号的反应。他把意识和行为看作"反射",即机体通过中枢神经系统,对作用于感受器的外界刺激所发生的规律性反应。机体生来具有的、对保存生命具有根本意义的反射称作无条件反射;在无条件反射基础上,后天习得的反射则称作条件反射。条件反射是外在世界和有机体之间形成联系的机制。条件反射既是生理现象,也是心理现象,即心理学上所谓的联想。而产生有悖于身心健康的不良联想就会造成心理问题的产生。

3. 社会因素

政治、经济、文化教育、社会关系等属于影响心理健康的社会因素。其中的各种不健康的思想、情感和行为,会严重腐蚀人的心理健康。社会因素对一个人的生存和发展几乎起着决定性作用,尤其在今日,人与人之间的交往日益广泛,各种社会传媒的作用越来越大,生活紧张事件增多,矛盾、冲突、竞争加剧,这些都会加重人们的心理负担,导致员工心理扭曲。一旦此类压力没有得到及时舒解,就会引发心理疾病,造成一幕幕惨案。

4. 不良生活方式

频繁吸烟、酗酒、不良饮食习惯、精神紧张、缺乏锻炼等不良的生活方式会引起各种生活方式病。生活方式病是由于人们的衣食住行、劳动工作、社会交往等日常生活中的不良行为导致的躯体或心理疾病,如高血压、肿瘤、糖尿病、痛风、肥胖、心理问题等。

四、人际关系管理

当今社会,拥有和谐人际关系对员工的发展成长至关重要,人际关系的好坏也直接影响着员工的心理健康程度。健康的人际关系表现为乐于交往、态度积极,既能接受和理解他人的感受,也善于表达自己的思想情感;在交往中能悦纳他人、愉悦自己;在群体中既有广泛的朋友,又有知己。这是心理健康的关键特征,也是保证心理健康的条件。

在人际关系管理过程中,要遵守"尊、诚、和、助、赏"五个原则。

(1)尊,即平等待人,不可傲视他人。

(2)诚,即以诚相待,言而有信,切忌轻易许诺,言而无信。

(3)和,即求同存异,以和为贵,与人和谐相处。子曰:"君子和而不同,小人同而不和"，"礼之上，和为贵。先王之道，斯为美，小大由之。"老子曾说："美之为美，斯恶已，善之为善，斯不善已。有无相生，难易相成，长短相形，高下相倾，声音相和，前后相随。"和谐才有美，和谐才会快乐，创造和谐社会是我们每个人的责任。

（4）助，即要善于帮助别人，助即德，"厚德载物"。送人玫瑰，手留余香。帮助别人可以给自己带来快乐，要助人为乐。

（5）赏，即要学会赞扬别人。赞扬不是阿谀奉承，溜须拍马，赞扬是要善于赏识别人的优点并给予肯定。

第三节　员工营养健康管理

21世纪是以人为本的世纪，常言道，"天才发企，人才治企，庸才毁企"。新时代面临新挑战，人才的力量在社会发展中占有越来越重要的地位。一个人若是没有健康的身体，拥有再好的事业也是无本之木，无源之水。在日常的工作和生活中，健康问题成为企业和员工个人共同关注的焦点。对员工健康的投资，不仅是对家庭和社会的贡献，也是对企业生产力的回报。

对于健康的定义有很多。《辞海》中对于健康的定义是："人体各器官系统发育良好、功能正常、体制健壮、精力充沛并具有良好劳动效能的状态。通常用人体测量、体格检查等各种卫生标准来衡量。"[①]世界卫生组织在1984《宪章》中明确提出，健康不仅仅是没有疾病和不虚弱状态，而是身体、心理和社会适应能力上三方面的完美状态。1990年，世界卫生组织又在健康定义中加入了"道德健康"的概念。至2000年，又加上了"生殖健康"的概念。一个人只有在躯体健康、心理健康、社会良好适应能力、道德健康和生殖健康五方面都具备才能称得上是健康。合理膳食、适量运动、生活规律习惯及心理平衡共同构成了健康的四大基石。员工营养健康管理作为员工健康管理体系中的一个分支，是员工健康管理体系的重要内容，并主要体现于健康四大基石中合理的膳食结构上。

专栏 5-3

健康的八大要素

1. 营养：保持营养平衡，多吃粗粮、杂粮和新鲜蔬菜水果，饮食习惯注意低

---

① 石磊.远离职业病——干部健康读本[M].北京：人民出版社，2013：2.

盐、低糖、低脂肪。

2. 锻炼：根据自己的身体状况和条件,选择一两种适合的方式进行锻炼,并持之以恒。

3. 喝水：每天要喝足量的清洁水,1 500毫升以上,最好清晨一杯白开水。少喝饮料,多饮绿茶。

4. 阳光：经常到户外活动,接受自然光线的照射。

5. 节欲：节制物欲和色欲,戒烟、少酒。

6. 空气：室内通风,经常到大自然中呼吸新鲜空气。

7. 休息：充足的睡眠。

8. 信念：工作、学习、生活要有正确的目标,竞争状态饱满。

一、营养素的概念及分类

为了保持身体的正常高效运转,人们必须从膳食中获取各种各样的营养物质。营养素是人体为了生存和维护正常生存质量必须从自然界(或其他途径)中摄取的,我们人体大多无法合成的物质。营养素按需求可以分为必需营养素和非必需营养素两大类。必需营养素是指不能在体内合成,必须从食物中获得的营养素；非必需营养素是指可以在体内由其他食物成分转换生成,不一定需要由食物直接获得的。营养素按类别可以分为七类。前六大类营养素主要包括：水、蛋白质、脂类(脂肪和类脂)、糖类(碳水化合物)、矿物质和无机盐、维生素。"第七类营养素"是指纤维素,它广泛存在于日常普通的食物,如青豆、小扁豆、土豆、玉米、韭菜、芹菜、青菜、各种水果,以及野菜等食物中。

1. 水

水是生命的源泉,是构成细胞和体液的重要组成成分。成人体内水分含量约占体重的65%,水广泛分布在组织细胞内外,构成人体的内环境。水有利于体内化学反应的进行,对器官、关节、肌肉、组织能起到缓冲、润滑、保护的作用。此外,在生物体内还起到运输物质的作用,参与人体内新陈代谢,比如在消化、吸收、循环、排泄过程中,可协助加速营养物质的运送和废物的排泄,使人体内新陈代谢和生理化学反应得以顺利进行。水还能调节人体体温,比如在高温下,体热可随水分经皮肤蒸发散热,以维持人体体温的恒定。

2. 蛋白质

蛋白质是维持生命体不可缺少的要素。人体组织、器官由细胞构成,细胞结构的主要成分为蛋白质。机体的生长、组织的修复、各种酶和激素对体内生化反应的调节、抵御疾病的抗体的组成、维持渗透压、传递遗传信息,无一不是蛋白质在起作用。它的作用主要体现在:人体内食物的消化、吸收、利用;维持机体免疫功能;调节肌肉收缩功能;运送营养素;携带和运送氧气;调节渗透压并维持体液平衡;调节机体功能活动。

3. 碳水化合物

碳水化合物是为生命活动提供能源的主要营养素,它广泛存在于米、面、薯类、豆类、各种杂粮中。这类食物可以提供热量,每日提供的热卡应占总热卡的60%～65%。任何碳水化合物到体内经生化反应最终均分解为糖,因此亦称之为糖类。除供能外,它还促进其他营养素的代谢,具有解毒作用。与蛋白质、脂肪结合成糖蛋白、糖脂,组成抗体、酶、激素、细胞膜、神经组织、核糖核酸等具有重要功能的物质。

4. 脂肪

脂类也是组成生物体的重要成分,如磷脂是构成生物膜的重要成分,油脂是机体代谢所需燃料的贮存和运输形式。脂肪满足机体生理功能和代谢的需要,供给必需脂肪酸,而且它有利于维生素的吸收,即促进脂溶性维生素吸收。脂类物质也可为动物机体提供溶解于其中的必需脂肪酸和脂溶性维生素。同时它在人体中还具有隔热、保温、防震荡的功效,存于脏器间的脂肪可以保护机体的重要脏器。

5. 维生素

维生素是维持人体生命活动所必需的一类有机物质,也是保持人体健康的重要活性物质。其对维持人体生长发育和生理功能起重要作用,可促进酶的活力或为辅酶之一。维生素在体内的含量很少,但不可或缺。维生素可分两类:一类为脂溶类维生素,包括维生素 A、D、E、K,它们可在体内储存,不需每日提供,但过量会引起中毒;另一类为水溶性维生素,包括维生素 B 族、维生素 C 等,这一类占大多数,它们不在体内储存,需每日从食物中提供,由于代谢快,不易中毒。两者各司其职,缺一不可,并能帮助人体对物质的吸收起到一定的作用。维生素的生理功能主要是维持正常的视觉功能,维持上皮组织的正常生长与分化,促进生长发育,维持机体正常免疫功能,防止细胞癌变,而且具有抗氧化作用。

6. 矿物质

矿物质是人体主要组成物质,碳、氢、氧、氮约占人体重总量的96%,钙、磷、钾、钠、氯、镁、硫占3.95%,其他则为微量元素,共41种。每种元素均有其重要的、独特的、不可替代的作用,各元素间又有密切联系,在儿童营养学研究中这部分占很大比例。矿物质虽不供能,但有重要的生理功能。它是构成骨骼的主要成分,也是组成酶的成分。矿物质可以维持神经、肌肉等的正常生理功能,还可以维持渗透压,保持酸碱平衡。矿物质缺乏就会引起相应的疾病,比如缺钙会引发佝偻病;缺铁与贫血相关;缺锌会使得生长发育落后;缺碘会造成生长迟缓、智力落后,等等。因此,微量元素对人体健康的作用也应引起足够的重视。

7. 膳食纤维

膳食纤维的定义有两种:一种是从生理学角度将膳食纤维定义为哺乳动物消化系统内未被消化的植物细胞的残存物,包括纤维素、半纤维素、果胶、抗性淀粉和木质素等;另外一种是从化学角度将膳食纤维定义为植物的非淀粉多糖加木质素。膳食纤维可分为可溶性膳食纤维和非可溶性膳食纤维。前者包括部分半纤维素、果胶和树胶等,后者包括纤维素、木质素等。其中苹果胶原作为一种天然大分子水溶性膳食纤维,具有强力吸附、排除人体"辐射物"(正电荷物质)的作用,是人体必需的营养平衡素。它具有独特的分子结构,不能被人体直接消化的生理特性,从而可以自然吸附"毒素""负营养""重金属""自由基"等人体内难以自我代谢的有害物质,并排出体外,从而达到营养平衡。经常食用苹果胶原可以预防和抑制心血管疾病、肠胃疾病、呼吸道疾病、代谢性疾病和肿瘤等多种疾病。膳食纤维有利于食物的消化过程,防止能量过剩和肥胖,还可以降低血清胆固醇,预防冠心病、胆石形成,同时促进结肠功能,预防结肠癌,维持血糖正常平衡,防治糖尿病等疾病的发生。

专栏 5-4

从八珍糕谈白扁豆[①]

绍兴开元寺是座香火旺盛的古庙,寺外曾有家明代即名闻遐迩的糕饼店。店里有位糕点师傅,经常看到妇女带着面黄肌瘦、脸色憔悴的孩子进庙烧香,祈求神灵保佑孩子消灾祛病。懂一些医药知识的糕点师傅知道这些儿童多系疳积奶痨所致,便想出一种方法,在他做的米糕中加入白扁豆、山药、芡实等补气健脾的食品,送给一些贫穷黄瘦的孩子吃。不久这些孩子大多变得面色红润、活泼健壮。此事一传十,十传百,大家都乐于买该店的米糕给孩子吃,糕饼店生

---

①　安铁生.话说中药[M].上海文化出版社,2010.

意变得十分兴隆。当地一位医生得悉后，便配合糕饼师傅充实配料，增加了茯苓、党参、白术等中药，使之更加合理有效，因米糕有八味可做食疗的药物加入其中，于是美其名曰"八仙糕"。据传，明代著名医家陈实功收集总结这一民间食疗验方，进一步调整方剂并更名"八珍糕"，后编入著名的《外科正宗》一书。清代的慈禧太后曾因"郁闷不乐、少食不饮、恶心呕吐、大便稀溏"卧倒病榻，太医李德立想到陈实功的"八珍糕"，便命厨师遵方精制送上，没几天慈禧便神爽食增。慈禧见此物选料精当、食用便利、效果不凡，不管有病没病，平日总爱吃些"八珍糕"来和中养胃。这里就有白扁豆等药材的一份功劳。

补血良药枸杞子的神奇传说①

枸杞子具有滋补肝肾、益精养血的功效，是一味药食同源的滋补佳品，既可与其他中药材搭配入药，又可与日常食物搭配入菜、煮粥、煲汤。其颜色鲜红，味道香甜。中医很早就有"枸杞养生"的说法，认为常吃枸杞子能"坚筋骨、耐寒暑"。所以，它常被当作滋补调养良药。

传说古时候有一位使者，在出使河西的途中，见到一位青年女子正在痛打一位须发皆白的老人。使者上前责问，那位女子竟然说这位老人是她的曾孙。使者更加生气地继续追问："他怎么可能是你的曾孙呢？"那位女子说道："我今年370岁了，还身强力壮，可他却老态龙钟，还要人照顾。让他服用自家的良药来祛病延年，他却不听话。"使者一听甚觉奇妙，问那女子说："你服用的是什么良药呀？"女子笑着说："此药很平常。春采叶，名曰天精草；夏采花，名曰长生草；秋采籽，名曰枸杞子；冬采根，名曰地骨皮。常服食可延年益寿。"

二、营养素在膳食中的作用

营养素是食物中存在的，能够为机体提供能量，维持组织结构和调节机体生命过程所需要的有机和无机物质。营养素是构成生命的基本物质，具有供给能量、参与能量的供给过程、保护和协调各生命单位的生理功能，还具有维护免疫、抗衰老、抗癌等功能。其在膳食中的作用十分重大。

1. 营养的比例平衡理论

人体所需的各种营养素，必须通过食物不断得到供应和补充。在这个过程中有一个食物的配比关系，即在人体的生理需要和膳食营养供给之间建立平衡

---

① 安铁生.话说中药[M].上海文化出版社,2010.

的关系,也就是"膳食平衡"的概念。平衡膳食是指同时在四个方面使膳食营养供给与生理需要之间建立起平衡关系,即氨基酸平衡、能量营养素构成平衡、酸碱平衡及各种营养素摄入量之间的平衡,只有这样才有利于营养素的吸收和利用。如果关系失调,膳食结构不适应人体生理需要,就会对人体健康造成不良影响,甚至导致某些营养性疾病。实验证明:每日三餐,食物中的蛋白质消化吸收率为85%,如改为每日两餐,每餐各吃全天食物量的一半,则蛋白质消化吸收率仅为75%。因此,按照我国人民的生活习惯,每日三餐还是比较合理的。此外,还要注意,两餐的间隔以4~5小时最为适宜。

(1) 氨基酸平衡。

膳食蛋白质中氨基酸的构成应有适当的比例。平衡膳食中蛋白质含有人体必需的8种氨基酸,不仅种类齐全、数量充足、互相之间比例适当,而且还含有一定比例的非必需氨基酸。食物蛋白质营养价值的高低,很大程度上取决于食物中所含的8种人体必需的氨基酸的数量及比例。只有数量与比例同人体的需要接近时,才能合成人体的组织蛋白,反之则会影响食物中蛋白质的利用。世界卫生组织提出了人体所需8种氨基酸的比例,比例越与之接近,生理价值越高。生理价值接近100时,即100%被吸收,就称为全部氨基酸平衡。食物蛋白质氨基酸构成评分如下:人奶100、鸡蛋100、牛奶95、黄豆74、大米67、花生65、小米63、小麦53、芝麻50。能达到氨基酸全部平衡的蛋白质,被称为完全蛋白质。利用这个标准可以对各种食物的蛋白质进行氨基酸评分。人奶、鸡蛋的氨基酸比例与人体极为接近,因此可称为氨基酸平衡的食品。而多数食品均为氨基酸构成不平衡,所以蛋白质营养价值会受到影响。如玉米中亮氨酸过高影响了异亮氨酸的利用;小米中精氨酸过高,影响了赖氨酸的利用。因此,以植物性食物为主的膳食,应注意食物的合理搭配,协调氨基酸构成比例的不平衡。如将谷物类与豆类混食,制成黄豆玉米粉、黄豆小米粉等,可提高蛋白质的利用率和营养价值。

(2) 能量营养素构成平衡。

蛋白质、脂肪和碳水化合物在膳食结构中含量最多,它们三者的关系在人体代谢过程中也表现得最为密切。其在人体内经过生理燃烧后,分别给机体提供的能量为:碳水化合物占55%~65%,蛋白质占10%~15%,脂肪占20%~30%。达到这样的比例即称为能量营养素平衡,反之,则可能出现营养不良(包括营养过剩和营养不足两方面)。膳食中如果有足够的碳水化合物和脂肪,就可以减少蛋白质作为能量而消耗的部分,从而有助于蛋白质在体内的利用和储留。如膳食中蛋白质供给量不足,单纯提高碳水化合物和脂肪的供给量,也不能维持氮平衡。热能供给不足，未能达到机体最低需要量时，仅提高蛋白质的供给量，不仅会造成蛋白质的浪费，而且也不能有效地改善氮平衡。因此，只有蛋白质的供给量达到最低需要量以上，提高碳水化合物和脂肪的供给量，才能发挥它们对蛋白质的"节约"作用；同样，也只有在碳水化合物和脂肪的供给量，达到最低需要量以上时，提高蛋白质的供给量，才能使其充分发挥作用。

（3）酸碱平衡。

正常情况下的血清由于自身的缓冲作用，pH 值一般保持在 7.3～7.4 之间。人们食用适量的酸性食品和碱性食品，将会维持体液的酸碱平衡，但食品若搭配不当，则会引起生理上的酸碱失衡。常见的酸性食品有：蛋黄、大米、鸡肉、鳗鱼、面粉、鲤鱼、猪肉、牛肉、干鱿、啤酒、花生等。常见的碱性食品有：海带、菠菜、西瓜、萝卜、茶叶、香蕉、苹果、草莓、南瓜、四季豆、黄瓜、藕等。

若食品搭配不当，过食酸性食品，就会使体液偏酸性、血液颜色加深、黏度增加，易导致风湿性关节炎、低血压、腹泻、偏头痛、牙龈发炎等疾患，严重时还会引起酸中毒。这种现象被称为酸性体质，将会影响身体健康。同样，过食碱性食物会使体液偏碱性，易导致高血压、便秘、糖尿病、动脉硬化乃至白血病等。机体体液最好是达到酸碱平衡、略偏碱性的状态。因此，对酸碱食物的比例掌握不可忽视。

（4）各种营养素摄入量之间的平衡。

膳食中的其他一些营养素，在代谢过程中也存在着相互影响，有的可相互转变，如蛋白质中的色氨酸在烟酸供给不足时，可以在体内转变成烟酸，其转换比例为 1/60。有的彼此之间有促进作用，如维生素 D 可以促进钙、磷的吸收代谢和利用；膳食中钙、磷有适当比例才易于吸收和利用；一般成年人钙与磷的比例为 1:1.5，儿童为 1:1。另外，维生素 C 能促进铁的吸收利用；碳水化合物代谢过程必须有维生素 B1 的参与；维生素 E 有促进维生素 A 在肝内储存的作用，此外维生素 E 又是一种抗氧化剂，可在肠内使人体对维生素 A 进行有效利用，使其免遭氧化破坏。

专栏 5-5

制订合理的饮食计划[①]

加强营养知识宣教，修订食谱，改善福利制度。职工每日热量的摄入以轻、中度体力劳动为参考标准，再转换成具体食物，分 8 步进行。

---

① 贾虹，等.专业营养医师对企业职工健康状况的干预效果分析[J].中国全科医学，2007(23).

(1) 通过营养医师提供的"理想体重"和 BMI 计算公式,让每位职工进行自身营养评价。理想体重(kg) = 身高(cm) − 105(身高＞170cm 时 − 110);BMI = 体重(kg)/身高^2(m)。

(2) 结合理想体重、BMI 与每日供给能量的对照表,使职工自己测算出每日所需总能量。

(3) 根据每日所需总能量与食物的转换关系表,职工可了解到每日自己应该吃的食物种类及重量。

(4) 对现有早餐和午餐提出修改建议,供厨师制作参考,然后制定出不同热卡早餐组合和不同热卡午餐主副食组合,供职工直接选择。

(5) 进一步做饮食指导说明,便于职工领会和接受,同时提供等热量蔬菜、水果的重量换算表。

(6) 营养科普知识宣教。通过对营养健康知识的学习,加强职工对食谱修改意义的理解,便于饮食计划的贯彻实施,提高自觉执行力,最终达到减少疾病、控制病情发展的目的。主要内容有:合理膳食的含义,现代人饮食的误区与现代文明病发生的关系,肥胖、脂肪肝、高脂血症、高血压、糖尿病及心脑血管疾病的定义、诊断指标和发病的危险因素,癌症及常用防癌抗癌饮食,如何获得健康生活,最后是常用食物成分表。

(7) 督导公司饮食指导计划的具体实施:为每位职工发放"营养科普知识宣教"小册子,使职工更好地理解和接受本次食谱修改;按照营养医师"早餐和午餐修改建议"对食谱进行修改及剔除,减少高脂肪、高胆固醇的食物的比例。

(8) 定期进行体检,并与制订饮食指导计划前的体检结果报告进行对比,分析健康状况的改变。体检前已发现疾病的患者,维持其原有药物治疗方案。发放职工饮食反馈调查表,以进一步调整饮食计划。

三、员工中普遍存在的不良饮食习惯及对策

如今,癌症、心血管病、糖尿病等慢性病发病率增高。究其原因,一方面离不开自然环境的污染,另一方面也和我们自身的生活方式有着极大的关系。以下是现今人们普遍存在的不良饮食习惯所带来的问题,针对这些问题我们也给出了相应的对策。

1. 不吃早餐

不吃早餐的危害是巨大的。首先,它严重伤胃,使你无法精力充沛地工作,

而且还容易"显老"。德国埃朗根大学研究人员在对 7 000 个男女对象的长期跟踪后发现,习惯不吃早餐的人占到了 40%,而他们的寿命比其余 60% 的人平均缩短了 2.5 岁。而另一所大学在对 80—90 岁老年人的研究中发现,他们长寿的共同点之一是:每天吃一顿丰盛的早餐。目前我国不吃早餐的习惯普遍存在于广大上班族群体中,应该引起重视。

2. 晚餐太丰盛

晚餐吃得太丰盛,不仅会发胖,而且长期吃丰盛晚餐,还会破坏人体正常的生物钟,容易使人患上失眠症。我国目前的上班族习惯晚餐吃得好,因为早餐要看"表",午餐要看"活儿",只有晚上才能坐下来美美地吃一顿。而对于这样的饮食习惯,大多数白领表示他们只能是被动接受者。要想改变这一现状,只能从根源上抓起。

3. 喝咖啡成瘾

工作压力大,睡眠过少,不少人都以喝咖啡来提神。可是饮用咖啡过度对身体害处多多。首先,喝咖啡降低受孕率。每人每天喝一杯咖啡,受孕率就有可能下降 50%;其次,容易患心脏病。咖啡中含有高浓度的咖啡因,可使心脏功能发生改变并可使血管中的胆固醇增高;最后,过多饮用咖啡加之以不良的作息习惯,会彻底打乱人体的生物钟,从而导致人体失衡出现。

4. 餐后吸烟

饭后一根烟,赛过活神仙。对那些抽烟的男士来说,这是再好不过的事了。但吸烟有害健康,饭后吸烟更容易使烟中的有害物质进入人体。殊不知,饭后吸一支烟,中毒量大于平时吸十支烟的总和。因为人在吃饭以后,胃肠蠕动加强,血液循环加快,这时人体吸收烟雾的能力进入"最佳状态",烟中的有毒物质比平时更容易进入人体,从而更加重了对人体健康的损害程度。

5. 饮水不足

人每天要摄取大量的水分,如果长期摄入不足就会导致脑老化,从而诱发脑血管及心血管疾病,影响肾脏代谢功能。尤其是上班族由于工作忙碌,总是忽略喝水,造成体内水分补给不足。

不良的饮食习惯主要体现在饮食结构的不良和饮食缺乏计划性上。所谓饮食结构不合理是指脂肪类、蛋白类、含糖类食物所占比例较高,维生素、纤维素、微量元素含量丰富的食物摄入量远远不够;所谓饮食缺乏计划性是指每天吃什么、什么时间吃、每周吃什么,心里没谱,有什么吃什么。因此,对于人们现今的饮食和生活习惯存在的问题,我们提出了以下改进建议。

1. 三餐有别

早吃好,午吃饱,晚餐适量。草率的早中餐、丰盛的晚餐,使人患肥胖的比例达到了 67%。早餐以低糖低脂肪高蛋白为佳。午餐同样,因为午餐食用鸡或鱼等高蛋白,可使血液中充满氨基酸,包括酪氨酸。酪氨酸可通过血脑屏障,在大脑中转化为使头脑清醒的化学物质。另一个能通过血脑屏障的关键营养物质是胆碱,它存在于鱼、肉、蛋黄、大豆制品、燕麦片、米、花生和山桃核中。胆碱是脑神经递质乙酰胆碱的化学前体,在记忆中起主要作用。晚餐以高碳水化合物为佳。吃饭有规律,定时定量,能使胃肠道有规律地蠕动和休息,从而增加食物的消化吸收率,使胃肠道的功能保持良好状态,减少肠胃疾病的发生。

2. 饭前喝汤

我国居民用餐习惯一般都是先吃饭,后喝汤。西方人的用餐习惯是先喝汤,再吃饭。这两种不同的用餐习惯,究竟哪一种更合理?从科学卫生的观点看,先喝汤,再吃饭比较好。因为人在感觉饥饿时马上吃饭对胃的刺激比较大,长期保持这样的习惯,容易引发胃病或消化不良。如果吃饭前先喝点汤,就好像运动前做预备活动一样,可使整个消化器官活动起来,使消化腺分泌足量消化液,为进食做好准备。这样,就会减轻对空胃的刺激,从而达到对胃的保护作用。

3. 站着吃饭

医学家对世界各地不同民族的用餐姿势进行了研究,研究表明,站立位对身体最好,坐式次之,而下蹲位最不科学。这是因为下蹲时腿部和腹部受压,血液受阻,回心血量减少,进而影响胃的血液供应。而吃饭时,恰恰是胃最需要新鲜血液的时候。某些人胃病的出现可能与下蹲式就餐姿势有关。人们吃饭时大都采用坐势,主要是因为坐势最感轻松,坐着吃饭会使人们的用餐愉悦度上升。

4. 边吃边说

传统习惯认为,吃饭时不宜说说笑笑,否则对消化吸收不利。保健专家则认为,吃一顿午饭用 30 分钟左右为宜,在此时间里边吃边说,可使一起进餐者交流感情,解除烦恼,使肠胃能正常地消化食物。其原因是,愉快的心情不仅能增进食欲,还可兴奋中枢神经,从而促进消化液大量分泌,使胃肠处于最佳消化状态。

5. 喜吃苦食

苦味食物不仅含有无机化合物、生物碱、萜烃类,而且含有一定的糖、氨基酸等。苦味食物中的氨基酸,是人体生长发育、健康长寿的必需物质。苦味还能调节神经系统功能,帮助人们从紧张的心理状态下放松下来,缓解由疲劳和烦闷带来的恶劣情绪。苦瓜、咖啡、苦菜、慈姑、茶叶、巧克力、啤酒等苦味食品含维生素B,有强大的杀伤癌细胞的能力。

四、合理膳食与新膳食宝塔

1. 合理膳食的概念与标准

饮食与健康的关系称之为膳食,所有的食物都来自植物和动物。人们通过饮食获得所需要的各种营养素和能量,维护自身健康。合理的饮食、充足的营养,能提高一代人的健康水平,预防多种疾病的发生,延长寿命,提高民族身体素质。合理膳食的标准是指达到饮食的均衡,一日三餐所提供的营养必须满足人体的生长、发育和各种生理、体力活动的需要。合理膳食的具体内容可参考图 5.2 所示的新膳食宝塔。

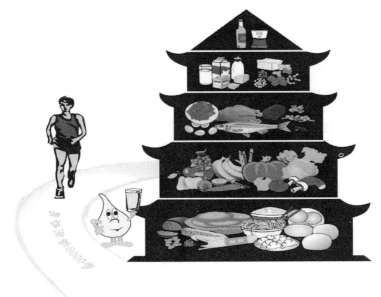

油25～30克
盐6克
奶类及奶制品
200～400克
大豆类及坚果
30～50克

畜禽肉类
50～75克
鱼虾类
50～100克
蛋类
25～50克

蔬菜类
300～500克
水果类
200～400克

谷类薯类及杂豆
250～400克

图 5.2　新膳食宝塔

新膳食宝塔共分为五层,包含我们每天应吃的主要食物种类(参见图 5.6)。宝塔各层位置和面积不同,反映出各类食物在膳食中的地位和应占的比重也不同。

底层:以谷类为主,谷类食物是中国传统膳食的主体,是人体能量的主要来源,也是最经济的能源食物。占每天食物构成的一半以上。一般成年人每人每天 5～8 两。粗细搭配,粗粮、杂粮和全谷类 1～2 两。

第二层:蔬菜水果,每天吃 6 两到 1 斤新鲜蔬菜为宜,深色蔬菜最好占一半以上。每天吃 4～8 两新鲜水果。没有条件时,以纯果汁或干果代替。

第三层:适当吃鱼、禽肉,少吃猪肉。鱼虾类:1～2 两。畜禽肉类:1～1.5 两。蛋类:0.5～1 两。

第四层:每天饮用奶制品 6 两,0.5～1 两大豆或豆制品或花生、瓜子、核桃、杏仁、榛子等。

第五层:每天吃油不超过 25～30 克,尽量用多种植物油。每天吃盐(包括酱油酱菜中的盐)不超过 6 克。

新膳食宝塔图增加了水和身体活动的形象,强调足量饮水和增加身体活动的重要性。水是膳食的重要组成部分,是一切生命必需的物质,其需要量主要受年龄、环境温度、身体活动等因素的影响。在温和气候条件下生活的轻体力活动的成人每日至少饮水 1 200 ml(约 6 杯),每天至少走 6 000 步。没有不好的食物,只有不合理的食物,关键在于合理搭配,膳食平衡。世界卫生组织推荐成人膳食能量构成:碳水化合物 55%～65%,脂肪 20%～30%。蛋白质 10%～15%。

2. 合理膳食的实质与平衡膳食宝塔的应用

合理的膳食是健康四大基石之一,平衡膳食是合理营养的根本途径,合理膳食的实质在于搭配、平衡、合理。应用平衡膳食宝塔,合理膳食,需要注意以下技巧。

(1) 确定你自己的食物需要。

宝塔建议的每人每日各类食物适宜摄入量范围适用于一般健康成人,应用时要根据个人年龄、性别、身高、体重、劳动强度、季节等情况适当调整。年轻人、劳动强度大的人需要能量多,应适当多吃些主食;年老、活动少的人需要能量少,可少吃些主食。

从事轻微体力劳动的成年男子(如办公室职员等),可参照中等能量(2 400 千卡)膳食来安排自己的进食量;从事中等强度体力劳动者(如钳工、卡车司机和一般农田劳动者),可参照高能量(2 800 千卡)膳食进行安排;不参加劳动的老年人,可参照低能量(1 800 千卡)膳食来安排。女性一般比男性的食量小,因为女性体重较轻及身体构成与男性不同。女性需要的能量往往比从事同等劳动的男性低 200 千卡或更多些。一般说来,人们的进食量可自动调节。当一个人的食欲得到满足时,他对能量的需要也就会得到满足。

平衡膳食宝塔建议的各种食物摄入量是一个平均值和比例。每日膳食中应当包含宝塔中的各类食物,各类食物的比例也应基本与膳食宝塔一致。日常生活无须每天都样样照着宝塔推荐量吃。例如烧鱼比较麻烦就不一定每天都吃 50 克鱼,可以改成每周吃 2～3 次鱼、每次 150～200 克较为切实可行。实际上平日喜吃鱼的多吃些鱼、愿吃鸡的多吃些鸡都无妨碍,重要的是,一定要经常遵循宝塔各层各类食物的大体比例。

(2) 不同类型食物的综合搭配。

① 主食(每日三餐的米、面等)与副食(泛指米、面以外的食物)的搭配。主食与副食,各有所含的营养素。为保证人们得到所需的全部营养,又便于其消化、吸收,增强体质,主食要与副食合理搭配。

② 俗话说"吃米带点糠,营养又健康"。将粗粮(泛指玉米、高粱、红薯、小米、荞麦、黄豆等杂粮)和细粮(指精米、白面)搭配食用,就能做到营养互补,还有助于提高食物的营养价值。

③ 荤菜(畜禽肉、奶类、蛋类、鱼类等动物性食物)与素菜(指蔬菜、瓜果等植物性食物)的搭配,两者搭配不仅有助于营养互补,使人体需要的营养更加全面合理,还能防止单一饮食(只食荤或纯素食)给健康带来的危害。

(3) 同类互换,调配丰富多彩的膳食。

人们吃多种多样的食物不仅是为了获得均衡的营养,也是因为丰富多彩的饮食更能满足人们的口味享受。假如人们每天都吃同样的 50 克肉、40 克豆,难免久食生厌,那么合理营养也就无从谈起了。宝塔包含的每一类食物都有许多的品种,虽然每种食物都与另一种不完全相同,但同一类中各种食物所含营养成分往往大体上近似,在膳食中可以互相替换。

应用平衡膳食宝塔应当把营养与美味结合起来,按照同类互换、多种多样的原则调配一日三餐。同类互换就是以粮换粮、以豆换豆、以肉换肉。例如大米可与面粉或杂粮互换,馒头可以和相应的面条、烙饼、面包等互换;大豆可与相当量的豆制品或杂豆类互换;瘦猪肉可与等量的鸡、鸭、牛、羊、兔肉互换;鱼可与虾、蟹等水产品互换;牛奶可与羊奶、酸奶、奶粉和奶酪等互换。

多种多样就是选用品种、形态、颜色、口感多样的食物,变换烹调方法。例如每日吃 50 克豆类及豆制品,掌握了同类互换、多种多样的原则,就可以变换出数十种吃法。可以全量互换,全换成相当量的豆浆或熏干,今天喝豆浆,明天吃熏干;也可以分量互换,如 1/3 换豆浆,1/3 换腐竹,1/3 换豆腐,早餐喝豆浆,中餐吃凉拌腐竹,晚餐再喝碗酸辣豆腐汤。

(4) 合理搭配食物的味道和颜色。

食物的酸、甜、苦、辣、咸味对身体的影响各不相同。酸味可增进食欲,增强肝功能,并促进钙、铁等矿物质与微量元素的吸收;甜味来自食物中的糖分,可解除肌肉紧张,增强肝功能,阻止癌细胞附着于正常细胞,增强人体抵抗力,增强记忆力;苦味食物富含氨基酸与维生素 B12;辣味食物能刺激胃肠蠕动,提高淀粉酶的活性,并可促进血液循环和机体代谢;咸味食物可向人体供应钠、氯两种电解质,调节细胞与血液之间的渗透压及正常代谢。对各种味道的食物均应不偏不废,保持平衡,才有利于身体健康。

不同颜色的食物所含营养成分的侧重点不同。白色食物以大米、面粉等为代表,富含淀粉、维生素及纤维素,但缺乏赖氨酸等人体必需的氨基酸;黄色食物以黄豆、花生等为代表,特点是蛋白质含量相当高而脂肪较少,适宜中老年人、已患高血脂及动脉硬化症病人食用;红色食物以鱼、畜禽肉为代表,富含优质蛋白、维生素 A、钙、锌、铁等元素,但维生素相对不足,脂肪较高,多食易致心脏病与癌症;绿色食物以蔬菜、水果为代表,是人体获取维生素的主要来源,可减少心脏病与癌症的发生;黑色食物以黑米、紫菜、黑豆、黑芝麻为代表,富含铁、硒、氨基酸,但蛋白质含量较少。所以,巧妙搭配各色食物,取长补短,营养成分种类齐全,才能达到营养均衡。

(5) 要合理分配三餐食量。

我国多数地区居民习惯于一天吃三餐。三餐食物量的分配及间隔时间应与作息时间和劳动状况相匹配。

① 早餐吃好,是指早餐应吃一些营养价值高、少而精的食品。经过一夜的睡眠,头一天晚上进食的营养已基本消耗完,早上只有及时地补充,才能满足上午工作、劳动、学习的精力需要。若长期不吃早餐,不但影响身体健康,还易患胆结石。很多人早餐习惯吃大饼、油条、蛋糕、馒头等,也有人爱吃蛋、肉类、牛奶,虽说这些食物也都富含碳水化合物及蛋白质、脂肪,但它们均属于酸性食物,无法提供人体所需的碱性食品。如果再吃点蔬菜调剂一下,就能达到酸碱平衡了。

② 午餐要吃饱,是指午餐要保证充足的质与量。因为午餐具有承上启下的作用,既要补偿早餐吃得少、上午活动量大、能量消耗大的空缺,又要为下午的耗能储备能量。因而,饮食的品质要高,量也相对要足。也就是说,午餐主食的量要大些,最好掺些杂粮,副食的花样要多些;若能再来一碗有荤有素的菜汤,

做到"饭前一勺汤",膳食则更加科学。

③晚餐要吃得少,血中的糖、氨基酸、脂肪酸浓度降低,多余的热量就会消化。中老年人如果长期晚餐过饱,会刺激胰岛素分泌,易导致糖尿病。晚餐过饱还易使人失眠、多梦,引起神经衰弱等疾病。晚餐暴饮暴食,容易诱发急性胰腺炎,使人在睡眠中休克;若抢救不及时,往往会危及生命。如果胆道有蛔虫梗阻、慢性感染等,更容易诱发急性胰腺炎而猝死。而吃得太油腻,过多的胆固醇堆积在血管壁上,久之就会诱发动脉硬化、高血脂、高血压和冠心病,或加重病情。晚上饱食高脂肪食物,会使全身的血液相对集中在肠胃,易造成大脑局部供血不足。此外,晚餐也不宜吃得太晚,在下午 6 时左右为宜。

(6)要因地制宜充分利用当地资源。

我国幅员辽阔,各地的饮食习惯及物产不尽相同,只有因地制宜充分利用当地资源,才能有效地应用平衡膳食宝塔。例如牧区奶类资源丰富,可适当提高奶类摄取量;渔区可适当提高鱼及其他水产品摄取量;农村山区则可利用山羊奶以及花生、瓜子、核桃、榛子等资源。在某些情况下,由于地域、经济或物产所限,无法采用同类互换时,也可以暂用豆类替代乳类、肉类,或用蛋类替代鱼、肉;不得已时,也可用花生、瓜子、榛子、核桃等干坚果替代肉、鱼、奶等动物性食物。

(7)要养成习惯,长期坚持。

膳食对健康的影响是长期的结果。应用平衡膳食宝塔只有养成习惯,并坚持不懈,才能充分体现其对健康的重大促进作用。

五、员工营养健康的意义

随着当今社会的不断发展和进步,人们的生活水平也得到显著提高,随之而来的生活健康问题也愈加明显。在人们紧张的生活中,情绪的变化使人体内的消化酶减少,食物的消化和吸收受到不良影响;不能定时定量进餐和合理搭配各种食物,不能保证充足的能量和营养素的供给;不合理的节食、挑食,甚至用饥饿的方法减肥,营养过度或不足,给健康带来不同程度的危害。

国民的营养健康状况是国民素质的重要组成部分,良好的营养和健康状况是社会经济发展的基础,也是社会经济发展的重要目标。有研究证明,人的身体素质与社会发展、国家经济、生产力水平有极其密切的关系,员工的健康、员工的整体素质体现了企业的人文关怀程度,企业竞争拼的是人才,而如何能留得住人,成为企业最核心的问题。从近年来频发的员工过度劳累致死事件中我们可以看出,员工使用价值发挥得淋漓尽致的同时个人价值却已消耗殆尽。如何达到企业和员工价值的双赢,只依靠提高薪酬待遇和职位晋升是远远不够的,我们还要关注员工的健康和员工的价值需求。

对企业而言,在兼顾企业发展的同时,花一些心思投入到员工营养健康的工作上来,做好员工的膳食营养工作,科学合理搭配员工的饮食,定期开办健康知识讲座,不仅可以提高员工在岗位上的工作效率,更是为企业赢得了民心,升华了企业文化,加深了人文关怀。

对员工个人而言,积极配合公司倡导的营养健康管理,为自己及他人的健康献良策,了解宣传营养健康知识,关心自己的身体健康,懂得感恩,以工作成绩来回报公司和社会。

预防大于治病,关注员工的生活与健康,将员工的健康定位为企业生产力管理的战略,员工才能全身心地投入到工作中去,两方努力,才能真正实现双赢!

第四节　员工亚健康调理与生活管理

世界卫生组织的相关资料表明:人的健康15%取决于遗传因素,10%取决于社会条件,8%取决于医疗条件,7%取决于自然环境,60%取决于个人的生活方式或行为。人类发生疾病的主要原因是由不健康的生活方式引起的,而其中70%~80%的人又死于不健康生活方式引起的许多非传染性慢性疾病。近几年"过劳死"发生在名人中的概率逐年攀升,其中有企业家、相声演员、歌唱家、画家等。这些人都曾经有过辉煌的成绩,但由于生活作息的不规律、饮食方面的不注意、工作压力太大等原因而导致"过劳死"。这是亚健康问题的真实写照,也是值得每位职场人士注意和关心的问题。

一、员工亚健康的原因、类型与表现

亚健康状态是近年来医学界提出的新概念,又称"第三状态""次健康",因其具有广泛的社会性和特有的时代性,被称为"世纪病"。一般指介于健康和疾病之间的一种身体各项功能低下的状态。个体往往无临床症状和体征,或者有病症感觉而无临床检查证据,但已有潜在发病倾向的信息,处于一种机体结构退化和生理功能减退的低质与心理失衡状态。亚健康状态是一种动态的变化状态,有可能发展成为第二状态,即生病,也可通过治疗恢复到第一状态,即健康。健康与亚健康状况的特征见表5.1。

表 5.1　健康与亚健康状态的特征对照[①]

健康状态	亚健康状态
1. 精力充沛	常感到疲劳、体力不支
2. 乐观积极	情绪消沉或紧张
3. 睡眠良好	失眠或不易入睡，睡眠质量差
4. 应变能力强	应变能力差
5. 抗病能力强	易患感冒，免疫能力低下
6. 体重适中，身体匀称	肥胖或者消瘦
7. 眼睛有神，反应敏锐	眼睛无神，反应稍迟缓
8. 牙齿清洁、坚固	常有牙龈出血、龋齿
9. 头发有光泽，无头屑	头发枯黄无光泽，脱屑，脱发
10. 肌肉丰满，皮肤富有弹性	肌肉松软，皮肤多褶皱

1. 员工亚健康的分类

员工常见的健康问题主要有失眠综合征、空调综合征、工作压力性焦虑、以车代步而发的疾病、工作宴会症以及其他疾病的困扰。

（1）失眠综合征。

失眠是指无法入睡或无法保持睡眠状态，导致睡眠不足，又称入睡和维持睡眠障碍。具体表现有：入睡困难、不能熟睡、睡眠时间减少；早醒、醒后无法再入睡；频频从噩梦中惊醒，自感整夜都在做噩梦；睡过之后精力没有恢复；发病时间可长可短，短者数天可好转，长者持续数日难以恢复；容易被惊醒，有的对声音敏感，有的对灯光敏感；很多失眠的人喜欢胡思乱想等。对于失眠的自我调整，可采取四个方面，分别是：调整情绪，树立信心，加强自信，分析原因。分析自己产生失眠的原因是什么，对自己的失眠就有一个更客观全面的认识，从而从根源上消除过度的忧虑与害怕，使睡眠得到良好的改善。

（2）空调综合征。

空调给人们带来舒爽的同时，也带来一种"疾病"。长时间在空调环境下工作、学习的人，因空气不流通，环境得不到改善，会出现鼻塞、头昏、打喷嚏、耳鸣、乏力、记忆力减退等症状，以及一些皮肤过敏的症状，如皮肤发紧发干、易过敏、皮肤变差等。这类现象在现代医学上被称为"空调综合征"或"空调病"。空调病的主要症状因各人的适应能力不同而有差异。一般表现为：畏冷不适、疲

① 乔志恒，华桂茹.亚健康状态评估与康复[M].北京：化学工业出版社，2007：6.

乏无力、四肢肌肉关节酸痛、头痛、腰痛,严重的还可引起嘴歪眼斜。对于空调病的防治,可以通过以下几个方面:夏季出汗比较多,有汗时进空调房,切记先换掉湿衣,擦干汗水。切勿立于空调风口直吹空调风。经常开窗换气,以确保室内外空气的对流交换;开机1~3小时后关机,然后打开窗户将室内空气排出,使室外新鲜气体进入。室温宜恒定在24℃左右,室内外温差不可超过7℃。使用空调器的房间应保持清洁卫生,减少疾病的污染源。办公桌切不可安排在冷风直吹处。要是长时间坐着办公,如打字、书写、接线等,应适当增添穿脱方便的衣服,膝部覆毛巾等予以保护,同时注意间歇站起活动,以增进末梢血液循环。下班回家,首先洗个温水澡,自行按摩一番,加之适当运动,收效更好。

（3）工作压力性焦虑。

焦虑是最常见的一种情绪状态。当焦虑的严重程度和客观事件或处境明显不符,或者持续时间过长时,就变成了病理性焦虑,称为焦虑症状;符合相关诊断标准的话,就会诊断为焦虑症(也称为焦虑障碍)。世界卫生组织的研究表明,人群中焦虑症的终身患病率为13.6%~28.8%,90%的焦虑症患者在35岁以前发病,女性往往多于男性。其具体表现主要有:① 情绪症状,患者感觉自己处于一种紧张不安、提心吊胆、恐惧、害怕、忧虑的内心体验中。② 躯体症状,患者紧张的同时往往伴有自主神经功能亢进的表现,像心慌、气短、口干、出汗、颤抖、面色潮红等。对于工作压力性的焦虑预防,可以采用心理疗法和药物疗法等。

（4）以车代步而引发的疾病。

现代人长期以车代步,导致运动不足,容易引发肥胖症和糖尿病等疾病。肥胖症是体内脂肪,尤其是甘油三酯积聚过多而导致的一种状态。通常由于食物摄入过多或机体代谢的改变而导致体内脂肪积聚过多,造成体重过度增长,并引起人体病理生理的改变。预防肥胖应主要从以下几个方面入手:提高对健康的认识,充分认识肥胖对人体的危害;饮食平衡合理,采用合理的饮食方法,做到每日三餐定时定量,科学安排每日饮食,如饮食不过油腻、不过甜和不过多,宜适当增食蔬菜和粗粮,少食肥甘厚味,多素食,少零食;加强运动锻炼,经常参加慢跑、爬山、打球等户外活动,既能增强体质,使形体健美,又能预防肥胖的发生;生活规律,保持良好的生活习惯,根据年龄不同合理安排自己的睡眠时间,既要满足生理需要,又不能睡眠太多;保持心情舒畅,良好的情绪能使体内各系统的生理功能保持正常运行,对预防肥胖能起一定作用。

糖尿病是血中胰岛素绝对或相对不足,导致血糖过高,出现糖尿,进而引起脂肪和蛋白质代谢紊乱,临床上可出现多尿、烦渴、多饮、多食、消瘦等表现,重者容易发生酮症酸中毒等急性并发症或血管、神经等慢性并发症。其治疗方法分为饮食疗法、运动疗法、降糖药物疗法等。

（5）工作宴会症。

工作宴会会导致一系列病症的发生，例如脂肪肝、冠心病等。

脂肪肝是指由于各种原因引起的肝细胞内脂肪堆积过多的病变。脂肪性肝病正严重威胁国人的健康，成为仅次于病毒性肝炎的第二大肝病，已被公认为隐蔽性肝硬化的常见原因。脂肪肝是一种常见的临床现象，而非一种独立的疾病。其临床表现，轻者无症状，重者病情凶猛。一般而言，脂肪肝属可逆性疾病，早期诊断并及时治疗，常可恢复正常。

冠状动脉性心脏病简称冠心病，指由于脂质代谢不正常，血液中的脂质沉着在原本光滑的动脉内膜上。在动脉内膜上一些类似粥样的脂类物质堆积而成白色斑块，称为动脉粥样硬化病变。这些斑块渐渐增多，造成动脉腔狭窄，使血流受阻，导致心脏缺血，产生心绞痛。

2. 亚健康状态的原因

（1）过度紧张和压力过大。

研究表明，长时期的紧张和压力过大对健康有四害：一是引发急慢性应激反应，直接损害心血管系统和胃肠系统，造成应激性溃疡和血压升高、心率增快、加速血管硬化进程和心血管事件发生；二是引发脑应激疲劳和认知功能下降；三是破坏生物钟，影响睡眠质量；四是免疫功能下降，导致恶性肿瘤和感染机会增加。

（2）不良生活方式和习惯。

高盐、高脂和高热量饮食，大量吸烟和饮酒，长久保持同一坐姿，缺乏运动是造成亚健康的最常见原因。

（3）环境污染。

水源和空气污染，噪声，微波、电磁波及其他化学、物理因素污染是防不胜防的健康隐性杀手。交通拥挤、住房紧张、办公室工作环境差，使人们生活工作的物理空间过分窄小，空气不流通，也影响着人们的身心健康。

（4）不良精神、心理因素刺激。

这是心理亚健康和躯体亚健康的重要原因之一。随着人们生活节奏的加快，长时间的工作使得身体过分"透支"，生活的压力不得不逼迫人们在为升职、加薪做更多的付出与努力。竞争的年代、改革的年代，人们面临着被"炒鱿鱼"和失业的威胁。加之社会发展日新月异，信息变化加速，终身学习成为必然的要求,因此,学习新知识,创造新思维,成为人们越来越重的压力和负担。由于种种利益交织冲突,社会人际关系变得十分复杂,使得每个人建立和处理人际关系变得更加谨慎和困难。与此同时,过分注意自己的缺陷,往往成为自我折磨的理由,情感得不到宣泄,自身的心理状态易发生不正常变化。

3. 员工亚健康的类型及表现

员工亚健康主要分为心理亚健康、身体亚健康、社会适应亚健康与道德亚健康四类。人体出现亚健康状态时,常常有以下表现:

(1)心理亚健康。

研究表明,心理亚健康是指在环境影响下由遗传和先天条件所决定的心理特征(如性格、喜好、情感、智力、承受力等)造成的健康问题,是介于心理健康和心理疾病之间的中间状态。主要表现为不明原因的脑力疲劳、情感障碍、思维紊乱、恐慌、焦虑、自卑以及神经质、冷漠、孤独、轻率,甚至产生自杀念头。往往伴有心神不安,惊悸少眠,惶惶无措,夜寐不安,多梦纷纭等。

(2)身体亚健康。

这是一种相对显性的亚健康状态,也是对员工身体伤害最大的一种表现形式。由于长时间的工作,员工过度疲惫或负荷过重,使员工身体素质低下,长期下去便会形成显性的疾病,影响其健康。身体亚健康的表现主要是腰疼、易怒、头晕、黑眼圈、多汗、腿肿、手脚抽筋、经常口渴、频繁上厕所、严重脱发等。

(3)社会适应亚健康。

社会适应亚健康是指一个人在不同时间、不同岗位上对各种角色都没有良好的适应能力,缺乏良好的社会交往能力、工作能力和广博的文化科学知识,不能胜任个人在社会生活中的各种角色,即角色错位和不适应是社会适应亚健康的集中表现。

(4)道德亚健康。

道德健康是人类健康中最根本、最重要的标志,道德健康以躯体健康、心理健康为基础,是躯体健康和心理健康的发展。道德方面的亚健康主要表现为一个人的世界观、人生观和价值观存在着明显的损人利己的偏差,不能按照社会行为的文明准则来约束、支配自己的思想和行为。

4. 亚健康状态的防范

(1)饮食有度,营养均衡。

对于饮食无规律,营养不均衡,易暴饮暴食的上班族而言,"食"对于调养身体亚健康意义非凡:一些不起眼的五谷杂粮,能够降血脂、刮脂肪、利肠胃等。

五谷杂粮,什么都吃点,好处多多。暴饮暴食能引起肥胖、胃病、肠道疾病等,是身体亚健康一个比较重要的起因。拒绝暴饮暴食,规律饮食,肠胃各机能才能正常运转,营养均衡,让我们离亚健康也就远了一步。

维生素 A 能促进糖蛋白的合成,细胞膜表面的蛋白主要是糖蛋白,免疫球蛋白也是糖蛋白。维生素 A 摄入不足,呼吸道上皮细胞缺乏抵抗力,人体容易患病。维生素 C 缺乏时,白细胞内的维生素 C 含量减少,白细胞的战斗力减弱,人体易患病。除此之外,微量元素锌、硒、维生素 B1、维生素 B2 等都与人体非特异性免疫功能有关。所以,除了做到一日三餐全面均衡适量外,还可以补充多维元素片等。

(2)工作上合理安排。

工作永远都做不完,合理安排是一种技能。要善于把工作切块,善于把握完成每一块需要的时间,然后一块一块地排序,并逐个完成,做到时间安排合理,今日事今日毕。这样不仅能提升效率,减轻由工作太多带来的心理压力,而且能增加成就感。

(3)养成良好的睡眠习惯。

我们都知道,长期的睡眠时间不足,容易导致疲劳积累、情绪暴躁以及思维能力下降;睡眠质量不好,也容易导致颈椎病等疾病的缠身。贪恋工作或者贪玩是一种习惯,准点睡觉、准点起床也是一种习惯。哪种习惯能成为你生活的主旋律,取决于你下的决心。换上一套全新的床上用品,引导自己养成良好的睡眠习惯,也不失为一种方法。

(4)戒烟限酒。

医学证明,吸烟时人体血管容易发生痉挛,局部器官血液供应减少,营养素和氧气供给减少,尤其是呼吸道黏膜得不到氧气和养料供给,抗病能力也就随之下降。少酒有益健康,嗜酒、醉酒、酗酒会削减人体免疫功能,必须严格限制。

(5)保持心理健康。

学会包容,善待压力,把压力看作生活不可分割的一部分,学会适度减压、释压,以保证健康、良好的心境。

(6)培养多种兴趣,经常锻炼,保持精力旺盛,适度劳逸。

加强运动可以提高人体对疾病的抵抗能力。广泛的兴趣爱好,会使人受益无穷,不仅可以修身养性,而且能够辅助治疗一些心理疾病。适度劳逸是健康之母,人体生物钟正常运转是健康的保证,而生物钟"错点"便是亚健康的开始。

二、员工亚健康管理方法及影响因素

1. 管理方法

个人的健康管理依靠自身对健康资源的管理。一个好习惯的养成需要 21 天的时间，想要健康，必须培养良好的健康习惯。比如定期去专业机构进行身体检查、戒烟限酒、注意饮食睡眠、养成有规律的生活习惯等。

2. 影响因素

良好的休息是员工健康调理与生活管理的核心，它可以增强员工的身体素质和抵御疾病的能力，提高工作效率。其具体表现为高质量的睡眠、有效的自我放松以及积极的交替式休息三种形式。

（1）高质量的睡眠。

高质量的睡眠是根据睡眠时间、睡眠环境、睡眠状态而确定的。睡眠对于大脑健康是极为重要的。人一般需要有八个小时以上的睡眠时间，并且必须保证高质量。睡眠时间不足或质量不高，会对大脑产生不良的影响，大脑的疲劳就难以恢复，严重的可能影响大脑的功能。如果睡眠不足或睡眠质量差，就应适当增加睡眠的时间，比如夏天午睡片刻，并且设法改善睡眠状况。如果长期睡眠不足或睡眠质量太差，就会严重影响大脑的机能。很多人患上了神经衰弱等疾病，很多时候就是因为严重睡眠不足引发的。

睡前不宜饮用咖啡、浓茶、可乐等有提神作用的饮料；晚餐不要吃得太饱，最好吃些低脂肪的食品；最迟在睡前两小时吃完晚餐，同时，切忌剧烈的体育运动；睡前可用温热水洗脚，以改善血液循环；保持睡眠环境的安静；每晚睡七到八小时最理想，过多或过少睡眠皆不利于健康。

（2）自我暗示休息法。

自我暗示法是以内心的主观想象，并自信它能引起相应的生理、心理变化来进行自我刺激的自我心理疗法。自我暗示法的实质是自觉地诱发积极的良好的心理状态，并使其保持稳定，从而改变消极、不良的心理状态，产生良好的心理激励与平衡作用。可通过语言、情境、睡眠等方式对自己进行暗示。

① 语言暗示。语言暗示，就是用内部语言，即内心独白对自己进行暗示。例如口吃的人在进行克服时，可以对自己暗示：我能像正常人一样说话，别紧张。对社交恐怖、考试不适等情况，都可用此法缓解，从而增强信心，战胜心理障碍。

② 情境暗示。情境暗示就是利用情境中对自己有影响的因素,对自己进行暗示。如心情抑郁时,可让自己到风景优美、环境宜人的地方走走。这种环境自然会对人的情绪起到暗示作用,产生良好影响。

③ 睡眠暗示。睡眠能使人消除疲劳,恢复体力,头脑清醒,因此,我们也可利用睡眠来进行自我暗示。例如生病时老担心自己的病有多严重,就会使病情更加难以调治,而如果进行睡眠暗示,在睡眠时暗示自己"没什么大问题,好好睡一觉就没事了",反而会起到良好效果。

(3) 积极的交替式休息。

有效工作法也是一种休息模式,即交替工作休息模式。我们的身体分为多个组成部分:身体躯干和大脑,而大脑又分为左右脑,左脑和右脑负责的功能不同。员工的工作也可以分为多种类型:收集、分类、规划、执行、交流。员工使用的工具也可以分为多种:笔记本电脑、iPad、手机、纸和笔,以及自己(肢体语言、口头语言、表情)。这是一个运用交替工作休息模式的实例:先找相关人聊天,聊天过程有肢体语言、表情,然后拿着纸质本子写写画画,收集类似活动案例,分析优点。把纸上记录的内容扫描(拍照)下来,与通过台式机收集的信息一起都放到云端。而手机和 iPad 可以浏览这些文件。找个时间,拿一张白纸,拿着铅笔,画思维导图。或者找人讨论,或者认为思考成熟了。这时在电脑前开始工作,可能是写 word 文档,或者用原型软件,或者更专业的软件。然后分发给相关人,交流,修改。这种工作方式不仅缓解了自己在工作上的疲劳,提高了工作效率,并且营造了良好的工作环境和人脉关系。

三、生活方式管理

生活方式是指人们长期受一定社会文化、经济、风俗、家庭影响而形成的一系列生活习惯、生活态度和生活意识。它包括人们在衣、食、住、行、劳动工作、休息娱乐、社会交往、待人接物等物质生活和精神生活的价值观、道德观、审美观等。

1. 不良生活方式

在一定的历史时期与社会条件下,生活方式违背了常理、伦理、价值观、道德观、审美观甚至与相关法律法规相左即是不良生活方式。不良生活方式会造成人体诸多疾病,目前社会中大多数体现为亚健康,体质下降,从而易生病,甚至引起癌症等严重疾病。不良的生活习惯会导致不良的生活关系,甚至不良的社会关系,给家庭和社会带来潜在的隐患。

（1）不良生活方式的表现。

① 吸烟。吸烟危害健康已是众所周知的事实，但大多数吸烟者吸烟没有节制，严重者一天可吸食好几包烟。不同的香烟点燃时所释放的化学物质有所不同，但主要是焦油和一氧化碳等化学物质。它的坏处体现在有致癌作用，对心脑血管的影响，对呼吸道的影响，对消化道的影响等。

② 喝酒。喝酒，以适量为好。饮酒者一定要适度，男性每日饮酒的酒精含量不应超过 20～30 克，女性不应超过 15～20 克。在一些较重要的应酬场合，必须喝酒时，提前吃一些食物，空腹喝酒最容易醉酒和呕吐；另外，应该知道自己能喝多少酒，在前期不要将自己的酒喝到 60% 以上，避免到了关键时刻，再喝就过量。一般在前期喝到 30% 的酒量，留有余地，以备后边应酬。白酒、啤酒、葡萄酒最好不要混着喝。

③ 极度缺乏体育锻炼。多数企业和政府工作人员需要在办公室里工作，其工作习惯是，一旦坐下来，除了上厕所，就轻易不站起来。久坐，不利于血液循环，会引发多种新陈代谢和心血管疾病；坐姿长久固定，也是颈椎、腰椎发病的重要因素。

④ 有病不求医，缺乏主动体检。调查显示，将近一半的人在有病时自己买药解决，有 1/3 的人则根本不理会任何表面的"小毛病"。许多上班一族的疾病被拖延，错过了最佳治疗时间，一些疾病被药物的缓解作用掩盖，从而积累成大病。

⑤ 不吃早餐，三餐饮食无规律。据调查，有超过 1/3 的人不能保证按时进食三餐，确保三餐定时定量的人不满半数。随着工作节奏的加快，吃上符合营养要求的三餐已经成为办公室白领的奢求。

⑥ 与家人缺少交流。办公室人群很少和家人交流，即使家人主动关心，许多人也常抱以应付的态度。在缺乏交流、疏导和宣泄的情况下，办公室人群的精神压力与日俱增。

⑦ 长时间处在空调环境中，长时间使用电脑。据调查，在上班时，超过 7 成的人几乎常年窝在空调房中。"温室人"自身肌体的调节和抗病能力不断下降。31% 的人经常每天使用电脑超过 8 小时。过度使用和依赖电脑，除了辐射外，还使眼病、腰颈椎病、精神性疾病在办公室群体中十分普遍。

⑧ 挑食。挑食容易造成维生素缺乏，影响身体的健康和疾病的康复。挑食会导致某些营养素的摄入不足或过量，造成体质虚弱、抵抗力差，容易生病或是过度肥胖。

不良生活方式犹如病毒，会侵蚀我们的身体和健康，也会严重影响工作效率,需要员工结合自身的实际情况,用科学的态度、坚强的意志、清醒的头脑和正确的方法,摆脱它们的干扰,避免其对自己的危害。

(2)杜绝不良生活方式的路径。

① 避开诱因法。避开容易引起不良生活方式的东西,眼不见心不动。例如沉迷网络游戏,可以将家里的电脑拆掉网线,并且不走有网吧的街道,从而避开诱惑;也可以让自己的朋友监督自己,每当自己有这个想法时就告诉朋友,让朋友对自己予以告诫。

② 多读有关健康保养的文章。实验证明,人们许多不经意的小习惯,绝大多数来源于平时接受的各类信息。多看有关养成健康生活方式的小文章,可以让人们潜意识里排斥不良生活方式,达到一种心理暗示。

③ 培养高雅的生活情趣。一个在生活中有高雅情趣的人,会很注意自己的形象、气质和给人的感觉。他们希望自己是优雅有礼、讲道德的,因此很多给人印象很差的生活方式,例如赌博、酗酒、暴食暴饮、吸毒等,都会让他们避而远之。而高雅的情趣在日常生活中也很常见,类似于下棋、编织、绘画、厨艺、打太极拳、阅读、跳舞、唱歌、书法乃至养花种草、品茶,等等。情趣在一定程度上还可以升华为情操,拥有情操可以说是拥有了对抗不良生活方式的强大武器。

④ 制订一个切实可行的长期计划。对自己的生活有一个好的计划,有目标才会有动力去做有利于自己的事情。我们自己也应该不断探索更多的解决办法,适合自己的就是最好的,只要信念坚定就一定会成功。

2. 良好的生活方式

良好的生活方式主要包括四个方面,即日常起居、饮食调护、科学排便、体育锻炼。这四个方面要有机地结合起来,在日常生活中不要人为地割裂开,也不要偏重某一方或废弃某一方。另外,良好的生活方式贵在坚持,应当将其养成一种行为习惯。

(1)吃营养早餐。

一直就有"早餐吃好、午餐吃饱、晚餐吃少"的说法,但由于早上上班时间最为紧张,很多人来不及吃早餐。这样,对大脑的损害非常大,因为不吃早餐容易造成人体血糖低下,对大脑的营养供应不足。早餐中以鲜牛奶最为适宜,它不仅含有优质的蛋白质,而且含有大脑发育所必需的卵磷脂。好的早餐为健康的生活开启崭新的一天。

(2)保证充足的睡眠。

睡眠是大脑休息和调整的阶段,睡眠不仅能保持大脑皮层细胞免于衰竭,而且使消耗的能量得到补充,使大脑皮层的兴奋和抑制过程达到新的平衡。良好的睡眠有增进记忆力、提高工作效率的作用。同时要注意睡觉时不蒙头,因为蒙头睡觉时,随着棉被内二氧化碳浓度的不断升高,氧气浓度不断下降,大脑供氧不足,长时间吸进污浊的空气,对大脑损伤极大。

（3）饮水充足,加强锻炼。

一方面,水是人体最主要的组成部分。研究发现,饮水不足是大脑衰老加快的一个重要原因。每人每天至少要饮用 8 杯水,以保证身体的需要。另一方面,应积极参加体育锻炼。锻炼不仅可以使骨骼、肌肉强壮发达,也能增强员工自身体能素质,为做好事业打下根基。

（4）学会包容。

员工在职场上难免会经历挫折和坎坷,要努力做到:宠辱不惊,看庭前花开花落,去留无意,望天空云卷云舒。学会笑看人生,多包容,才能放开视野,成就事业。

上述良好的生活方式可以概括为:心胸豁达,知足常乐;劳逸结合,坚持锻炼;生活规律,有张有弛;营养适当,预防肥胖;爱好清洁,不嗜烟酒;自尊自重,善于沟通;角色到位,内外和谐;博爱亲仁,助人为乐;防范风险,注意安全。

四、避免亚健康状态的做法

俗话说,身体是革命的本钱。一个人的事业再成功,没有一个好的身体,所有的一切就会清零。健康不只是关乎个人的小事,更是影响家庭和谐、企业健康管理、社会持续发展乃至国民整体素质的重要因素。

对于企业而言,要避免员工出现亚健康状态,需要从以下几个方面做一些工作。首先,尽可能为员工创造一个良好的工作条件和工作氛围,室内合理通风,在工作时间完成工作任务,尽量不加班,尊重员工需求。其次,在制度和执行方面下功夫。评定员工的健康行为和健康风险因素,推算未来利用医疗保健服务的可能性和开销,采取相应的干预措施,使低风险的人保持低风险状况,使人们学会降低高风险因素和改进健康行为;通过专业化的健康服务,减少企业因员工健康问题导致的人力资源损失;通过医学和社会心理手段提高员工对于企业的忠诚度和工作效率;评定企业健康管理计划的效果和推荐未来实施战略。在工作之余可以开展一些健康活动或健康讲座,例如休息时间可以带领员工做健康操等有益于身体健康的活动,宣传健康知识,帮助员工对自己的健康有更深层次的了解和领悟,使其自身能够主动保护自己的健康,远离亚健康状态。最后,提升企业的人文关怀。在多元化竞争的时代,人性化的管理将更会满足社会及员工的需求。

对员工个人而言,自己要认识到健康的重要性,不要以为年轻,一切都来得及。健康不等人,健康是由好习惯而养成的。在休息间隙可以有意识地做一些有利于健康的"小动作",多运动、勤喝水、规律作息等都是十分必要的。总之,对健康的投资是对自己和家庭的回报。

专栏 5-6

中医排毒养生法[①]

泻火通便排毒法

这是最直接、最有效的人体排毒法。生活中要多吃蔬菜水果,少吃辛辣食物,保持大便通畅。

利尿祛湿排毒法

多饮水或多食含水量多的食物,利用食物的利尿祛湿功效进行排毒。有利尿祛湿作用的食物有:冬瓜、西瓜、黄瓜、丝瓜、番茄、萝卜、白菜等。

饮食排毒法

有目的地多吃一些具有解毒、排毒功能的食物,如绿豆、黑木耳等,是排除体内毒素的一种有效方法。另外,新鲜的果菜汁进入人体,可以将积聚在细胞中的毒素溶解掉,然后排出体外。

发汗排毒法

利用发汗法排毒,是一种最简单、最直接的排毒方法。在传统中医典籍中就有很多用各种中草药制成汤剂,以温药服下,使全身的毛孔大开,大汗一出,体内的一些毒素便会随着汗液排出。

第五节　员工运动健康管理

中国是一个人口大国,但是我国人民的身体素质和西方人的差距很大,关键原因在于大部分国民都不热爱运动。快节奏生活方式下,人们迫于竞争压力,往往通过无形之中损耗自己的健康来换取物质利益。加之各类电子仪器及

---

① http://health.huanqiu.com/xunyiweny/2015-06/6785400.html.

机械设备充斥着人们的生活,人们渐渐忽略了对运动的重视。运动习惯是一个逐步养成的过程,它对每位国民的身体素质提升有非常重要的作用。事实证明,坚持体育锻炼的人,身体更加健康。我国政府提出的"全民健身计划"(National Fitness Program)强调了将运动作为促进健康的手段,引入我们的生活。

一、运动对人体的好处

1. 运动可以愉悦身心,减轻员工的心理压力

运动可以使员工的身心放松并恢复体力,能够有效降低身心的紧张程度,改善员工的精神状态,可以调解并减轻其生活和工作压力,改善睡眠质量,缓解员工烦躁的情绪。

2. 运动可以消除多余的脂肪和热量

据统计,我国成人超重率为 22.8%,肥胖率为 7.1%。经常在办公室坐着工作的人肥胖率和超重率更高。肥胖会引起很多的慢性病,如糖尿病、高血压等。一方面,经常参加有规律的健身运动,可以保持身材及比例,帮助人们消耗多余热量,降低身体脂肪含量,是控制体重最有效的方式之一。另一方面,运动有助于改善体型,因为运动可以调节松弛的肌肤,并减低脂肪含量,使身材更健美。相比于肥胖来说,良好的身材在很大程度上也可以提高人们的自信。

3. 运动可以降低人们患慢性病的可能性

运动可以改善心脏和血液循环系统,增加心肺功能。长远来看,运动可以减少心脏血管疾病的危险性。有数据显示,从事健身运动的人群得心脏病的几率远远小于非从事健身运动人群的得病几率。运动还可以降低患骨质疏松的几率,尤其是对年龄大一些的人来说,定期锻炼可以缓解骨质损失,并增强骨质密度,减轻关节疾病的症状,帮助保持关节柔韧度和关节腔的结构处于最佳状态。运动还可以降低高血压的发生率,降低体内胆固醇含量水平,降低糖尿病的发病率,并有助于病人提高胰岛素的功能。运动还有利于缓解眼睛的压力,降低得眼部疾病的可能性。总体上来说,运动可以增强员工的身体综合素质,增加抵抗力,这样员工患慢性病或其他疾病的可能性便会下降。即便不幸患有慢性病,发展得也会比较慢,引起的并发症也会比较少。

4. 运动可以丰富社交圈

员工在工作中认识的人大多数都是本单位员工,或者是和本公司有业务往来的人,社交圈比较单一。这一点对于年轻员工来说,影响较大,很多年轻员工

找不到合适的对象都是因为认识的人太少,太单一。经常运动,可以认识很多与自己不同领域的人,扩大员工的社交面。

5. 有助于减少老化的现象

经常做运动,可以从各方面改变身体状态:增强抵抗力,保持体形,调节松弛的皮肤,降低患病的可能性,保持身体各个系统的健康与较好的精神状态。简而言之,经常运动的人比不经常运动的人看起来要年轻得多。

6. 降低患病几率

运动是改善体质最根本的办法,因为每个人的身体本就具有抵御外侵毒物的能力(免疫系统)。身体的内在环境和外在环境都有过多的有害因素,身体的这种免疫力战胜障碍时,疾病才能避免。运动可以促进血液循环,以带动氧气和营养,使细胞增加活力,从而增加人体的免疫力。

二、运动养生健康管理方式

早在东汉末年,名医华佗就曾用"流水不腐,户枢不蠹"来告诫人们经常活动可以防病养生。运动健身的方法有很多,我国传统的健身术有导引功、五禽戏、太极拳、太极剑、八段锦等,现代普遍采用的方式有散步、慢跑、游泳、舞蹈等,都可以起到提高免疫力、养生健体的作用。

1. 传统的运动养生方式

传统的运动养生是指采取传统的体育运动方式进行锻炼,以达到健身、防病的目的。[①] 运动养生健康管理是强健体魄、舒缓压力的好方法。我国古代的运动养生方式有:

(1) 导引术。

导引术是中国传统养生运动中最为典型的修炼法,距今已有数千年的历史,并在历史变迁中不断得到完善和发展。《庄子·刻意》篇中说:"吹呴呼吸、吐故纳新、熊经鸟伸,为寿而已矣;此导引之术。养形之人、彭祖寿考者之所好也。"这其中所述的呼吸吐纳、熊经鸟伸等活动均为导引术的基本内容,其目的是为了养形、益寿。长沙马王堆汉墓出土的《帛书·导引图》中,绘有40余幅导引术图,并配有简要文字说明。从历史长河中看导引术的发展过程,导引术的起源只是为了治病,但在后来的应用与发展历程中发现其还兼有防病养生、保健益寿之功效而被继承和发展。

---

① 石磊.远离职业病——干部健康读本[M].北京:人民出版社,2013:66.

（2）五禽戏。

五禽戏是一种中国传统健身方法，由五种模仿动物的动作组成。五禽戏又称"五禽操""五禽气功""百步汗戏"等。据说由东汉医学家华佗创制。五禽戏是中国民间广为流传的、也是流传时间最长的健身方法之一，其健身效果被历代养生家所称赞。据传华佗的徒弟吴普因长年习练此法而达到百岁高龄。1982 年 6 月 28 日，中国卫生部、教育部和当时的国家体委发出通知，把五禽戏等中国传统健身法作为在医学类大学中推广的"保健体育课"的内容之一。2003 年，国家体育总局把重新编排后的五禽戏等健身法作为"健身气功"的内容向全国推广。

（3）太极拳。

太极拳是综合了历代各家拳法，结合了古代的导引术和吐纳术，吸取了古典哲学和传统的中医理论而形成的一种内外兼练、柔和、缓慢、轻灵的拳术。"太极"一词源出《周易·系辞》，含有至高、至极、绝对、唯一的意思。

（4）太极剑。

太极剑是太极拳运动的一个重要内容，它兼有太极拳和剑术两种风格特点。一方面，它要像太极拳一样，表现出轻灵柔和、绵绵不断、重意不重力的特点；另一方面，还要表现出优美潇洒、剑法清楚、形神兼备的剑术演练风格。"四十二式"太极剑具有独特的风格特点，动作柔和、舒缓，美观大方，体静神舒，内外合一。易学易练，运动量适中，祛病延年，健体强身。

（5）八段锦。

八段锦是一个优秀的中国传统保健功法。八段锦形成于 12 世纪，后在历代流传中形成许多练法和风格各具特色的流派，它动作简单易行，功效显著。古人把这套动作比喻为"锦"，意为动作舒展优美，如锦缎般优美、柔顺，又因为功法共为八段，每段一个动作，故名为"八段锦"。八段锦的整套动作柔和连绵，滑利流畅；有松有紧，动静相兼；气机流畅，骨正筋柔。

2. 现代运动养生方式

现代人们的运动方式有很多，跑步类的有快跑、慢跑、快步走，球类的有篮球、足球、羽毛球、乒乓球、网球等，休闲类的运动有游泳、瑜伽、高尔夫等。结合现代上班族特定的时间和条件限制，我们主要介绍以下几种：

（1）步行。

现在很大部分人上班都是乘车，如果公司比较近的话，可以考虑走路去上班，这样不仅可以呼吸到早上的新鲜空气，而且长期坚持对身体也很有益处。

走路虽然运动量不大,但效果却很明显,而且不受年龄、体质、性别、场地等条件的限制。散步可使全身肌肉、关节、筋骨都得到适度的运动。首先,可以增强心血管的机能。经常散步可以调节整个血液循环系统和呼吸系统的功能,防止肌肉萎缩,保持关节的灵活性。饭后散步,还利于食物的消化和吸收。其次,提高机体代谢率。中老年人以每分钟50米的速度散步,代谢率可提高48%。每天步行1小时,走4 000~5 000米,可消耗大约300千卡的热量。最后,散步有助于消除疲劳。轻快的步行可以缓和神经肌肉的紧张,是治疗情绪紧张的一副理想的"解毒剂"。歌德曾说:"我最宝贵的思维及其最好的表达方式,都是我散步时出现的。"由于散步时全身血液循环加快,使脑血流量增加,神经细胞的营养得到改善,可以帮助精神和心理紧张的人放松,对消除疲劳、保养身体以及提高学习和工作效率都是有帮助的。

(2)骑自行车。

骑自行车一方面有利于环保,另一方面不太受早高峰堵车的困扰。如果公司距家的距离适中,可以选择这样的上班方式。只要注意交通安全,骑车对人们的身体有着很大的帮助。以中速骑车,对心肺功能的提升很有帮助,对减肥也很有效。由于自行车运动的特殊要求,手臂和躯干多为静力性的工作,两腿多为动力性的工作,在血液重新分配时,下肢的血液供给量较多,心率的变化也依据踏蹬动作的速度和地势的起伏而不同。身体内部急需补充养料和排出废料,所以心跳往往比平时增加2~3倍。如此反复练习,就能使心肌发达,心脏变大,心肌收缩有力,血管壁的弹性增强,从而使肺通气量增大,肺活量增加,肺的呼吸功能提高。因此,骑自行车是克服心脏功能毛病的最佳工具之一。

(3)跑步。

跑步是一种全身运动,它能使全身的肌肉有规律地收缩和松弛,使肌肉纤维增多,蛋白质含量增高。处在生长发育期的青少年,坚持跑步能改善血液循环,增加骨细胞营养物质的供应,提高骨细胞的生长能力,从而促进骨骼的正常发育。中老年人新陈代谢减弱,肌肉逐渐萎缩,骨骼出现退行性改变,骨与关节疾病也越来越多。坚持跑步能加强新陈代谢,延迟骨骼的退行性改变,预防老年性骨与关节病的发生,从而延缓衰老。心脏是全身血液供应的总枢纽,长期坚持跑步会使心肌强壮有力,蛋白和肌红蛋白量增加,增强心脏的耐受力。衡量呼吸机能健康的重要标志是肺活量和最大通气量。跑步能使呼吸肌发达,肺活量增加1~2升,有训练的运动员最大吸氧量可比常人提高33%~60%。跑步可以使胃肠蠕动力增强,消化液分泌增多,提高消化和吸收能力,从而增加食欲,补充营养,强壮体质。最后,跑步能磨炼人的意志和毅力,增强韧性和耐心,提高灵敏度,促进对环境的适应能力。

（4）爬楼梯。

对于上班族来说,这是一项简单易行的运动方式,因为楼梯随处可见,不必费心寻找运动场所。员工平时最好少乘电梯,多走楼梯。比如送文件的时候走楼梯去,或者休息的时候在楼梯上走一会。爬楼梯是一种非常好的锻炼形式,它可以消耗热量,改善腿部、腹部肌肉,避免员工一直处于同一姿势,而且爬楼梯时呼吸频率和脉搏次数会加快,这对增强人体心脏、血管系统的机能皆有极好的促进作用。

（5）健身操。

这是女性员工比较喜欢的一种运动方式。一方面,健身操不同于其他有氧运动项目,它是一项轻松、优美的体育运动,在健身的同时,带给人们艺术的享受,使人心情愉快,陶醉于锻炼的乐趣中,减轻了心理压力,促进身心健康发展,从而更增强了健身的效果。另一方面,健身操有益于形成正确的体态和健美的形体,可以加强关节的柔韧性,提高关节的弹性和灵活性;改善消化系统,使消化液的分泌增加,促进胃肠蠕动,消化、吸收加速;改善肾脏的血液供应,提高肾脏排除代谢废物的能力。

（6）跳绳。

从运动量来说,持续跳绳 10 分钟,与慢跑 30 分钟或跳健身舞 20 分钟相差无几,可谓耗时少,耗能大的需氧运动。所以,跳绳消耗的热量很大,非常有利于减肥或是塑身。英国健身专家玛姆强调说,跳绳能增强人体心血管、呼吸和神经系统的功能。他的研究证实,跳绳可以预防诸如糖尿病、关节炎、肥胖症、骨质疏松、高血压、肌肉萎缩、高血脂、失眠症、抑郁症、更年期综合征等多种疾病。对哺乳期和绝经期妇女来说,跳绳还兼有放松情绪的积极作用。最后,跳绳需要的场地很小,运动器材也很简单,不受时间地点的限制,是一项简单有效的运动方式。如果真的很忙,每天坚持跳一会儿跳绳,也能达到很好的运动效果。

（7）瑜伽。

瑜伽是现在比较流行的运动方式,它是一个通过提升意识帮助人类充分发挥潜能的体系。瑜伽姿势运用古老而易于掌握的技巧,改善人们生理、心理、情感和精神方面的能力,是一种达到身体、心灵与精神和谐统一的运动方式。它可以修身养性,平静内心。长期练习瑜伽能够达到心静,忘掉所有不愉快,更好地熏陶自己的情操,让自己更加充满自信、更加热爱生活。长期练习瑜伽能够保持身体各大系统的状态,同时也能够调整生理机能,达到强身健体的作用。

瑜伽要求的运动场所也比较简单,最好是室内,有瑜伽垫保护,有音乐的话,能达到更好的效果。

(8)游泳。

这项体育运动有很大的优点:水中的浮力使肥胖者不受体重的影响,减轻了在陆地上锻炼对下肢的负担;水中的散热比空气中高20倍,水中的阻力大,因此游泳运动消耗的能量比较大;人体在水中运动时,水流摩擦可促进皮肤毛细血管的循环和人体表皮细胞的代谢,使皮肤光滑有弹性。运动量每天最好30~45分钟。

考虑到员工工作压力大和长期缺乏运动锻炼等原因,在实施运动养生管理过程中,要注意以下事项。

1. 运动后的禁忌

(1)不要立即洗澡。运动时体内大量血液分布在四肢及体表,运动停止后,增加的血液量还要持续一段时间。此时如果马上洗澡,易导致血液过多地进入肌肉和皮肤,将使心脏和大脑供血不足,容易出现危险和意外。

(2)不要立即蹲下休息。运动后马上蹲下休息,不利于下肢血液回流,影响血液循环,加重肌肉的疲劳。

(3)不要立即进食。运动时神经系统控制着肌肉活动,而管理人体内脏器官的神经系统处于抑制状态。同时,全身的血液也处于运动器官处,内脏处较少。此时进食,会增加消化器官的负担。

(4)不要立即喝冷饮。运动后失水过多,往往口干舌燥、极想喝水,这时如果喝下大量的冷饮,容易引起胃肠痉挛、腹痛腹泻等疾病。

2. 运动疲劳消除法

(1)充足的睡眠。睡眠是大脑皮层抑制过程加深的结果,是正常的生理现象。睡眠时机体感觉减退,意识消失,全身肌肉处于放松状态,这是消除疲劳、恢复体力的关键。员工尽可能每天保证八小时左右的睡眠。

(2)科学的整理活动。剧烈运动后骤然停止,会影响氧的补充和静脉血回流,减少心血输出量,致使血压降低,造成暂时脑贫血,引起一系列不良反应,对机能的恢复、疲劳消除和肌肉酸痛的消除都不利。因此,在运动后应做适当的整理活动。但是,整理活动的量不宜大,动作尽量缓慢、放松,使身体逐渐恢复到安静状态。可以慢跑、走或做放松操,同时配合深呼吸;也可随音乐进行放松跳动等。

（3）按摩。按摩是加速疲劳消除的有效手段之一。目前常用的按摩方法有机械按摩（按摩椅、带式按摩机、按摩床、滚动放松机和小型按摩器）、水力按摩、气压按摩以及人工按摩。通过按摩不仅能促进大脑皮层兴奋与抑制的转换，使因疲劳引起的神经调节紊乱消失，而且可以促进血液循环和淋巴循环，加强局部血液供应，促进代谢产物的排出，加速疲劳的消除。

（4）温水浴。运动后进行温水浴，可刺激血管扩张，促进血液循环和新陈代谢，加速代谢产物的排出，改善神经、肌肉的营养，同时可使汗腺分泌增加，肌肉放松，达到加速消除疲劳的目的。温水浴的水温为 40 ℃±2 ℃，每次 10～15 分钟，勿超过 20 分钟。

（5）心理疗法。心理疗法主要是意念活动。运动后通过一定的套语暗示，可消除神经紧张、心理压抑，降低中枢神经系统的兴奋性，加速疲劳的消除和机能恢复。在设计暗示语时，无须考虑语言修饰和语言的逻辑性。暗示放松时间为 10 分钟左右。

3. 运动伤害的预防

（1）运动前要进行充足的准备活动（热身活动）。

（2）最好是在饭后半小时以后再运动。

（3）量力而为。避免过度运动，不做过分或超出能力的动作或姿势。

（4）保持心情的开朗、愉快，运动时较能集中精神，对于运动情境的处理及反应能力较佳。

（5）选择安全的运动环境；检视器材与设备，并予以检修；选择适当的运动装备，如合适的衣着、运动鞋、保护性装备。

（6）贴扎。对于曾经受伤部位，以贴扎的方式予以保护，并且在易受伤部位贴扎，预防伤害发生。

4. 运动伤害的紧急处理——RICE

运动 RICE 处理原则是指运动受伤时，应该尽快停止运动，立刻休息，并对受伤的部位进行冷敷，压迫及抬高受伤的部位。RICE 的主要目的，是减少患部出血、肿胀、疼痛，起到止痛松筋之效果，以利复健。

（1）休息（Rest）。当伤害发生时，应立即停止运动，经医生诊疗包扎后才可继续活动。千万勿逞强，以免伤害扩大。休息是最佳良药。让伤者安静休息，以减少因继续活动所引起的疼痛、出血、肿胀，避免伤势恶化。

（2）冰敷（Ice）。冰敷冷疗法，就是将制冷剂或冰块、冰水袋，直接覆盖于受伤部位。受伤后愈早冰敷愈好，勿隔着衣物或绷带冰敷，直接接触皮肤最好。

冰敷时间以 15 分钟为原则,暂停 10 分钟再做一次;严重扭伤或肌肉裂伤时,可重复四次;疼痛消失时,即停止冰敷。冰敷的目的,是避免肿胀、微血管继续出血,起到止痛松筋的效果。冷对神经有刺激作用,可降低新陈代谢,防止发炎。但对于婴儿、老人,或全身性狼疮患者,则应避免冰敷。对冷过敏者,或有心脏血管疾病者,也要特别小心,以免冰敷造成意外。

(3) 压迫(Compression)。压迫可预防患部出血、肿胀,减轻疼痛感。通常以贴布或弹性绷带包扎,略紧压迫即可。过度紧绷会使血液循环不良,造成组织坏死。皮肤发紫时表示太紧;太松则会脱落,压迫效果失效。压迫固定的目的,是预防微血管继续出血或骨折移位。

(4) 抬高(Elevate)。将患者抬高或躺下,让受伤部位高于心脏,使血流速度减缓,降低流血量与肿胀程度,防止患部出血、肿胀、红肿。

三、员工运动健康管理方式

1. 对员工进行运动健康方面的教育

让员工明白运动对身体的重要性,知道什么样的运动比较适合自己,从个人意愿方面去运动,才能使得员工有耐心和信心将运动坚持到底。

2. 定期组织运动会,鼓励所有员工参与

首先,运动会的项目要比较丰富,让员工可以找到自己感兴趣的项目。其次,可以设置一定的奖励措施,鼓励员工去参加。如此,不仅有利于员工个人的身体健康,而且可以使各部门员工之间互相团结,增加企业的凝聚力,也有助于建立积极向上的企业文化,增加企业在人力资源市场的竞争力。

3. 在企业内部设立一个健身场所

有条件的公司可以充分利用公司的资源,为员工建立一个运动按摩室,员工上班特别累的时候可以进去做运动,放松一下。建议周六周日也可以为内部员工开放,鼓励员工利用周末闲暇时间加强自身锻炼。

本 章 小 结

本章通过讲述对员工慢性病的系统管理、员工心理健康的调节、员工亚健康的干预、员工营养健康的设计以及员工运动健康管理体系的设计,从各个方面为促进员工的身心健康提出了可行性方案。实现员工身心健康这一目标,不能一蹴而就。它是一个循序渐进、逐步建立的过程,应从关注员工日常生活的方方面面,建立起完整的员工健康管理体系。

案例分析 >>>

诺基亚健康管理贵在实效①

坐在开往亦庄诺基亚总部大楼的班车上,魏正礼和一位不相识的同事随意攀谈起来,当告知自己所在的部门后,对方投来了信任的目光。"这个项目是你们做的? 我就是因为那次活动,调整了生活方式,也了解了需要服药的血压究竟应该在什么程度,所以现在我几乎不用服降压药了,还比以前精神很多。"

这个项目就是诺基亚去年主办的主题为"小改变,大不同"的健康活动,旨在降低"三高"人群的发病率。作为北亚区全球职业健康安全经理,魏正礼在公司中遇到的类似礼遇已数不胜数。虽然在总部,负责健康安全管理的团队只有3位同事,但他们的付出总会让人另眼看待。因为在诺基亚,健康、乐活的工作生活方式已经在员工中占据了很高的位置。

实际上,对于刚刚加盟公司仅7个月的魏正礼来说,第一次走进诺基亚的总部大楼着实让他吃惊。这幢在2008年新落成的建筑在亦庄开发区俨然成为了新地标,这不仅仅是因为它漂亮时尚的外表,更关键的是,诺基亚大楼融入了很多节能环保理念,被大家称为"会呼吸的大楼"。

硬件支持是基础

《首席人才官》:从专业的角度来看,什么样的办公室环境才是对员工最有益的?

国际上关于健康办公室的标准是:空气清新、温度适宜、自然采光、绿色建筑与设计,以及有养眼的风景等。简言之,健康的办公室需要同时满足可持续发展及绿色环保的需要。

而除了办公室硬件上的全面绿色外,对职业人的身心健康关照也成为界定健康办公室的标准。够健康的办公室不仅应对人体工程学的健康需要有慎重考量,还应在最大程度上尊重和满足工作者的心理与情感需要。一个让人感觉舒适、愉悦而不是单调、压抑的办公室,当然更有利于提高绩效。

《首席人才官》:仅从公司的硬件方面,我们就可以感受到,诺基亚在员工健康方面投入的精力是巨大的。在你刚加盟公司时,让你印象深刻的还有哪些?

---

① http:www.8mhr.com/news/article/20104/63901.html.

和很多企业不同的是,这里除了诊所,还把许多健康的因素都考虑进来了。比如,诺基亚的办公桌都是可以升降的。很多人都知道,为了减少腰腹部赘肉,需要在午餐后站立半小时,而这种可以调节的办公桌恰好满足了员工的需求,在不影响工作的同时变化工作姿势,这也可以对颈椎、腰椎这些白领易发病症起到很有效的缓解作用。

另外公司有全球最大的餐饮集团索迪斯提供的健康餐饮,一中一西的餐厅组合加上咖啡厅和茶室,不仅可以在正餐时间提供全面营养需求,还可以让员工随时补充需要。

在公司的地下一层,还设有非常完善的健身中心、诊所以及各类娱乐、休闲设施,为员工的健康服务。员工感到疲劳时可以到SPA空间进行放松。另外,这里还配备了多台电动按摩椅,供员工随时使用。这些细节在诺基亚非常多,如果能够在办公室设计之初就将这些内容考虑进去,可以想见公司对员工健康的关注与重视程度。

《首席人才官》:健康管理如何在企业中实现自己的战略伙伴地位?

员工是公司的核心,企业所有的业务实施、价值观的体现都依赖他们来施行,所以员工的健康管理自然会支持到公司业务。我们的希望是,不仅要让员工从内心中感受到健康的重要性,还要让大家有更积极自主的状态。另外需要清醒意识到的是,我们是服务部门,我们所做的努力都是为了服务公司和员工。

实效健康

《首席人才官》:在开展每个项目时,你们通常的做法是什么? 员工的反馈如何?

可以非常自信地说,员工的反馈都是很好的。因为我们在准备每个活动时都投入了很多心思。通常我们会收集员工需求,或者结合季节气候,先进行策划,再通过Email、传单等方式进行前期预热,把项目宣传出来。在活动中,我们最重视的是和员工的互动,以及案例分享,单纯的培训讲课是不会让员工受到触动的。要让员工主动参与到项目中来,需要更生动的表现形式。因为每个项目中,我们的投入都是很大的,所以能否收到实效是我们最看重诺基亚长期以来企业管理的重点。

《首席人才官》:我们经常说,健康管理首先需要员工有健康的意识,诺基亚如何让员工意识到健康的重要性?

这就是"实效"的作用。我们要让员工亲身经历和感受到问题的严重性,比如最近我们就在考虑,把一些没有很好保养身体,而后遭遇手术创伤的志愿者请来。在项目中,让大家看到实例,请他们分享自己的心路历程。我相信这些是最具说服力的。

《首席人才官》:目前看来健康管理需要迎接的主要挑战是什么?

对我们来说,健康管理绝对不是挑战,但如何进一步推动和深化健康管理确实是我考虑的主要问题。我们要让员工的健康意识更加明确,并把健康的理念影响到更广泛的人群中,贯彻到自己的一生。

思考问题:

1. 诺基亚的健康管理通过哪些方面对员工的健康进行改善?
2. 诺基亚的健康管理能带给我们哪些经验借鉴?

健康管理小贴士

各类疾病防治偏方[①]

✍ 便秘

1. 黑芝麻治便秘

方剂:黑芝麻 500 克,糯米 250 克。

制用法:先将黑芝麻炒熟,糯米炒至黄色,混合研成粉末。药粉一汤匙,加白蜜半汤匙,于空腹时用开水冲服。每日 1 次,连服 1 月。

功效:用于大便燥结(习惯性便秘)、产后及热性病后期便秘,一般坚持服用 1 月可愈。

2. 香蕉蘸黑芝麻治大便秘结

方剂:香蕉 500 克,黑芝麻 25 克。

制用法:用香蕉蘸炒半熟的黑芝麻嚼吃。每日分 3 次吃完。

功效:润肠通便。

贴心提示:香蕉适合口干烦躁、咽干喉痛者,大便干燥、痔疮、大便带血者,上消化道溃疡者,饮酒过量而宿醉未解者,高血压、冠心病、动脉硬化者。脾胃虚寒、便溏腹泻者不宜多食、生食,急慢性肾炎及肾功能不全者忌食。要注意没熟透的香蕉会加重便秘。

3. 生花生仁治便秘

方剂:生花生仁 30 克(1 次量)。

---

① 良石.实用的老偏方[M].石家庄:河北科学技术出版社,2012.

制用法:空腹咀嚼生吃,早晚各一次。忌食辛辣及饮酒。

功效:润肠通便。用于大便干燥费力,大便间隔时间延长的习惯性便秘。

4. 升润法治疗虚证便秘

方剂:黄芪、当归、炙甘草各 20 克,升麻、防风各 10 克。

制用法:水煎服,每日 1 剂。

贴心提示:炙甘草使用时要注意,本品味甘,能助湿壅气,令人中满,故湿盛而胸腹胀满及呕吐者忌服。久服较大剂量的炙甘草,易引起水肿、血压升高等,使用时应当注意。

✍ 颈椎病

1. 葛根白芍等治颈椎病

方剂:葛根、白芍、当归各 30 克,丹参、木瓜、生地、全蝎、川芎、桂枝、酸枣仁、乳香、没药各 10 克,细辛 3 克,生甘草 12 克。

制用法:每日 1 剂,水煎分 3 次口服。

贴心提示:注意白芍性寒,虚寒性腹痛泄泻者忌食;小儿出麻疹期间忌食;服用中药藜芦者忌食。

2. 全当归细辛等治颈椎病

方剂:全当归、细辛、三七、红花各等量。

制用法:将上药共研为极细末,过 120 目筛后,装瓶备用。用时,每次服 3 克,用黄酒或温开水送服。本方也可做成胶囊吞服,每粒重 0.5 克,每服 4～5 粒。每日 3 次,10 日为一个疗程。

贴心提示:当归注意事项:湿盛中满、大便泄泻者忌服;外感发热、咽喉肿痛、牙痛者忌食用;不能用铜器烹调,忌与南瓜同食。通常补血用当归身,活血用当归尾,补血活血用全当归。

3. 桂枝加葛根汤治疗颈椎病

方剂:桂枝、白芍各 18 克,甘草 12 克,葛根 25～40 克,生姜 6 克,大枣 6 枚。

加减:局部凉甚加附子;颈项沉困加羌活、独活;手臂麻木加当归、川芎、川牛膝;病程较长加天麻、全蝎、地龙;肾虚者加鹿角霜、山茱萸、威灵仙。

制用法:水煎服。每日 1 剂,20 日为一个疗程。

贴心提示:本品辛温助热,易伤阴动血,凡温热病及阴虚阳盛、血热妄行、孕妇胎热以及产后风湿伴有多汗等情形均忌用。

4. 葛根丹参等治颈椎病

方剂:葛根、丹参、白芍、威灵仙、防风各 50 克,细辛、川芎、乳香、没药、川椒、五加皮、桂枝、桑枝、荆芥、生甘草各 20 克,细辛 3 克,全蝎、蜈蚣各 10 克。

制用法:将上药研为极细末,装入瓶内备用。每次服 3 克,黄酒或温开水送服。每日 3 次。

✍ 冠心病

1. 海带松可治冠心病

方剂:浸发海带 200 克,香油适量,绵白糖、精盐少许。

制用法:先将浸软泡发洗净的海带放入锅内煮透捞出,再用清水洗去黏液,沥干水分后,即可把海带摆叠好切成细丝。然后在锅内放入香油,油七成热时,把海带丝稍加煽炒,盖上锅盖,略经油炸,揭开锅盖继续焙炸。当海带发硬、松脆时,便捞出沥去余油入盘,加入绵白糖、精盐拌匀即可食用。

功效:软坚化痰,利水泄热。对于预防高脂血症、高血压、冠心病、血管硬化等均有一定的作用。

贴心提示:海带性寒,脾胃虚寒者忌食。甲亢患者不要吃海带。孕妇、乳母不宜吃过多海带。

2. 蜂蜜首乌丹参汤治冠心病

方剂:蜂蜜 25 克,首乌、丹参各 25 克。

制用法:先将 2 味中药水煎去渣取汁,再调入蜂蜜拌匀,每日 1 剂。

功效:益气补气,强心安神。治冠状动脉粥样硬化性心脏病。

贴心提示:糖尿病患者要少食用蜂蜜,孕妇慎用丹参。

3. 适量饮酒可预防冠心病

方剂:葡萄酒或白兰地(以低度酒为限)。

制用法:每天用餐时适量酌饮。

功效:预防冠心病。

贴心提示:所谓"适量酌饮",是根据不同人的不同体质和病情而决定饮用量。有的人不宜饮酒,如伴有高血压、心动过速等冠心病患者。

✍ 糖尿病

1. 滋肾蓉精丸治疗肾虚型糖尿病

方剂:黄精 20 克,肉苁蓉、制首乌、金樱子、山药各 15 克,赤芍、山楂、五味子、佛手片各 10 克。

制用法:按中成药质量控制标准制成小丸。每服 6 克,每日 3 次。

疗效:治疗肾虚型糖尿病有奇效。

备注:中医定型标准。主症:多饮、多食、多尿、消瘦或虚胖。肾虚见症:面色萎黄或黧黑,头晕眼花,心悸气短,动则气促,多汗疲乏,失眠多梦,耳鸣耳聋,手足心热,肢麻肢痛,腰膝酸软,健忘,性功能低下,阳痿遗精,月经不调,夜尿频多,舌红少苔或舌淡苔白或舌质暗红,脉细数或沉细无力。

2. 萝卜汁治轻、中型糖尿病

方剂:红皮白肉萝卜。

制用法:选红皮白肉萝卜,捣碎取汁100~500毫升为1次量,早、晚各服1次,7日为1个疗程,可连服3~4个疗程。

功效:清热降火,生津补液,健胃消食,止咳化痰,顺气解毒。

备注:本方适用于肺燥胃热型。症见消谷善饥,烦渴多饮,口干舌燥,大便燥结,小便频数,舌边尖红,苔薄或黄燥,脉滑数等,属上、中消症,即轻、中型糖尿病。

3. 黑木耳扁豆治糖尿病

方剂:黑木耳、扁豆等份。

制用法:晒干,共研成面。每次9克,白水送服。

功效:益气,清热,祛湿。用治糖尿病。

备注:糖尿病主要是因胰岛素不足而引起的以糖代谢紊乱、血糖增高为主的慢性疾病。早期无症状,晚期典型病例有多尿、多饮、多食、消瘦、乏力等症状。

4. 冷水茶治糖尿病

方剂:茶叶10克(以未经加工的粗茶为最佳,大叶绿茶次之)。

制用法:将开水晾凉,取200毫升冷开水浸泡茶叶5个小时即可。

功效:用治糖尿病。

贴心提示:禁用温开水冲泡,否则失去疗效。

5. 煮玉米粒治糖尿病

方剂:玉米粒1000克。

制用法:加水煎煮至粒熟烂。分4次服食,连服1000克。

功效:清热,利尿,降低血糖。用治糖尿病尿味带甜、身有水肿、尿量增多。

6. 常食南瓜治糖尿病

方剂:南瓜(番瓜、倭瓜、北瓜)。

制用法:熟食,或当主食食用。

功效:用治糖尿病。

✍ **减肥**

1. 饭前水果减肥法

方剂:各种减肥水果。

制用法:饭前 30～45 分钟先吃一些水果或饮用 1 杯果汁。

功效:降体重,减肥胖。

贴心提示:在适当增加水果摄入量的同时,减少谷类和动物性食物的摄入,是可以减少总能量的摄入的。在能量消耗不变的情况下,有一定的减肥效应。

2. 生地黄生黄芪等可减肥

方剂:生地黄、生黄芪、黑小豆各 30 克,防己、白术、茯苓、漏芦、决明子、荷叶各 10 克,红人参 8 克,蜈蚣 2 只,生甘草 5 克。

制用法:将上药水煎成 150 毫升,每次服 50 毫升,分 3 次口服。半个月为 1 个疗程。1 个疗程结束,可续服 2～3 个疗程,直至体重恢复正常止。

功效:适用于肥胖症。

3. 大腹皮冬瓜皮等减肥

方剂:炒薏苡仁 150 克,大腹皮、冬瓜皮、茯苓、炒苍术、炒白术各 100 克,陈皮 80 克。

制用法:将上药研为极细末,过 120 目筛,水泛为细小丸,每次服 8 克(约 40 粒)。每日 3 次。本方为 1 剂药。服药 1 剂后,可续服 2～3 剂。

功效:适用于肥胖症。

✍ **腹泻**

1. 大蒜头治腹泻不止

方剂:大蒜 2 头。

制用法:烧灰存性,煮水服之。

功效:解毒、消炎。

贴心提示:大蒜性温,阴虚火旺及慢性胃炎溃疡病患者应慎食。

2. 秫米枣丸治腹痛腹泻

方剂:红高粱米 120 克,黑豆 60 克,大枣 30 克,神曲 40 克。

制用法:大枣煮熟去核,其他 3 味研成细粉,加适量枣和汤调和,捏成饼,蒸熟,焙干,轧成细粉,置砂锅内炒成黄黑色,用蜂蜜少许调捏成丸,每丸 8 克。晚饭后服 4 丸,白水送下。

功效:红高粱味甘涩,温中,燥湿,收敛;黑豆除热下淤,解毒止痛;大枣健脾和胃,止泻安神;神曲则有健脾进食之功。4 味配伍对治疗腹痛腹泻或胃气不和、刺痛吐酸有较好疗效。

贴心提示：糖尿病患者应禁食高粱；大便燥结以及便秘者应少食或不食高粱。

3. 烤馒头治胃酸腹泻

方剂：馒头 1 个。

制用法：将馒头置于烤架上，放在炉上慢烤，烤至焦黄色，只吃馒头的焦外皮。早、晚各吃 1 次。

功效：用治胃酸多，消化不良的腹泻。其道理和某些胃肠道疾病患者服用活性炭相同。

✍ 矽肺

1. 石上柏桔梗治矽肺

方剂：石上柏（全草）20 克，桔梗 15 克，鱼腥草 12 克，生甘草 10 克。

加减：临床应用本方时，可根据病情灵活加减。气血两虚者，加党参、黄芪各 20 克；咳嗽剧烈者，加川贝母、前胡、蝉衣、橘络各 10 克；大便秘结者，加生川军（后下）10 克。

制用法：将上药水煎，每日 1 剂，分 3～4 次口服。两个月为 1 个疗程。可连服 2～3 个疗程。直至症状消失时为止。

2. 萝卜三汁治矽肺

方剂：大白萝卜、鲜茅根、荸荠各适量，鸡内金、麻黄、贝母、牛蒡子、桔梗、枳壳、石斛、枇杷叶（随症加减，请教医生）。

制用法：将鲜萝卜、茅根、荸荠洗净，捣烂取汁，再将鸡内金等 8 味中药煎汤，然后与三汁混合一起饮用。

功效：治矽肺。

贴心提示：如每日不拘量吃鲜萝卜及鲜荸荠，日久黑痰减少，咳嗽必轻。

✍ 胃病

1. 西洋参等治胃下垂

方剂：西洋参 5～8 克（磨汁冲服），生黄芪 20～30 克，白术、升麻、枳实、青皮、女贞子、枸杞子各 10～12 克，砂仁、甘草各 8～10 克。

加减：伴湿热者，加川黄连 6～8 克，苍术 10～12 克，藿香 5～10 克；伴气滞者，加苏梗、广木香各 6～9 克；伴溃疡者，加乌贼骨 20 克，白芨 15 克；中气下陷者，加葛根 15～20 克，炙甘草 10～12 克。

制用法:将上药水煎,每日1剂,分3~4次口服。10剂为1个疗程。

贴心提示:西洋参不宜与藜芦同用。

2. 清胃散治胃及十二指肠溃疡

方剂:珍珠粉50克,广木香50克,人工牛黄粉10克。

加减:上腹疼痛较重时,方中加延胡索50克。

制用法:研极细末和匀,用胶囊装每粒0.5克,每次服2粒,每日3次,食前1小时温开水送下。连服4周为1个疗程。如1个疗程溃疡尚未愈合,可继续用。

功效:用治胃及十二指肠溃疡、慢性胃炎所致胃热气滞之上腹疼痛或胀满嗳气、嘈杂泛酸者。珍珠粉制酸收敛,人工牛黄镇定清热解毒(消炎),二者合用珠黄散有消炎,促进溃疡愈合之功。木香理气解痉,加延胡索活血散瘀,加强理气止痛之效。

3. 煨猪肚温中和胃治溃疡

方剂:猪肚(猪胃)1个,鲜姜250克。

制用法:将猪肚洗净,装入切成片的鲜姜,扎好,放入砂锅内用文火煨熟,然后去姜。猪肚切丝,拌酱油吃,汤亦同饮。每个猪肚分3天吃完,可连续吃10个。

功效:温中养胃。治胃溃疡。

4. 洋白菜汁治胃溃疡疼痛

方剂:洋白菜(甘蓝、圆白菜、包心菜)。

制用法:将洋白菜洗净,捣烂取汁。每次饮半茶杯。

功效:清热散结。治胃及十二指肠溃疡疼痛,也是胃癌的预防药。

贴心提示:德国人认为,圆白菜才是菜中之王,它能治百病。西方人用圆白菜治病的"偏方",就像中国人用萝卜治病一样常见。

第六章 员工健康管理实务开发

常动则筋骨竦,气脉舒。

——(清)颜元:《习斋言行录》

 学习目标

通过本章的学习,掌握员工健康管理实务开发,认识员工健康管理的需求分析与发展现状;了解员工职业病的防治与企业健康管理实务;掌握常见健康管理内容以及员工健康管理方案。

引例

菟丝子——兔子的"接骨丹"①

从前,有个财主很喜欢养兔子,家里白玉兔、灰毛兔、黑毛兔等应有尽有。他还专门雇了一名长工来养兔子,并规定死一只兔子就扣长工四分之一的工钱。有一天,长工失手把一只白玉兔的腰背打伤了,白玉兔躺在地上动弹不得。长工怕财主知道后会扣自己工钱,就偷偷地把那只兔子藏在黄豆地里。可财主还是发现少了只兔子,非要长工赔。长工实在没办法,只好又来到黄豆地,想把那只受伤的兔子抱回来。奇怪的是,他看见那只白玉兔正在黄豆地里东钻西跑地寻找着什

---

① 胡皓,胡献国.讲故事识中药[M].北京:人民军医出版社,2013.

么,又蹦又跳的,一点儿不像受过伤的样子,他费了九牛二虎之力才把它捉住。"白玉兔的伤怎么会自己好了?"长工百思不得其解。

回到家后,他忍不住把这件事告诉了父亲。他父亲曾被财主打伤后腰,躺在床上好几年了。听到这件"怪事",他忙建议儿子:"你再去试试,看兔子吃了啥东西,说不定是'接骨丹'呢。"

长工按照父亲的吩咐,故意打伤了一只兔子,并把它放在黄豆地里。这一次,他自己站在远处偷偷地看着,只见那只受伤的小兔,已经无法走动,就连高处的黄豆叶子也够不着,只好伸着脖子啃那些缠绕在豆上的一种野生黄丝藤的种子。一天,两天,三天,四天,兔子的腰伤竟慢慢地好了。长工把这些黄丝藤的种子采下来,熬成药汤给父亲喝。想不到,没过几天,他父亲的腰伤就痊愈了。

由于这种药是兔子发现的,于是长工就将它命名为"菟丝子"。慢慢地,菟丝子治疗腰痛病的疗效就在民间传开了。直到今天,菟丝子也是一味补肾壮腰的要药。

健康知识蕴藏于人类生活的方方面面,我们应该去发现它、运用它。在物质财富极大丰富的今天,员工对身心健康的需求变得愈发明显,而要使该需求得到满足,医疗、人身保险必不可少,相对而言,人性化的健康管理更能够满足现代员工对自身健康利益的需求。当企业与员工共同意识到企业整体的健康状况对于企业生产和发展的重要性时,健康管理也就应运而生了。

第一节　员工健康管理的需求分析与发展现状

健康管理是对疾病人群、亚健康人群、健康人群的健康危险因素进行监测、分析、评估、预测、预防和维护的全过程。从企业的角度来说,通过为员工设立健康档案,企业应从职业病的各方面来维护所有员工的健康和企业的长远利益。

一、员工健康管理的需求分析

在对企业员工进行健康管理时,我们应该意识到,对员工进行全面的健康体检以及健康需求分析,是整个员工健康管理的出发点和核心。

《中国企业家》杂志对国内企业家进行了《中国企业家工作、健康与快乐状况调查》,结果表明,在企业家所患的各类疾病中"肠胃消化系统疾病"占30.77%,"高血糖、高血压以及高血脂"占23.08%,"吸烟和饮酒过量"占

21.15%,90.6%的企业家处于"过劳"状态,28.3%的企业家"记忆力下降",26.4%的企业家"失眠"。更严重的是,仅有60%的企业家知道如何减压。此外,全国卫生总费用逐年上涨,居民个人支出比例居高不下。据平安健康险公司发布的《中国企业员工健康状况及医疗福利报告(2015)》显示,近四成员工急诊就诊花费逾千元,住院医疗个人支出在20%以上;从就诊支出数据分析,社保目录报销比例仅为48%,其余52%的医疗开销均须由员工自行承担。这些充分表明各类员工都有强烈的健康需求。

2013年6月20日,《中国企业员工健康绿皮书》在北京发布。报告称,超重及肥胖、血脂异常、慢性咽炎、脂肪肝是企业员工健康的四大威胁,健康问题已涵盖18—60岁的各个年龄层,范围之广显示着中国企业员工健康正面临着一场"全年龄危机"。该报告发布者之一、爱康国宾集团董事长张黎刚在"健康中国2020·第三届中国健康管理论坛"上指出,血压增高、视网膜血管病、甲状腺异常、白内障等指标随着年龄增长,其异常率呈现持续增长的趋势,成为长期困扰40岁及以上企业员工的主要健康问题。张黎刚分析称,不良的生活习惯、压力无法纾解、超负荷工作及企业在员工健康方面的投入不足为员工健康问题埋下隐患。

实际上,企业员工慢性病发病率已经成为社会不可忽视的问题,员工在为企业、为社会创造经济效益的同时,无形中透支了自己的健康。平安健康险公司于2015年发布《中国企业员工健康状况及医疗福利报告(2015)》。报告显示,中国企业员工Vitality(生命力)年龄平均比真实年龄老5.7岁,近60%的受访者患有各类慢性疾病,具体情况见表6.1。

表6.1　企业员工患慢性疾病情况

类别	企业员工在过去一年中患有的慢性病情况占比	在全体员工发病比例占第一高的慢性病占比
慢性呼吸系统疾病	29.7%	38.5%
糖尿病	21.2%	16.9%
消化性溃疡	20.8%	10.1%
类风湿性关节炎	15.2%	9.7%
贫血	15.0%	11.2%
心脏病	13.8%	7.6%
肝硬化	6.4%	4.3%
甲状腺功能减退	5.0%	/
慢性肾功能衰竭	4.0%	1.8%
以上都没有	40.5%	/
不清楚	3.8%	/

资料来源:平安健康险公司《中国企业员工健康状况及医疗福利报告(2015)》。

中华预防医学会会长、中国工程院院士王陇德指出,健康管理是中国企业提高劳动生产率、赶超世界先进水平的一个有利契机,它在帮助中国企业全面改善管理者与员工的身心状态、发挥潜能、提升企业核心竞争力的同时,还会最大限度地节省开支。

美世于 2009 年 9 月分别在上海、北京和广州开展的调研报告显示,93%的企业对员工现在及未来的健康状况感到担忧,越来越多的企业为面临疾病风险的员工提供健康服务,约一半的企业提供至少一种形式的咨询服务,包括心理门诊、员工援助计划和孕产咨询。平安健康险公司 2015 年发布的《中国企业员工健康状况及医疗福利报告(2015)》显示,我国企业目前已为员工提供的健康保险保障项目如表 6.2 所示。

表 6.2　企业现已为员工提供的主要健康保险保障

类别	企业现已为员工提供的主要健康保险保障	未来三年,企业计划首要为员工提供的健康保险保障
重大疾病险	88.4%	33.9%
意外伤害险	85.3%	16.2%
住院医疗保险	79.2%	23.4%
门急诊费用报销	66.1%	21.0%
手术医疗保险	52.3%	2.0%
配偶和子女也可参保的健康类保险	23.9%	1.2%
其他	/	0.2%
以上都不会提供	/	1.2%
不清楚	/	0.8%

资料来源:平安健康险公司《中国企业员工健康状况及医疗福利报告(2015)》。

健康管理中最基础的就是体检,通过对员工进行全方位的身体检查,以此了解员工的身体状况,这对企业、员工以及每一个员工家庭,都是有益无害的事。对企业来说,可以防止一个染病员工对其他员工可能造成的伤害,同时能够保证员工稳定地工作,以创造企业利润;对员工来说,有利于其实现病情早预防、早知道、早治疗、早恢复;对员工家庭来说,也可以减少数目可观的医疗费,降低员工的医疗成本。

为了给员工提供较为专业的健康保障服务,一些企业将自己公司员工的健康管理内容外包给专业的员工健康管理公司,由他们为本企业员工建立健康档案并进行管理。这样的外包公司可直接从企业获得其参与该企业员工健康管理计划的所有费用,也可以从员工处获得相关报酬,既实现了企业健康管理的简洁化,满足了员工健康管理的需求,也使得整个健康项目或者内容更趋于专业化。随着人们对于自己健康问题的愈发关注,很多企业员工也会自我安排空闲时间来提高自己的健康水平,以应对来自公司、企业、家庭等各方面的压力。

二、员工健康管理的发展现状

1. 总体发展迅猛

首先,随着中国经济的不断进步与发展,伴随着中国人口老龄化的大趋势,健康管理的概念不断深入人心。个人对于自身的健康管理越来越重视,逐渐摆脱了"生病就医"的健康意识,开始对自己的健康状况进行提前管理。

其次,国内很多企业都已经意识到,拥有健康体魄的员工才能拥有高效且乐观积极的工作状态,才能高效地为企业、为自己创造财富与利益。

再次,我国健康管理相关机构发展迅速,部分健康管理服务已相对完善。目前,我国企业的健康管理服务主要由健康管理企业来提供,其模式主要有以大型医药集团为依托的健康管理公司和小型健康管理机构两种。大型健康管理公司从个人健康信息的建档管理、分析、实施,到生病时的针对性治疗,再到治疗后的病情康复追踪,提供全方位的健康管理服务。其为企业提供的服务包括:为企业提供健康普及讲座;免费为企业提供就近医院的健康咨询医疗顾问;为员工建立健康档案;提供企业职业病防护方案和流行疾病预防方案;企业员工到合作医院看病免收普通挂号费(常见病);代办大医院看病挂号、专家号(大病),联系住院,定期邀请大医院专家专门会诊;优惠提供体检、疫苗接种等服务;代办购买公司消毒、保健、防护用品,代办买药;代办商业医疗保险等。而小型机构通常将重点放在"养生与保健"上。即在建立健康信息档案并进行评估分析的基础上,主要通过各种调养手段改善参加者的身心状况。

但就我国的总体现状来说,健康管理在我国还需要很长的路要走。为此,要积极引进国外的先进理念,结合我国的基本国情,实现企业对员工的健康进行有效管理,政府对弱势群体的健康状况能够实行可靠管理和充分关注,使得健康管理这个理念能够在最短的时间内为国内民众所理解并运用于现实生活。"身体是革命的本钱",我们只有关注自身的健康状态,才能创造更好的生活;而国家只有为民众的健康给予关注与投资,才能实现可持续的发展。

2. 现有问题

健康管理的概念进入中国已有十余年,目前已经取得较为显著的发展成果,也逐步被广大企业与员工所认识和接受。从企业的角度来说,大部分企业都意识到对员工进行健康管理是利于企业的长期发展的,不仅能节省大量的医疗费,也能将福利带给员工,而成本却相当低(在管理规范、科学的前提下)。从员工的角度来说,企业以新颖的福利方式,关注员工自身的健康问题,同样具有相当大的吸引力,同时,也满足了员工希望被尊重的心理需求,对于员工的工作情绪意义重大。但是,与国际成熟市场经济国家健康管理发展状况相比较,我国健康管理的发展还很不成熟,主要表现在以下几方面。

第一,企业积极性不高。调查得知,尽管大多数企业对健康管理对于企业的利益都有较清晰的认识,但对于健康管理的实施仍然积极性不足。相对于长期利益来说,这些企业更看重的是短期利益,短期之内能让员工创造尽可能大的利润,而在福利上,基本都以"五险一金"为上限,很难也不愿意为员工继续提供其他福利来调动员工的工作积极性。他们认为,如果继续开辟其他福利项目,将会产生更多的生产成本。

第二,专业的健康管理企业发展缓慢。很多接受并实施健康管理的企业,或是将健康管理内容外包给专业的健康管理企业来承担,而目前市场上存在的健康管理企业提供的项目大多单一,无法为不同企业的不同员工提供优质的、人性化的健康管理服务。或将该项内容外包给某些医院,这些医院又很难为企业的员工建立详细的健康档案,而后期的健康管理更显得没有操作空间。医院只为这些企业的员工提供每年一次或两次的体检而已,很少会涉及其他方面的内容。

第三,员工对于企业健康管理的接受度小于对直接福利补助的接受度。经过调查了解,少数大型企业的员工乐于接受本企业为自己提供的丰富多样的健康管理内容,而大部分企业的员工更倾向于将企业的健康管理所涉及的福利预算以补助或奖金的形式获得,他们认为自己对自己的健康问题进行料理也可行,并可以在自己操作的过程中显得更节省。

第四,健康管理的重点是控制疾病危险因素。目前我国健康管理研究与实施的载体是附设在医院或者独立的健康体检中心以及刚刚开始起步的社区卫生网络。近年来发展较快的健康体检中心大多设有专门科室及各种体检设备,通过体检收集健康信息。但目前人们对于此类健康体检的认识仍停留在"有病赶紧治,没病求安心"的水平上。最大的问题是健康相关信息(如生活行为习惯、心理健康状态等)收集不全面。几乎所有的健康体检中心的工作流程设置也是局部的体检。在数据库建设、健康评估以及面向客户服务的市场化方面都难以达到健康管理的要求。另一方面,现阶段的社区卫生网络刚刚起步,虽然目前在全国开展的社区卫生服务在理论设计上涉及了在人群中实施健康管理,但实际重点还是在疾病危险因素的控制上,缺乏全面的健康管理要求的达成,社区卫生网络建设距健康管理尚有相当的距离。[①]

第五,国家政策在该领域步伐较缓。尽管我国对员工在工作环境中的基本健康问题有所关注,如《职业病防治法》的颁布显示了国家对员工职业病的防治意识有所增强。但大多倾向于一些较敏感的领域,如生产较危险、易对人体产生危害、易引发隐性病的行业,对员工在工作期间造成的工伤、意外等突发性健康损失关注较多。随着企业的发展,员工出于对自身在企业中定位的变化和对自身长远利益的考虑,更希望将自己的疾病控制在萌芽状态。但目前,国家在该领域的法律法规与市场步伐还有一定距离,在健康管理方面还缺乏积极引导,在帮助企业对员工进行健康管理知识普及、协同员工向企业反馈企业在健康管理方面的优势与不足,调和企业与员工在健康管理过程中所产生的冲突与矛盾方面力量较弱。

第六,健康管理水平较为传统。传统的健康管理多是关于员工健康方面的纸质健康档案,管理效率较低;同时,传统的健康管理缺少统一性和规范性,由此造成管理部门对员工健康状况难以形成比较客观、公正的认识与评价。

第七,研究缺乏系统性。目前的健康管理研究主要集中于两点:一是职业病预防与控制及职业安全健康管理体系的研究;二是企业员工心理健康及压力管理的研究。虽然这两方面都有了显著的发展,但都只是员工健康管理的一部分,并没有形成一个完整的健康管理框架方案。此外,关于员工健康管理体系如何实施也没有系统性的研究。[②]

第八,市场混乱,具有中国特色的健康管理服务系统和运营模式尚未建立。员工健康管理在我国处于起步阶段,它从西方传入我国,由于发展时间较短,尚未形成符合我国国情的服务系统以及运营模式。

第九,专业人员匮乏。一方面,由于健康管理的专业性,无形之中提高了人们进入该行业的门槛;另一方面,由于该行业在我国还属于新兴行业,发展还不成熟,加上相关政策法规的不完善,因而其自身对人才的吸引力也不足。出于上述原因,面对数量庞大的员工群体,我国从事员工健康服务的专业性人才较少,客观上阻碍了员工健康管理的发展进程。

第十,现代生活中影响员工健康的因素仍比较多。物质生活的极大丰富使得人们怠于锻炼,同时快节奏、高压力的生活下人们疏于关注自身身心健康,高

---

① 胡镜清,等.健康管理与中医药学优势[J].国际中医中药杂志,2006(4).
② 师建霞.员工健康管理研究综述[J].经营管理,2014(24).

科技电子设备充斥人们的生活,致使人类的疾病谱不断发生着变化,多样化的疾病造成人们沉重的经济负担及心理负担,而造成这一切的最主要原因在于人类不良的生活习惯。一些企业家、金领、银领、白领阶层,也因工作原因养成太多不良生活与工作习惯,久坐、少运动、饮食无规律等等都使其为自己的健康埋下隐患。

第二节　员工职业病的防治与企业健康管理实务

一、员工职业病的防治

随着社会的发展,人们的生活和工作压力不断增大,加之工作环境和工作强度等外界条件,使得职业病对广大企业员工产生了极大的健康威胁。研究表明,有80%以上的员工都处于亚健康状态,他们经受着身体和心理的某些疾病的困扰。常见的职业病有失眠综合征、工作压力性焦虑、空调病、城市疲劳综合征、电脑视频终端综合征、工作宴会征、打字综合征等,还有来自室内空气污染、阳光缺乏、缺乏锻炼引起的亚健康状态,这些都是大部分员工在工作中所要面对的问题,同样也是企业应该积极考虑的问题。

为了保障国民身心健康,国家在职业病防治方面出台了相关的法律——《中华人民共和国职业病防治法》(以下简称《防治法》),规定了相关主体的权利与义务。其中明确了企业在前期对员工职业病的防治应该采取的措施,如第十四条规定,用人单位应当依照法律、法规要求,严格遵守国家职业卫生标准,落实职业病预防措施,从源头上控制和消除职业病危害。这间接地强调了企业对员工进行健康管理的必要性。同时,《防治法》也明确了第三方在职业病产生与处理方面的监管责任和企业申报职业病的义务。

我国职业病发病形势严峻,并呈现出以下几个特点:

第一,职业病危害因素分布广泛且在世界上名列榜首。从传统工业到新兴产业以及第三产业,都存在一定的职业病危害,接触职业病危害因素的人群数以亿计,法定职业病名单达115种。接触职业危害人数、职业病患者累计数量、死亡数量及新发病人数量,都居世界首位。根据《2014年全国职业病报告情况报告》显示,全国30个省、自治区、直辖市(不包括西藏)和新疆生产建设兵团2014年共报告职业病29 972例。其中尘肺病26 873例,急性职业中毒486例,慢性职业中毒795例,其他职业病合计1 818例。职业性尘肺病约占总例数的九成,可见尘肺病已成为我国目前最严重的职业病。

第二,危害因素明显较单一。我国的职业危害主要以粉尘为主,职业病人以尘肺病为主,尘肺病又以煤工尘肺、矽肺最为严重,尘肺病患者中有半数以上为煤工尘肺。

第三,职业病给我国经济造成相当大的损失。根据有关部门的粗略估算,每年我国因职业病、工伤事故产生的直接经济损失达 1 000 亿元,间接经济损失 2 000 亿元,世界范围内职业病所造成的经济损失相当于全球 GDP 的 4%。

第四,职业病长期影响严重,且社会影响恶劣。职业性疾患是影响劳动者健康、造成劳动者过早失去劳动能力的主要因素,所造成的后果往往导致恶劣的社会影响。

第五,目前我国对职业病防范措施欠缺。对职业卫生机构和队伍现状的调查表明,我国已经初步形成职业卫生监督与技术服务网络,但依然存在队伍数量少、质量不高、文化素质偏低、现场技术服务人员比例较低以及后备力量不足等问题。

第六,职业病危害存在于诸多行业,涉及有色金属、冶金、煤炭等 30 多个行业,特别是一些缺乏劳动保护的中小企业。据不完全统计,2010 年有 50% 的尘肺患者与 66.74% 的急性职业中毒事件发生在中小企业。

第七,劳动者流动性强,给我国职业病防治工作增加了难度。我国流动人口众多,约有 2.5 亿农村外出务工人员,其中约 60% 就业于职业健康风险高的行业。近年来,农民工职业病发病人数占总发病人数的 80% 以上,农民工已成为职业病的高发群体。

由此看来,我国在职业病的防治上还需要更多努力,合理划分国家、企业、员工的权利与义务是正确处理职业病问题的前提。此外,企业应改进生产工艺,减小工作环境对员工健康的威胁;增强健康管理方面的福利保障力度,降低员工对健康问题的担忧与焦虑。尤其是对于一些特殊的行业,比如生产原料中涉及有毒液体、固体、气体,或是对人体有害的其他物质,经过长期的健康侵害,都会对员工健康造成威胁甚至危害的企业,更应该在生产之前,完成责任与义务的划分,并要求企业与员工之间互不隐瞒(企业如实告知员工生产过程中可能存在的危害,并提供解决方法;员工应如实告知企业自己的病史和身体状况)。

二、企业健康管理实务

通过以上分析,可以发现我国员工健康存在危害因素分布范围广、危害因素对经济增长和员工长久健康发展影响深远,健康管理理念和具体管理措施还不完善等问题,同时在新的劳动生产背景和经济社会新特征下面临更多新型挑战。可见,我国企业和员工对实施员工健康管理具有迫切需要。国家目前已经通过一系列的政策法规支持健康管理的实施,然而具体到企业层面,对于员工的健康管理福利计划应该如何安排,按照怎样的形式、深度去运筹整个员工范围内的健康管理计划,始终是需要具体实践来加以改进和完善的。以下几点便反映了健康管理实务的方方面面。

1. 对每一位在职员工设立健康档案是第一要务

健康档案是记录个人身体状况、疾病史、家族病、遗传病、过敏史等各项调查数据,并由企业委托第三方或企业内部专管员工健康管理的部门进行保管,并负责按期体检更新的档案内容。每一位员工的健康档案是该员工在企业里最基本的身心健康方面的书面材料,为员工早防治、早治疗、早康复的"三早"原则提供原始材料。员工健康档案的内容中应该以必要的体检结果和体检结果的单向分析为主,为健康管理师或专业的健康管理部门提供第一手的员工健康管理资料。健康管理师通过员工的体检结果对员工进行疾病控制、疾病防治、疾病恢复的管理工作。调查显示,国内大多数企业以每年体检一次和两次为主,体检三次以上的企业比例不到三成,从不体检的占比将近一成。由此可见,单就员工体检方面就需要企业继续加强。

2. 定期安排员工体检,密切关注员工身心健康

定期安排体检,可以更详细、更准确地了解员工的身体状态变化,将一些潜伏的健康威胁提前消灭。员工的身体健康可以通过体检查看相关情况,而心理健康则需要企业趋向更成熟的健康管理——关注员工心理健康。员工只有处于积极、乐观的心理状态,才能高效率地、舒适地工作,这对企业与员工来说,都大有益处。定期为员工提供心理咨询、心理疏导是缓解和治愈员工心理问题的直接方式。企业高层作为企业的核心人员,其工作效率与工作状态对整个企业的生产运行有很大影响,应该考虑给予他们定期的减压与心理疏导的心理咨询。外聘专业的心理咨询人员,经常进行心理咨询是缓解企业高层人员工作压力、解决心理问题的重要方式。

3. 研究员工的健康档案及健康管理实践

委托第三方健康管理师或企业内部的健康管理部门,进行员工的健康管理的重头戏——健康管理实践,即对员工进行个性化的健康管理,从饮食、健身、生活习惯等各方面给予规划和建议,从而使员工健康管理的整个流程可以顺利完成。

对员工健康档案的正确解读,是解决员工健康的第一步,所以企业委托专业的健康管理师或企业内部专业的健康管理部门进行健康档案分析很重要。在此基础上,健康管理师根据企业内员工的划分,针对不同情况提出适应各自情况的健康管理措施。企业高层管理人员有其独特的健康管理方式,同时,企业内文员、销售、中低层管理人员、生产线上的员工等,都应该有其不同于其他人的健康管理计划。企业文员易患电脑终端症、颈椎病、空调病和室内空气不畅引起的相关问题。销售人员长时间在外奔波,且销售提成所带来的压力被转嫁到业务提成上,这种压力在一个企业来说,应该仅次于企业高层领导,所以,针对销售人员的健康管理计划中,除了关注他们的身体健康外,更重要的是及时缓解他们的心理压力。中低层管理者处于企业中位,承上命而下达,这也决定了该职位的员工在企业内部的位置显得比较尴尬,合理地处理员工生产与企业指向的问题是他们的主要工作内容。此外,中低层管理者面临的另一个大的健康威胁就是过劳——他们通过透支自己的精力,维系着企业的正常生产。所以,针对该职位的管理者,应该身体健康与心理健康同时抓,为他们提供必要的工作外的锻炼机会,提供适合他们的健康的饮食计划,缓解他们因频繁的应酬而带来的宴会综合征。同时,给予他们必要的心理健康咨询也很重要。根据企业生产的不同,对于在生产线上的员工,应该制订不同的健康管理计划。如果生产中涉及对员工身体健康有直接或间接危害的,应该根据国家职业病防治法的规定,履行对员工的义务。如果不涉及该方面,应该根据工作强度、工作环境制订相应的健康管理计划。

4. 员工就医指导

为有就医需要的员工,进行就医指导,包括推荐医院、科室、医生等,并在工作时间随时提供电话应急医疗咨询服务。此项服务将大大提高员工就医效率,使他们节省时间,少走弯路,少花冤枉钱,为就医、治疗、痊愈争取最佳时机。

5. 健康教育讲座

每年为企业员工不定期举行健康教育讲座,传播科学的健康保健知识,提高员工健康意识,让每个人养成自觉维护健康的习惯,掌握自己的健康命运。[①]

以企业为单位施行健康管理是推行员工健康管理的有效途径,很多企业为维护职工利益、建立良好的企业文化,在健康管理实践方面付出了较大的努力。以下介绍几个员工健康管理实践方面的成功运用。

---

① 郑艳泽.企业健康管理探讨[J].医学信息,2009(12).

1. 首钢职工健康管理信息系统

首钢职工健康管理信息系统于 2015 年 4 月 1 日上线试运行,此系统为广大职工提供一个了解自身健康状况,接受专业化的健康指导,学习健康保健知识的专业化平台。该系统针对不同角色的业务需求,设置了企业版、医生版、个人版、职业健康管理平台和个人移动精简版。

企业版的使用角色是集团各单位主管领导、各级健康管理员,是集团各单位实现对本企业职工健康管理的统一管理平台。企业用户通过应用企业版可以了解本企业职工基本信息,监督健康调查问卷填写进度,监督职工体检进度,了解本企业职工健康总体状况,实现对职工健康状况的分析、监管、督促等功能。医生版的使用角色是体检中心医师、保健医师、老干部管理专业人员,是各体检中心体检医师、保健医师实现对集团干部、职工及老干部健康管理的统一管理平台。在医生版中,可以实现对集团职工基本信息、体检信息、健康调查问卷的管理;实现对慢性高危人群的健康干预;实现在线健康咨询、健康随访的管理。个人版的使用角色是集团职工,包括个人体检结果查询下载、调查问卷的接收和填报、健康报告查询、健康风险评估、自助健康服务、重点指标与相关行为分析、查询保健门诊病历等功能。个人版可以对职工保持良好生活习惯、合理运动、就医用药进行指导,实现职工自我健康管理。职业健康管理平台的使用角色是企业职业健康管理专业人员。职业健康管理平台包括企业组织机构维护、岗位危害管理、岗位防护管理、岗位环境监测及检测管理、企业工艺流程危害展示、企业宣传教育培训、企业行政审批信息、职工信息维护、职业健康体检信息及档案管理、职业病病人管理、职业危害分析等功能,可协助企业及时了解职业健康环境现状,指导企业采取有效管理手段,最大程度降低危害因素对企业和职工的影响。个人移动精简版是职工应用手机登录平台的快速通道,使用角色是集团职工,它为职工提供健康报告、体检结果的查阅,调查问卷的接收和填报等功能,方便职工通过手机终端随时随地查询和参与集团健康活动。

目前,一期上线的首钢职工健康管理信息系统已经与首钢医院体检系统、矿业医院体检系统实现数据对接,可满足集团所属北京地区、京唐公司、迁钢公司、首秦公司、矿业公司 6 万余名干部职工的应用需求。从 2015 年开始,上述范围内的集团职工可以在系统内查看个人体检信息。随着系统建设的推进,应用范围将逐步扩大,以满足集团其他单位及外埠企业职工健康管理和职业健康管理的需求。

2. 可口可乐公司 EAP 项目

EAP(Employee Assistance Program)即员工帮助计划,是企业组织为员工

提供的系统的、长期的援助与福利项目;通过专业人员对组织以及员工进行诊断和建议,提供专业指导、培训和咨询,帮助员工及其家庭成员解决心理和行为问题,提高绩效,改善组织气氛和管理。

在世界 500 强中,有 90% 以上的企业建立了 EAP。美国有将近四分之一的企业员工享受 EAP 服务。经过几十年的发展,EAP 的服务模式和内容包含有:工作压力、心理健康、灾难事件、职业生涯困扰、婚姻家庭问题、健康生活方式、法律纠纷、理财问题、减肥和饮食紊乱等,全方位帮助员工解决个人问题。

EAP 倡导给员工足够的培训机会。培训人才已成为可口可乐经营理念的一部分。可口可乐公司在中国各地都有训练中心、管理学院,对不同等级、不同岗位的员工给予不断的训练。可口可乐中国有限公司对外事务副总监李小筠说:"因为每一天,我们的业务都在不断地发展,我们的人员本身都应该不断地学习、自我提高,才能应付市场变化的挑战。"

在可口可乐,重要的一点是让员工觉得自己有机会学到很多东西,有很多培训发展机会。一般来说,员工总是期望和考虑公司给自己提供更多机会,但有时机会并非外人给予,是靠自己设计和创造的。因此,个人首先应确定一个清楚的目标和计划,然后一步步走下去,这才会得到更好的发展。培训的动机从哪里来? 可口可乐公司有一个哲学:看市场时是看有没有什么工作还没有做好,有什么机会还没有利用到,就这样一个思想令整个培训系统不断在前进。换言之,市场上需要培训什么,公司就培训什么。

一般来说,大公司都有培训和提升规划,会根据业务发展的需要,制订"能力的计划",进行能力的培训,如课堂培训、在岗培训、上级指导、岗位轮转,以及出国进修等。那么,如何才能一步步地迈向更高的台阶呢? 可口可乐中国饮料有限公司人力资源主管熊先生说,主要看一个人的表现如何,还有他的潜力。有时表现和潜力并不完全是一回事。有的人虽然表现很好,可没有多少发展的潜力,这也是不行的。除了表现和潜力外,个人自我确定的发展目标也很重要。

3. 中石油兰州石化公司构建健康管理信息化平台

2009 年 12 月,兰州石化健康管理服务系统平台正式上线运行,通过网上问答的形式,收集职工健康信息,建立起了相对完整的职工健康管理档案。

为每名职工建立健康档案是兰州石化推进健康管理科学化、网络化、信息化的一项重要举措。网上健康档案除必要的基本信息外,还通过软件分析每名职工的健康情况,并给出参考健康值和生活指导意见。

作为职工健康管理的主管单位,兰州石化总医院成立了健康管理中心,为职工提供健康管理指导。2009年,兰州石化总医院为1.5万名职工进行了职业病健康体检,对检查出的数十例健康隐患进行了及时指导,受到职工欢迎。

通过职工健康管理,兰州石化总医院对影响职工身心健康的不良生活方式进行了梳理,组织骨干进行专业培训取得资质,并编写了健康指导培训计划和教案。自健康管理中心成立后,应基层单位的邀请,兰州石化总医院先后举办了"生活方式与健康""膳食运动与肥胖"等专题讲座,受到职工欢迎。此外,兰州石化总医院与新闻中心合办"卫生与健康"等节目,通过企业电视、报纸广泛传播,促进了职工健康。

第三节　常见健康管理内容及员工健康管理方案

一、疾病管理

1. 空调病及其预防

"空调病"指过长时间吹空调所造成的身体机能衰退,这其实是由于空气干燥导致的疾病。夏天,空调器在给人们带来凉爽空气的同时,也产生大量的冷凝水,使室内空气变得越来越干燥。长期生活和工作在这种环境里,会使我们的眼睛干涩、嘴唇干;而且由于夏天穿衣较少,我们的皮肤大部分裸露在这种干燥的空气里,即使不出汗,也会散失大量的水分;再就是我们呼吸时,吸入的是干燥的空气,呼出的几乎是饱和的湿气,导致散失的水分会更多。时间一长,我们的鼻黏膜、气管黏膜就会变干,严重时会发生干裂,病毒就会乘虚而入,直接到血液,从而引发感冒、咳嗽是在所难免的。空调病的主要症状是鼻塞、眼睛干涩、嘴唇干、头昏、打喷嚏、耳鸣、乏力、记忆力减退、皮肤发紧发干、易过敏、易起皱、关节痛、肌肉痛等。

（1）空调病的影响。

空调病会给我们的生活和工作造成很多不利的影响。

一是易患感冒。首先,干燥的环境适合病菌和病毒的生存,人们觉得鼻子、嗓子发干的时候就要特别小心病毒侵入了。其次,冷气一旦攻破了呼吸道的脆弱防线,轻者会出现咳嗽、打喷嚏、流涕等感冒的症状即上呼吸道疾病,重者会导致下呼吸道疾病——肺炎。由于室内外温差大,人经常进出会感受到忽冷忽热,这会造成人体内平衡调节系统功能紊乱,平衡失调就会引起头痛,易患感冒。最后,屋里的尘埃、尘螨流通不出去,有过敏体质的人还很容易出现过敏反应。

二是大脑神经会失衡。空调病会引起大脑神经失衡反应。空气里含有的阴离子能抑制人的中枢神经系统,缓解大脑疲劳。但是,空调房间一般都较密封,这使室内空气混浊,细菌含量增加,二氧化碳等有害气体浓度增高,过多地吸附了阴离子,让屋子里的阳离子越来越多,阴、阳离子失调也让人们的大脑神经系统跟着紊乱失衡。如果在室内还有人抽烟,将更加剧室内空气的恶化,在这样的环境中待得久了会使人头晕目眩。

三是关节、肠胃易受凉。低温环境会刺激血管急剧收缩,血液流通不畅,导致关节受损、受冷、疼痛,像脖子和后背僵硬、腰和四肢疼痛、手脚冰凉麻木等都是常见的反应。

"冷"的感觉还可使交感神经兴奋,导致腹腔内血管收缩、胃肠运动减弱,再加上夏天贪凉,经常吃冷饮,肠道内外都被"冷"控制着,从而使得肠胃易受凉。

(2)空调病的预防。

一是勤通风。使用空调必须注意通风,每天应定时打开窗户,关闭空调,增气换气,使室内保持一定的新鲜空气。例如,开启空调前,先开窗通风10分钟,尽量使室外新鲜空气进入室内。空调开启一段时间后,关闭空调,再开窗通风20~30分钟,如此反复,使室内外空气形成对流,让有害气体排出室外。

二是控制温度,避免直吹。空调温度不要过低,26度以上为环保节能标准。同时,空调室温和室外自然温度相差不宜过大,以不超过5度为宜。此外,不要让通风口的冷风直接吹在身上,大汗淋漓时最好不要直接吹冷风。

三是夜间睡眠最好不要用空调,入睡时关闭空调更为安全,睡前可以在户外活动片刻,促进血液循环。

四是从空调环境中外出,可先在有阴凉的地方活动片刻,等身体适应后再到太阳光下活动。

五是保持室内空气清洁、湿润、干净。严禁在室内抽烟;天气干燥时,可使用加湿器或在室内放一盆水;使用消毒剂杀灭与防止微生物的生长。

六是应经常保持皮肤的清洁卫生,温水洗浴,驱寒减压。

七是增强体质,保持良好的生活习惯。工作间歇适当休息,活动身体,注意锻炼;避免冷饮,尽量喝温水;工作场所注意衣着,应达到空调环境中的保暖要求。

八是汽车空调病防范。汽车停驶时应尽量避免长时间使用空调,一般以不超过1小时为宜;如需长时间使用空调器,则要使用空气外循环装置,应把车窗打开适当缝隙,保证车内空气新鲜;不要在静止的车内开放空调,以防汽车发动机排出的一氧化碳回流车内而发生意外,即一氧化碳中毒。

九是定期清扫空调。每年可请专业人士对空调进行一次全面清洗和消毒，特别是室内机的蒸发器，必须使用合格的消毒剂和正确的配比方法，由专业人员操作。在空调使用期间，应经常清洗过滤网（用清水直接冲洗即可），最好每周一次。

以上方法主要为预防措施，一旦罹患上空调病，可以服用藿香正气水或藿香祛暑胶囊治疗，还可以选用最近新研制出的伊洛可益金解毒片或金宏声复方瓜子金颗粒治疗。另外，还可以喝一些绿豆汤、西瓜翠衣汤进行食疗。若出现感冒发热、肺炎、口眼歪斜时，就要及时请医生诊断治疗。

2. 颈椎病及其预防

颈椎病又称颈椎综合征，是颈椎骨关节炎、增生性颈椎炎、颈神经根综合征、颈椎间盘脱出征的总称，是一种以退行性病理改变为基础的疾患。

（1）颈椎病的病理改变。

颈椎病的基本病理变化是椎间盘的退行性改变。颈椎位于头颅与胸廓之间，颈椎间盘在承重的情况下要做频繁的活动，容易受到过多的细微创伤和劳损而发病。详细来说，其主要病理改变早期为颈椎间盘变性，髓核的含水量减少，纤维环的纤维肿胀、变粗，继而发生玻璃样变性，甚至破裂。颈椎间盘变性后，耐压性能及耐牵拉性能减低。当受到头颅的重力和头胸间肌肉牵拉力的作用时，变性的椎间盘可以发生局限性或广泛性向四周隆突，使椎间盘间隙变窄，关节突重叠、错位，以及椎间孔的纵径变小。由于椎间盘的耐牵拉力变弱，当颈椎活动时，相邻椎骨之间的稳定性减小而出现椎骨间不稳，椎体间的活动度加大和使椎体有轻度滑脱，继而出现后方小关节、钩椎关节和椎板的骨质增生，黄韧带和项韧带变性，软骨化和骨化等改变。

颈椎间盘向四周膨隆，可将其周围组织（如前、后纵韧带）及椎体骨膜掀起，而在椎体与突出的椎间盘及被掀起的韧带组织之间形成间隙，称"韧带间盘间隙"，其中有组织液积聚，再加上微细损伤所引起的出血，使这种血性液体发生机化然后钙化、骨化，于是形成了骨赘。椎体前后韧带的松弛，又使颈椎不稳定，更增加了受创伤的机会，使骨赘逐渐增大。骨赘连同膨出的纤维环、后纵韧带和由于创伤反应所引起的水肿或纤维疤痕组织，在相当于椎间盘部位形成一个突向椎管内的混合物，就可能对脊神经或脊髓产生压迫作用。钩椎关节的骨赘可从前向后突入椎间孔压迫神经根及椎动脉。椎体前缘的骨赘一般不会引起症状，但文献上也有这种前骨赘影响吞咽或造成嘶哑的报告。脊髓及神经根受压后，开始时仅为功能上的改变，如不及时减轻压力，逐渐会产生不可逆的变化。因此,如果非手术治疗无效,应及时进行手术治疗。

(2)颈椎病的发病机理及主要症状。

颈椎病的发病机理主要有如下四个方面:颈椎退行性改变;外伤因素;慢性劳损;寒冷、潮湿。而大多数患者则主要是由于颈椎长期劳损、骨质增生,或椎间盘脱出、韧带增厚,致使颈椎脊髓、神经根或椎动脉受压,出现一系列功能障碍的临床综合征。它的表现主要为颈椎间盘退行性改变本身及其继发性的一系列病理改变,如椎节失稳、松动、髓核突出或脱出、骨刺形成、韧带肥厚和继发的椎管狭窄等,刺激或压迫了邻近的神经根、脊髓、椎动脉及颈部交感神经等组织,并引起各种症状和体征的综合征。

它的主要症状是头、颈、肩、背、手臂酸痛,颈部僵硬,活动受限。颈肩酸痛可放射至头枕部和上肢,有的伴有头晕,房屋旋转;重者伴有恶心呕吐,卧床不起;少数可有眩晕,猝倒。有的一侧面部发热,有时出汗异常。肩背部沉重感,上肢无力,手指发麻,肢体皮肤感觉减退,手握物无力,有时不自觉地握物落地。另一些病人下肢无力,步态不稳,双脚麻木,行走时如踏棉花的感觉。当颈椎病累及交感神经时可出现头晕、头痛、视力模糊、两眼发胀发干、两眼张不开、耳鸣、耳堵、平衡失调、心动过速、心慌、胸部紧结感,有的甚至出现胃肠胀气等症状。有少数人出现大、小便失控,性功能障碍,甚至四肢瘫痪。也有吞咽困难、发音困难等症状。这些症状与发病程度、发病时间长短、个人体质有一定关系。多数起病时轻且不被人们所重视,多数能自行恢复,时轻时重,只有当症状继续加重而不能逆转时,影响工作和生活时才引起重视。如果疾病久治不愈,会引起心理伤害,产生失眠、烦躁、发怒、焦虑、忧郁等症状。

(3)颈椎病的防治。

在饮食方面,宜吃高蛋白、有营养的维生素和矿物质含量丰富的、高热量、易消化的食物;忌吃油腻难消化的,油炸、熏制、烧烤、生冷、刺激的、高盐的食物(参见表6.3)。

表6.3 部分食物营养价值及食用要求

食物名称	营养价值	食用要求
牛奶	易于消化,富含营养,价廉物美的人体必需的营养食物,牛奶和鸡蛋号称营养双壁,富含钙质的食物	早晚食用,热饮为佳,不宜过多
苦瓜	清热解肌通络的,会对病情有缓解作用	一次不要食用过多,因为寒性过重

（续表）

食物名称	营养价值	食用要求
黑芝麻	补肾髓之功,合理地少量服用,可强壮筋骨	有推迟椎间盘和关节退变的作用
辣椒	具有辛辣刺激性,可造成血管黏膜的通透性增加,从而增加本病感染细菌的风险	宜吃无辛辣刺激性的调味品
猪油	属于特别油腻的食物,而且加工此种食物的油都属于质量比较差的油,对人体极为有害	颈椎病要忌食
冬瓜	寒凉生冷的食物	颈椎病要忌食

在日常生活中,要树立正确的心态,利用科学的手段防治疾病,配合医生治疗,减少复发。要加强颈肩部肌肉的锻炼,在工作空闲时,做头部及双上肢的前屈、后伸及旋转运动,既可缓解疲劳,又能使肌肉发达,韧度增强,从而有利于颈段脊柱的稳定性,增强颈肩顺应颈部突然变化的能力。

低头屈颈长时间工作,颈后椎旁肌肉因持续紧张而容易疲劳,颈椎关节亦会劳损。因此伏案不宜过久,最好一两个小时便休息一下,或变换一下体位及动作。晚上睡高枕亦使颈椎屈曲,长年如此,会增加颈椎劳损。看书时自然要低头对着书本,如果把书用支架斜放,头可以略为抬起,不必长时间屈颈。

用脑子时以手支撑下颏,可以减轻颈肌的负担,避免颈肌过劳。如果椎动脉受压会引起脑缺血而产生眩晕,头后仰时会增加压迫,故颈椎病患者每抬头望天花板时便晕眩,应注意避免这个动作。

颈椎压迫到神经根则会引起从上肢至指端的麻木瘫痛无力,做颈部牵引可以扩大椎间孔,减轻神经根的压迫,症状自然会缓解,故颈椎病患者应多做颈部功能锻炼,尤其是伸颈动作。这样一方面可使颈椎关节保持一定的活动范围,避免关节囊、韧带等软组织退化僵硬;另一方面可使颈部肌肉发达,增加支撑力,避免劳损萎缩。

为避免颈肌长时间因支撑头颅而产生疲劳,休息时多躺靠背椅,使颈肌放松。由于椎间盘变性变窄,颈椎小关节松弛,有时会在某个位置卡住,即发生移位,此时会有颈痛、活动不灵、容易疲劳,甚至引起眩晕、头痛等症状。用推拿、牵引等方法可以迅速复位,使症状缓解。亦可以俯卧(靠近床边),使头自然下垂到床沿外,利用头颅本身的重量自行牵引,有时也能复位。不过高龄、有高血压者忌用,没有人在旁也不可擅用此法。

此外,要注意颈肩部保暖,避免头颈负重物,避免过度疲劳,坐车时不要打瞌睡。及早彻底治疗颈肩、背软组织劳损,防止其发展为颈椎病。劳动或走路时要避免挫伤,避免急刹车时头颈受伤,避免跌倒。进行日常颈椎护理,例如刮痧和推拿。

专栏 6-1

颈椎保健操①

① 左顾右盼:取站位或坐位,双手叉腰或自然下垂,头轮流向左、右旋转,动作要缓慢,幅度要大,每当旋转至最大限度时,停顿 3～5 秒,使肌肉和韧带等组织受到充分的牵拉并增强肌肉力量。左右各旋转 8～12 次。② 左倾右斜:体位同上,头轮流向左、右侧屈。动作要缓慢,幅度要大,每当侧屈至最大限度时,停顿 3～5 秒,左右各侧屈 8～12 次。③ 前屈后伸:体位同上,头尽量前屈和后伸,达最大限度时,停顿 3～5 秒。前后各重复 8～12 次。④ 伸项拔背:体位同上,两肩放松下垂,同时颈部尽量向上伸,如以头顶球状,持续 3～5 秒,重复 8～12 次。⑤ 耸肩缩头:体位同上,两肩向上提拉,同时颈部尽量向下缩,如防寒缩头状,持续 3～5 秒,重复 8～12 次。⑥ 与项争力:体位同上,双手交叉置于枕部,头用力向后移,同时两臂向前用力,持续 3～5 秒,重复 8～12 次。⑦ 回头望月:取半蹲位,一手扶枕部,一手背于体后,头向后上方旋转,如回头望月状,达最大限度时停顿 3～5 秒。左右侧各重复 4～6 次。⑧ 环绕颈项:取站位或坐位,双手叉腰或自然下垂,头颈放松,呼吸自然,缓慢地转动头部,幅度宜大,顺时针方向与逆时针方向交替进行。各重复 6～8 次。

3. 尘肺及其护理

尘肺是由于在职业活动中长期吸入生产性粉尘(灰尘),并在肺内驻留而引起的以肺组织弥漫性纤维化(疤痕)为主的全身性疾病。尘肺按其吸入粉尘的种类不同,可分为无机尘肺和有机尘肺。在生产劳动中吸入无机粉尘所致的尘肺,称为无机尘肺。尘肺大部分为无机尘肺。吸入有机粉尘所致的尘肺称为有机尘肺,如棉尘肺、农民肺等。

在我国现行的职业病中有 13 种尘肺病:矽肺、煤工尘肺、石墨尘肺、炭黑尘肺、石棉肺、滑石尘肺、水泥尘肺、云母尘肺、陶工尘肺、铝尘肺、电焊工尘肺、铸

---

① 侯小琴,陈小砖,胡晶晶.颈椎保健操在颈椎病康复护理中的应用与疗效观察[J].新中医,2010 (9):42—43.

工尘肺和其他尘肺。

（1）尘肺病的临床表现。

尘肺病无特异的临床表现，其临床表现多与并发症有关。

① 咳嗽。早期尘肺病人咳嗽多不明显，但随着病程的进展，病人多合并慢性支气管炎，身体随之出现消瘦、胸部变形。晚期病人多合并肺部感染，使咳嗽明显加重。咳嗽也与季节、气候等有关。

② 咳痰。咳痰主要是呼吸系统对粉尘的不断清除所引起的。一般咳痰量不多，多为灰色稀薄痰。如合并肺内感染及慢性支气管炎，痰量则明显增多，痰呈黄色黏稠状或块状。常不易咳出。

③ 胸痛。尘肺病人常常感觉胸痛，胸痛和尘肺临床表现多无相关或平行关系。胸痛部位不一，且常有变化，多为局限性。一般为隐痛，也可胀痛、针刺样痛等。

④ 呼吸困难。随肺组织纤维化程度的加重，有效呼吸面积减少，通气/血流比例失调，呼吸困难也逐渐加重。并发症的发生可明显加重呼吸困难的程度和发展速度。

⑤ 咯血较为少见。可由于呼吸道长期慢性炎症引起黏膜血管损伤，痰中带少量血丝；也可能由于大块纤维化病灶的溶解破裂损及血管而使血量增多。除上述呼吸系统症状外，尘肺病可有程度不同的全身症状，常见的有消化功能减缓、肾功能不全等。

⑥ 并发症。尘肺病人由于长期接触生产性粉尘，使呼吸系统的防御机能受到损害，病人抵抗力明显降低，常发生多种不同的并发症。如呼吸系统感染（主要是肺内感染）、自发性气胸、肺结核、肺癌及胸膜间皮瘤（主要见于石棉作业工人及石棉肺患者）、慢性肺源性心脏病和呼吸衰竭。

（2）尘肺病护理事项。

① 精神护理。保持良好的情绪和乐观的精神状态，避免不良的应激性精神因素刺激，积极配合医疗保健，可使疾病向有利于健康的方面转化。

② 增强体质。病人根据实际情况，坚持做医疗体操，以提高机体的抗病能力，如打太极拳、练气功、清晨散步等，既能增强体质，又能锻炼心肺功能。但锻炼时因人而异，避免过分劳累。

③ 饮食及生活起居的护理。由于尘肺病人的脾胃运动功能失常，因此应选择健脾开胃，有营养易吸收的饮食，如瘦肉、鸡蛋、牛奶、豆粉、新鲜蔬菜和水果，忌服过冷和油腻性食物。尘肺病人应格外注意气候的变化，及时增减衣物；锻炼耐寒能力从夏季开始，坚持全年用冷水洗脸。

④ 气温适宜。由于冬季气温寒冷，持续时间长，是导致上呼吸道和肺内感染的主要因素，因此要保持居室的适宜温度、整洁及空气新鲜。

专栏 6-2

防尘口罩小常识①

防尘口罩的选用要注意三点：(1) 口罩要能有效地阻止粉尘进入呼吸道。一个有效的防尘口罩必须能防止微尘，尤其是 5μm 以下的可吸入粉尘进入呼吸道，也就是，必须是国家认可的"防尘口罩"。一般的纱布口罩是没有防尘作用的，因为纱布口罩对危害人体最大的 5μm 以下的粉尘的阻尘效率只有 10% 左右。(2) 口罩要和脸型相适应，最大限度地保证空气不会从口罩和面部的缝隙不经过口罩的过滤而进入呼吸道，要按使用说明正确佩戴。(3) 佩戴舒适，主要是既要能有效地阻止粉尘，又要使戴上口罩后呼吸不费力，重量要轻，佩戴卫生，保养方便。

关于防尘口罩的三个常识性错误：(1) 纱布口罩可以用来防尘，而且佩戴舒适。防尘口罩属于特种劳动防护用品，国家对其质量有专门的标准要求。早在 2000 年原国家经贸委就明文规定，纱布口罩不得作为防尘口罩使用。(2) 无纺布防尘口罩可以清洗后再用，以节约成本。市场上常见的防尘口罩，其过滤材料都为熔喷无纺布，材质多为聚丙烯，通常都称为 PP 熔喷布，是一种超细静电纤维布，可以捕捉粉尘。粉尘被超细静电纤维布捕捉住后，极不易因清洗而脱离，且水洗会破坏静电的吸尘能力。因此，无纺布口罩是不可以清洗的，用后便需丢弃。(3) 只要戴了防尘口罩就不会得尘肺。防尘口罩都有一定的过滤容积，超过了它的过滤能力，就不能防尘了。

另外，戴的时间长了，也会降低或失去防尘效果。因此，必须定期按照口罩使用说明更换。使用中要防止挤压变形、污染进水。

二、体检管理篇

1. 体检常见知识

(1) 档次。价钱只是体检分档的一个参考条件，体检并非越贵越高端，也并

---

① http://www.hunansafety.gov.cn/xxgk/xjpx/aqzs/201511/t20151120_3113817.html.

非体检项目越多就越高端。体检机构提供的服务项目、仪器设备、医师资质、服务水准等团队技能是衡量高端体检的重要标准,尤其仪器设备之外的技术服务等软实力是衡量体检机构档次的重要参考。

(2)人群与体检项目。现在的高端体检人群分三种:有健康意识有消费能力的,有消费能力但健康意识不太强的,单一有消费能力的。从医学角度讲,诊断项目是根据年龄段及过往病史决定的,如以往没有明显不正常,则常规诊断即可,没必要花费太大、遭受不必要的"医学污染"(如过分的采血、X光等)。

(3)检测数值的认识。不论数值多么精准、介绍多么透彻,它们只能反映这一阶段的健康状况;由于事物是在不断变化的,一次诊断结果不能作为定论,所以建议每年至少做一次健康诊断,持续把握身体各项数值的变化,动态了解健康状况,从而更早发现不正常趋势,把疾病"扼杀在摇篮里"。

(4)基因检测。目前关于基因检测方面的研究刚刚起步,还不成熟,不能拿来做实际的关于某种疾病罹患几率的预测。

(5)肿瘤标志物检测。肿瘤标志物本身仅运用于肿瘤病人诊断后的检测和干预,而非肿瘤筛查。肿瘤标志物的特异性很低,目前只做特异性较高的几项肿瘤标志物检测,且不具有排查意义。

(6)PET-CT体检项目。PET-CT是世界领先的设备,但它是一种高风险检测,并不运用于预防医学的第一线,而是运用在肿瘤正确的临床分期,有助于医生制定个体化的诊断方案,适用于肿瘤诊断后的检测,而非防备。它运用葡萄糖代谢成像,辐射量的强度远高于人们想象。对于一般的体检筛查,医生并不支持PET-CT检测,因为它会导致医疗设备资源的浪费。

2. 专业建议

(1)防预过分体检和价位陷阱。

高端体检有别于普通体检,表现在针对某项疾病诊断的专业、细致和多角度。高端体检的常规诊断如牙科、五官科诊断都会很细致,但消费者需要防止高端体检中可能存在的过分体检和价位陷阱。一是某些常规诊断(比如血、尿、便的常规诊断),有些体检机构可能会将一项常规诊断分割成十项,重复计费,所以要看详细内容。二是消费者最好能了解体检机构所使用的试剂和机器的详细信息。机器和试剂采用入口装置的,正确度会相对更高;那些为了降低成本而使用便宜产品的检测项目,消费者要警惕。三是消费者要了解体检机构自己有实验室条件进行检测,还是要送到外面去代检,代检品质是否能得到保障。

四是要看体检机构如何提供服务,主要看体检流程的规范程度、后期治理以及体检外还能为消费者提供哪些健康治理服务和生活指导帮助。

（2）基本必查项目。

血液的生化、免疫、血常规诊断是其他任何诊断项目不能替换的。成人 40 岁以上必须选择肿瘤标志物和妇科乳腺诊断。耳鼻喉科等各专科诊断也是必需的。至于核磁、PET-CT 等都不属于必做项目,它们是医疗资源,而非预防手段。青少年无须做甲功三项。由于发育不完全,前列腺诊断儿童也不能做。

（3）体检机构的选择。

目前,公立医院的体检中心占据了体检市场的大部分份额。与非公立体检机构相比,三甲医院的体检中心拥有先进的医疗诊断设备和充足的富有经验的专科医生,这是一般体检机构和民营体检机构难以企及的。但从体检环境、服务细节与质量、健康筛查项目、后续健康服务等方面看,民营专业体检机构更胜一筹。

三、生活预防篇

1. 生活预防的重要性

亚健康成为近年来我国员工的一种普遍状态,它是指介于健康和疾病之间的一种身体各项功能低下的状态。2016 年平安健康险公司发布的《企业员工健康状况及医疗福利报告（2015）》显示,中国企业员工的健康状况不容乐观。据调查,中国企业员工的 Vitality 年龄比实际年龄平均衰老 5.7 岁,只有 1.5% 属于年轻态,大部分都呈衰老状态。① 亚健康状态是一种动态的变化状态,有可能发展成为第二状态,即生病,也可通过治疗恢复到第一状态,即健康。生活方式在个人健康的预防与治疗中至关重要,因而需要重视生活预防,在日常生活中开展员工健康管理。

2. 生活预防的策略

（1）健康饮食。

饮食是人体各类营养获取的来源,健康的饮食是生活预防的前提。所谓健康饮食,是指一日三餐定时定量,食物多样化;吃饭时保持轻松愉悦的心情;每周吃油炸或烧烤食品不要超过四次,少吃盐和脂肪;每日吃蛋黄不要超过两个;

---

① 所谓 Vitality 年龄,是一种度量个人健康程度的互动性工具。它通过考察若干影响健康的因素,计算得出个人的健康年龄,也就是与健康风险相关的年龄。如一个有诸多健康风险的人,其 Vitality 年龄会比实际年龄大。

每日至少饮水 1500ml 以上;每天保证两种以上高纤维的食品;两餐之间进食水果,少吃甜食;少吃含人工防腐剂或色素的食物;自觉戒烟,少饮酒;摄取蛋白质的次序为:鱼、虾、禽肉、猪牛肉。一天的饮食要营养均衡、合理搭配,做到"皇帝的早餐,大臣的午餐,叫花子的晚餐"。所谓皇帝的早餐,就是早餐既要丰盛又要吃好,营养不能缺失;所谓大臣的午餐,就是午餐要吃饱,营养均衡摄入;所谓叫花子的晚餐,即是晚餐少吃,摄入身体所需的营养即可。

(2)有效休息。

文武之道,一张一弛。繁忙工作中的有效休息是生活中预防疾病、维护健康的另一方法,有效的休息可以增强个体的身体素质和抵御疾病的能力。首先,养成科学的睡眠习惯。每晚睡七到八小时最理想,过多或过少睡眠皆不利于健康;养成午休的习惯;睡前不宜饮用咖啡、浓茶、可乐等有提神作用的饮料;保持睡眠环境的安静;睡前放松心情,可以洗个温水浴,或者阅读数分钟等。其次,不要长期久坐,在工作间隙适当地进行放松,舒缓紧张的神经,缓解精神压力。最后,在工作过程中可以进行交替性工作,转换不同的工作内容,使用不同的工作工具,调动身体的不同器官交替工作和休息,避免身体单一功能区负载过重,最终达到缓解工作压力、提高工作效率的目的。

(3)科学锻炼,促进健康。

有氧运动可以增加人体活力、舒缓压力、放松心情,让员工对自己的一举手一投足更有自信。科学锻炼可以让心脏更强壮,强健的心脏则可以把充满氧气的血液输送到全身,减少疾病及高血压的发生。燃烧脂肪需要氧气,有氧运动可以帮助身体处于"有氧"状态,可以燃烧体内较多的脂肪。有氧运动的项目很多,包括有氧舞、交谊舞、有氧器械运动、负重徒步、自行车、慢走、登山、高尔夫、慢跑、跳绳、篮球、足球、游泳、溜冰等。

在锻炼的同时,要确立持之以恒的锻炼信念。人体结构和功能的变化是一个逐渐积累、不断完善和提高的过程,是体育锻炼长期坚持下来的结果,而绝不是朝夕之功。另外,要坚持科学锻炼。应根据自己的身心条件、生活区域锻炼条件选择锻炼项目;根据自己的个人爱好、锻炼目的、工作性质、生活条件确定锻炼时间;选择适合自己的运动量和强度;锻炼内容必须遵循循序渐进的原则等。

专栏 6-3

你知道吗？——瑜伽的历史①

瑜伽已有数千年的历史。公元前 300 年,著名瑜伽大圣哲帕坦伽利(Patan-jali)创作了《瑜伽经》,印度瑜伽在其基础上才真正成形,瑜伽行法正式订为八支体系。帕坦伽利是一个对瑜伽有巨大贡献的圣人。他撰写的《瑜伽经》,赋予瑜伽所有理论和知识,形成完整的理论体系和实践系统。在这部著作里,他阐述了瑜伽的定义、瑜伽的内容、瑜伽给身体内部带来的变化等等。

在帕坦伽利之前,瑜伽已经有了很长的实践期,但是没有一个人给瑜伽一个系统的解释。帕坦伽利开创了一个整体的瑜伽体系,所以他被尊为瑜伽之祖。严格来说,瑜伽是一种身心锻炼的统称,好比中国讲返本归源、导引等等,瑜伽在印度也是一个身心修炼的通泛名词。有一段时期,进行各种身心修炼的人不管任何派别,都被尊称为瑜伽士(Yogi,女性为 Yogini)。

古印度的宗教哲学派别林立,不过有三本著作被大多数印度人尊为经典,一是《奥义书》,二为《薄伽梵歌》,三是《瑜伽经》。古印度婆罗门教提倡"梵我合一"理论,由于印度教的普及,加上另一位有名的瑜伽祖师同时也是印度教祖师商羯罗的影响,这三本书被后世大多数的瑜伽士奉为经典。瑜伽术本是一种身心修持术,表面上看似与宗教无关,也可以说古印度任何宗教都采用。它的最高目的是实现人的一切可能,从精神(小我)与自然(梵,大我,最高意识)的合一(即"梵我合一"),一直到成佛成仙,或者其他教派所说的最高目的,瑜伽术都是被认可的途径之一。

印度古语有云,世上有两种超越太阳轨道(获得永恒)的方式:一是在瑜伽中离弃世间;二是在战场上委弃身体。这其实与中国传统价值观有所契合,如道教的"功德成神"说与儒家的"忠烈祠"信仰。

四、员工健康管理方案

1. 员工健康管理方案的目标

员工健康管理方案以改善员工的身心健康状况,提升企业整体健康素质,激发组织活力与创新力为整体目标。即通过对员工的疾病治疗、健康体检和健

---

① http://dance.quanxi.cc/jx/jsw/20150824/576202.html.

康预防,保持员工健康资本的存续,进而提高企业的整体健康面貌,减少企业因员工健康问题导致的医疗费用支出和停工损失,提高企业效率,进而在身心健康的员工的推动下激发企业组织的活力和创新力。

2. 员工健康管理方案的流程及具体内容

员工健康管理以员工健康需求为出发点,因而其方案流程包括行业特征分析、员工健康问卷自测、员工健康状况评估、员工健康档案设置、员工健康识别与干预、员工健康动态追踪、员工健康反馈评价等方面。

（1）分析行业特征,确定所在行业和企业可能的健康风险因素。

（2）编制员工健康问卷,实施员工健康测量。基于对健康风险因素的分析编制员工健康管理问卷,通过对员工的健康测量了解企业员工的个性化和共性化健康需求。

（3）员工健康状况评估。综合运用员工健康自我评估和专业化体检相结合的方式,评估员工健康现状,分析其存在的问题、原因及可能的改进方向。

（4）员工健康档案设置。以健康需求和健康现状评估为依据,建立员工健康档案,基于不同员工的岗位特征,对健康档案进行归类管理。

（5）员工健康识别与干预。针对不同的健康风险因素设置差异化的干预改善措施,实现对员工健康的预防、治理和康复。

（6）员工健康动态追踪。对员工不同时期的健康状态实施动态监测,及时发现健康风险隐患。

（7）员工健康反馈评价。对于干预前后的员工健康状况进行对比反馈,评价并优化员工健康方案的后续内容。

3. 员工健康管理方案的特殊问题

由于不同行业特征、不同人口结构特征的人群健康风险与健康需求的差别性巨大,在员工健康管理方案的设计与实施过程中,需要多元化、针对性的方案设计。例如,纺织行业等传统劳动密集型制造业企业员工的健康风险体现在呼吸道感染、噪音污染、体力劳动强度大、生产环境的皮肤过敏等;IT 行业等当代技术密集型企业,基于其职业压力大、工作节奏快、高负荷、不断地学习、长期面对电脑、长时间精神高度集中、久坐和生活不规律的行业特征,员工的健康风险体现在神经衰弱甚至过劳死等方面;而金融行业等当代服务企业,表现出业绩考核与竞争压力人、工作环境狭小的行业特征,因而员工健康风险表现为免疫功能下降、慢性病发病率高、精神抑郁、心理情感受挫等。因此,需要结合实际客观分析不同行业、企业以及不同工作性质的员工的健康风险,进而制定有针对性的健康预防与疾病治疗方案。不同行业员工的健康管理具体方案参见附录 2。

本 章 小 结

健康管理是对健康人群、亚健康人群、疾病人群的健康危险因素进行监测、分析、评估、预测、预防和维护的全过程,而要对企业员工进行健康管理的全面维护,必要的健康需求分析是第一步,也是整个员工健康管理的重中之重。首先,明确我国现行健康管理的现状及发展优势,发现不同主体各自存在的问题,如企业积极性、员工接受度、政府支持度及第三方健康管理机构的发展等。其次,根据我国现行职业病防治现状,进行员工健康管理的实务设计及实施。最后,对员工健康管理的内容进行梳理和归类,主要有疾病篇、体检篇和预防篇,根据具体内容及健康需求,为员工设计一个具体的健康管理方案,以改善员工的身心健康状况,提升企业整体健康素质,激发组织活力与创新力。

案例分析 >>>

GE 健康管理[①]

GE 致力于将健康管理的所有动作尽可能量化,这样的好处是,可以让管理层看到投资与收益,同时也增强了其将健康管理持续做到底的信心。

在汉威大厦的 GE 北京办公室,前台旁边的小桌子上放置了一个绿色的急救箱,这个简单的小箱子,完全可以应对常见的紧急需要。不过 GE 大中华区医疗总监吴瑾希望做到的远不止这些。"今年开始我们将陆续在 GE 所有的办公区和工厂装备 AED(自动心脏除颤仪),医疗管理不是乱花钱,我们的标准是,在紧急医疗状况下要让所有的员工可以在 4 分钟之内用到这个设备。"

4 分钟是国际化的标准。事实上,紧急情况下 4 分钟之内使用 AED 可使患者存活率高达 80%,而超出 4 分钟则存活率迅速下降至 50%。在 GE 这个 4 分钟的标准是经过医生的综合评估确定的。分析过所有数据以及考察过周边医院的设施及救护车到达时间后,GE 要求在所有的工作场所都安装这种价值两三万元人民币的除颤设备并进行相应人员培训。每年 GE 的医疗部门都会将

① http://www.chrm.gov.cn/content/837/2010/4/55599.html.

完善的数据呈现在健康管理的各个角落。

就紧急救护来说，他们在训练急救队伍时也有严格的数据标准。GE 的急救队是各个部门推选的志愿者，他们需要每年都进行一次急救培训，其中包括出血、触电、摔伤处理等等，公司还会在防火演习时安排这些急救队员进行演习，而对急救队员人数的选择上，GE 要求他们的分布密度可以在急救的"黄金3 分钟"之内到达急救地点。

前端下沉更重要

幸运的是，在 GE，员工的健康管理有着很高的公司地位。GE 也成为为数不多的在华专门设立医疗总监职位的企业之一，而且他们的医疗健康管理不仅停留在职业安全层面，而是已经上升至系统、专业的健康管理层面。

在竞争激烈分秒必争的企业界，有什么能让一个跨国公司的所有员工在同一天停止工作 3 个小时？GE 的答案是：健康。GE 公司分布在全球 160 个国家的 30 多万名员工在 2009 年的 10 月 27 日度过了公司历史上第一个"GE 全球健康日"。在公司统一部署下，全体员工暂停工作 3 个小时，把腾出来的时间专门用来参加锻炼、做身体机能测试和学习营养保健知识。

研发中心的邓群在划船器上表现得轻松自如，这位每个星期坚持游泳、散步三到四次的水处理技术工程师一点都看不出已经年近不惑。他建议说："公司现在举办各种体育比赛，如果以后能有更具竞技性的项目，比如足球，那会激发员工更高的锻炼热情。"金融集团的费媛媛以前除了偶尔跳舞，并没有系统的健身计划，这次她在健康知识有奖答题中赢得了一个计步器。她表示："这个奖品很有用，我打算以后养成利用午休时间散步的习惯。"

GE 大中华医疗总监吴瑾表示："健康就是生产力，健康高效的员工是企业的核心竞争力。"吴瑾领导的团队正在积极推进"健康创想"在中国员工战略部分的实施，其中包括不断完善医疗保险和体检制度，在公司中国总部设立诊所，为员工提供直接、快捷的医疗服务，定期进行工作场所的环境健康安全检查，保证员工的职业健康，推行办公场所全面禁烟措施，为员工缓解工作压力提供专业的咨询服务等等。

而这一切的目的就是希望可以在健康管理上将早期预防做到更加科学系统化。吴瑾表示："在所有的健康管理中，我们还是希望可以将工作做在前面，因为 80% 的慢性病是可以预防的。"而让员工真正锻炼起来在健康管理中是最为有效的。

在 GE，几乎所有的员工都了解"0、5、1、25"这几个数字的含义，也就是 0 吸烟、每天 5 种蔬菜水果、每天走路 1 万步和体重指数小于 25。实际上，这属于公司健康管理中的宣教部分。GE 的工程师很多,他们对数字更加敏感,GE 会用适合他们的方式告诉大家怎样可以更健康。此外,GE 还外包了健康电子管理系统,将日常的生活习惯和生理指标输入其中,就可以直接生成专业的体检测评报告。

宣传是一方面,公司在硬件上同样为员工提供了支持,比如公司特意设立了健身房,并聘请专门的健身教练在里面指导员工健身,对那些体重超重的人,健身教练会为他们制订锻炼计划和目标。到目前为止,参加针对性健身的人在 GE 已经有 100 多位了。公司还会给出标准和鼓励机制,为的就是让大家真正把这样的行动变成 GE 的健康文化,长时间坚持下去。

"目前看来,我们的健康管理的架子已经搭建得相对完善和成熟了,在健康管理领域也是非常领先的。未来,我们希望可以更有针对性地把项目做到精深,比如针对每个人,日常应该如何注重饮食营养等等。毕竟健康是非常个人化的命题,每个人都要有不同的解答。"

与决策层更多互动

吴瑾在刚加盟 GE 时,起初将关注重点放在了职业健康上,她曾经多次参与职业卫生研究所的提案反馈工作。吴瑾认为,只有真正处在执行层面的人,才更容易发现一些问题。比如国家要求进行的毒物检测,以往的要求是,只要涉及毒物就必须参检,但在 GE 的水处理实验室里,有上千种极其微量的毒物,如果全部进行检测是不可能操作实现的,于是吴瑾就会向相关部门进行沟通反馈。

作为中国跨国外资企业医疗理事会主席,吴瑾和相关决策层随时保持着沟通,在 2009 年吴瑾还获得了"健康与生产力管理企业特殊成就奖"。"当我们把职业健康做得很完善的时候,更高的层次自然就是员工的全方位健康,所以我们和相应的政府部门也保持了很好的沟通。国家希望可以将工作场所的健康做得更好,我们也极其认同他们的理念与决策。"

以往国家更多将健康管理锁定在居民社区,但是这很难触及劳动力人口,而这部分人口往往是最具影响力的,目前国家已经将很多目光投射到了工作场所,这对公司的健康管理来说可是利好消息。

2009 年 11 月,中国疾病预防控制中心与 GE 一起开展了"工作场所健康促进与慢性病预防控制研讨会",这也是中国疾病控制中心首次单独与一家企业一起进行研讨。之所以他们有这样的选择,正是因为 GE 在疾病预防与控制中曾经做出的一些成绩。

国家的医疗改革以及"健康中国 2020"项目中,致力于推广全面的健康管理理念,为的就是让更多中国企业也参与到工作场所健康管理的模式中。

可以很好为医疗改革提供的经验是,吴瑾在 GE 实践了全套的健康管理项目,覆盖了整个健康产业链,从预防、早期发现到治疗和慢性病管理四个部分。比如在戒烟项目中,是否有良好的执行、执行到怎样的程度,GE 都有量化标准,这些标准会具体到每一项给出多少分值,再依照分数做出健康管理指导,这些为国家在健康促进层面提供了很好的量化管理范本。

"国家在医改中的投入是巨大的,我们的诊所相当于一级医院,我们也致力于将 80% 的疾病消化在我们的诊所里,而且在管理上,我们已经经过了摸索尝试,有了较好的实践。如何配备医护人员,这些人需要经过怎样的培训,和保险公司保持什么关系,这些都是我们愿意分享给国家和社会的,这也是 GE 企业社会责任的切实体现。"

跑赢 CPI

面对社会上的医疗难题,GE 更希望将自己的健康管理服务做到一流。就公司的诊所来说,最初营运的时候来就诊的人并不多,而现在仅就总部上海的诊所而言,每天就会接待近 30 余名员工来看病治疗。

GE 公关部刘娟涓表示:"我们的诊所会做些宣传,但更重要的是口碑相传。那里的设施和服务对员工来说非常便捷。比如说,公司里会有一些人容易患颈椎问题,严重的,中午就可以到诊室由有资质的专业医疗人员进行按摩;症状较轻的,则可以坐在诊室的按摩椅上休息一会。简单的感冒,直接到那里就诊就可以了,只需要花上半个小时,绝对比去医院省时省力得多。"

GE 诊室的医生的服务也比普通公立医院优秀很多。员工来到诊室后,会设有专门的等待区,有护士将其带领到诊室,而且医生都是经过公司专门培训的。"我们不仅考察医生的专业能力,还会重点考察医生的服务意识、沟通能力和影响力。我们的诊室要让员工感觉信任和舒服,现在很多人都认为我们的服务质量完全可以媲美外资医院了。"

正像我们熟知的,日常生活中 80% 的疾病都是类似简单感冒类的疾病。让吴瑾开心的还包括,公司可以用自己的医疗资源解决大部分员工的日常疾病问题。2010 年年初,她的部门又成功地加盟了一位新员工,这在支持部门并不容易,究其原因,一方面是因为医疗部门的工作量,最主要的是,吴瑾会告诉管理层,健康管理为公司节省的费用有多么可观。

GE 公司在北京和上海园区诊所的运营都是由保险公司出资的,2010 年 GE 上海总部的诊室又新增了一名化验员,这名员工的费用也是保险公司承担的,而且保险公司还承担了很多小型设备的费用。虽然对方的投资增加了,但

GE 今年的医疗保险费用依然维持在原有水平,这在 CPI 持续上涨的今天是非常难得的。

"这是一个三赢的过程,员工享受到健康服务,公司节省了成本,而保险公司也降低了成本。公司对我们的要求是,和 CPI 持平,但我们今年在健康投资方面的增幅极小,而且质量会比往年做得更好。"

吴瑾的说法和公司高层的想法还是很一致的,事实上,健康管理并非一味增加费用,而是要找到这样的双赢或者多赢的解决策略。GE 公司全球副董事长约翰·赖斯表示:"GE 要将 175 所医疗中心变成健康诊所,并激励员工多加使用这些诊所和决策帮助平台,从而增进健康与加强预防,帮助员工以及退休人员改善健康,并控制成本。"GE 希望通过这些努力使其医疗成本增长率低于通货膨胀率,这将使 GE 的很多工作场所在全球市场上更富有竞争力。

思考问题:

1. GE 公司在进行员工健康管理实务开发时,有哪些值得国内各企业学习的地方?

2. 探讨 GE 公司健康管理的泛数据化,提出进一步加强其健康管理工作的意见。

健康管理小贴士

四 季 养 生①

春季养生中药

春季养生,一般宜选用有益气升发、养阴柔肝、疏泄条达作用的中药,以顺应阳气生发的特性,做到温养阳气,升而不散,温而不热。常用的药物有何首乌、生地黄、白芍、枸杞子、川芎、太子参、黄芪、芡实等。

推荐药膳:银枸明目汤

原料:银耳、枸杞子各 15 克,鸡肝 100 克,茉莉花 24 朵,料酒、姜汁、盐、水淀粉各适量。

做法:1. 将鸡肝洗净,切成薄片,放入碗内,加水淀粉、料酒、姜汁、盐拌匀待用。

2. 将银耳洗净,撕成小片,用清水浸泡待用;茉莉花、枸杞子分别洗净待用。

---

① 谢惠民.中药养生方[M].南京:江苏科学技术出版社,2014.

3. 将锅置火上,放入清水,随即放入银耳、鸡肝、枸杞子烧沸,撇去浮沫,等鸡肝刚熟,加盐调味,将茉莉花撒入碗内即可。

功效:银耳滋阴清热养颜,枸杞子滋阴明目,鸡肝补血。常喝此汤能补肝益肾、明目养颜。

夏季养生中药

夏季(包括长夏)气候炎热,暑湿较重,容易伤人气阴,保健中药宜选用清淡解暑、益气生津的药物。常用的药物有西洋参(或太子参、北沙参、党参)、扁豆、莲子、薏苡仁、茯苓、绿豆、砂仁、金银花等。

推荐药膳:绿豆南瓜汤

原料:绿豆 50 克,老南瓜 500 克,盐少许。

做法:1. 绿豆清水洗净,趁水气未干时加入盐少许搅拌均匀,腌制几分钟后,用清水冲洗干净。

2. 南瓜去皮、瓤,用清水洗净,切成 2 厘米见方的块待用。

3. 锅内加水 500 毫升,煮沸后,先下绿豆煮沸 2 分钟后,淋入少许凉水,再煮沸,将南瓜入锅,盖上锅盖,用小火煮沸约 30 分钟,至绿豆开花,加适量盐调味即可。

功效:绿豆具有清热解暑的功效,南瓜含有丰富的维生素 A。二者煮汤营养丰富,清热祛火,适合夏季暑热之时食用。

秋季养生中药

秋季气候干燥凉爽,津液易伤,易予平补,宜采用生津养阴、润肤的中药。常用的药物有麦冬、沙参、白芍、百合、熟地、当归、桑葚、菊花等。肺燥咳嗽者,还宜选用杏仁、川贝母等,对缓解秋燥多有良效。

推荐药膳:菊花肉片

原料:菊花 10 克,瘦肉 400 克,水发黑木耳 20 克,莴笋片、胡萝卜片各 50 克,鸡蛋 1 个,食用油、料酒、姜片、葱段、水淀粉、盐各适量。

做法:1. 将菊花用水略泡捞起;黑木耳撕成块;瘦肉切片,加适量盐、料酒、蛋清和水淀粉上浆。

2. 热锅下油,下姜片、葱段爆香,再下肉片炒变色,加入黑木耳、胡萝卜、莴笋片炒熟,放入盐、菊花即成。

功效:疏风、清热、明目解毒。适用于头痛眩晕、目赤肿痛、心胸烦热等症。

冬季养生中药

冬季气候寒冷,万物敛藏,进补最益。易用温补肾阳、益精填髓的中药。常用药物有当归、肉桂、鹿茸、冬虫夏草、核桃仁、菟丝子、肉苁蓉、熟地黄、山萸肉、枸杞子、海马、干姜等。

推荐药膳：干姜羊肉汤

原料：羊肉(瘦)150克，干姜30克，大葱2段，花椒粉、盐各少许。

做法：1. 将羊肉切块，用沸水焯一下，捞起洗净。

2. 将羊肉块与干姜、葱段一同放入汤煲中，加适量水，大火煮沸，改小火炖2个小时至肉烂，调入盐、花椒粉即可。

功效：温里、散寒、补虚。此汤可温阳散寒，益气补虚。适用于脾肾阳虚之肢寒畏冷、腰膝酸软、小便清长或下肢浮肿，以及泄下量多、月经后期小腹发凉等症。

第七章　国外员工健康管理经验借鉴

健康的身体是灵魂的客厅,病弱的身体是灵魂的监狱。

——〔英〕培根

 学习目标

通过本章学习,借鉴以美国、芬兰、日本等为代表的员工健康管理发展较好的部分国家的健康管理理念和经验,立足国情,从中国员工健康管理的现实情况出发,建立适合中国企业的员工健康管理体系。

引例

健康管理私人医生给美国带来的影响[①]

如果说 20 世纪 60 年代美国政府在卫生领域的工作重点是让美国人获得体面的健康照顾的话,那么近几年他们发现,由于慢性非传染性疾病的增加,这种"体面的健康照顾"的代价是令美国政府难以承受的医疗费用的上涨。1960 年,美国的医疗卫生费用是 269 亿美元,可到 1970 年,其医疗卫生费用增长到了 732 亿美元,增长了一倍多。更可怕的是,其医疗卫生费用从 1970 年至 1990 年,年增长速度均超过 10%,最高的 1985 年,增长速度达到了 13.6%。在此形势下,美国

---

① http://www.tpwell.com/html./2417081142.html.

有关各方都认为健康照顾费用太多,其医疗卫生政策的焦点从"应不应该控制费用"转移到"如何控制费用"。于是,20 世纪 70 年代,美国卫生领域的工作重点转移到对付不断上扬的健康照顾费用上。1973年,美国政府颁布了《健康维护组织法》。健康管理就是在这种形势下出现并发展起来的。

在美国,健康管理的应用主要是三个领域:医疗保险、个人或单位职工健康保证和新药研发,其中应用最多的是医疗保险领域。健康管理在健康保证或医疗保险领域的应用,主要在于减少投保人患病的风险,从而减少赔付和医疗消费的支出。其费用一般都是出自投保费用或单位出资。对于投保人,这种办法提高了个人的健康水平,减少了患病的风险;对于保险行业,这种办法有效地减少了医疗费用支出,节省了基金。因此,健康管理在医疗保险领域实现的是一种双赢。

美国夏威夷医疗保险服务公司从 1990 年开始实施健康管理私人医生服务,其服务对象是险种中自付部分较高的保险项目的成人参加者,到 2001 年,其管理对象已发展到 20 余万人。确定的目标为:降低健康风险,改善长期健康状况,降低医疗费用支出,鼓励健康行为的形成。其具体做法是:每年在被管理者生日前一个月发一封邀请参观健康管理中心的信,得到确认后寄去由专业指导员协助完成的健康调查表;在参观时对其进行生物学指标的检查,随后进行健康风险的评估及结果讲解,并一起制订一个个人健康行为的干预计划;被管理者的健康评估可以显示出最危险的行为,干预计划主要包括减少酒精摄入、减少吸烟、饮食与营养、健康锻炼、加强免疫功能、减肥和自我保健。

从 1990 年至 2000 年的健康管理,主要取得了三个方面的收获:一是降低了医疗费用的开支。健康管理参与者平均每年人均少支出200 美元。二是减少了住院的时间。在住院病人中,健康管理参与者的住院时间比不参与者平均减少了两天,参与者的平均住院医疗费用比未参与者平均少了 509 美元。在四年的研究期内,健康管理的病人节约了 146 万美元的住院费用。尽管健康管理是一个漫长的过程,但在两年或者少于两年的时间内的投资回报为:参与者总的医疗费用净支出平均每年减少 75 美元。三是减少了被管理者的健康危险因素。有两个或者更少健康危险因素的参与者数量从 24% 增加到了 34%(随着年龄的增长,人的健康危险因素必然会增长);有三个到五个健康危险因素的参与者数量从 56％减少到了 52％；有六个或者更多健康危险因素的参与者的数量从 21％减少到了 14％。

在总结美国健康管理的众多案例后,可得出如此的结论:90％的个人和企业通过健康管理其医疗费用降到原来的 10％,而 10％的个人和企业没有进行健康管理,其医疗费用比原来上升 90％。健康管理和专业的私人医生服务需求市场前景广阔。

通过上述案例可以发现,健康管理在西方已经经历了 30 多年的发展历程,并且成为医疗体系的重要组成部分,它为企业降低医疗成本、提高生产效率、为国家社会经济发展做出了巨大贡献。我国应总结西方国家员工健康管理的实践经验,结合我国国情与发展现状,建立完善的员工健康管理体系,改善我国员工的身心健康状况,提升整体国民健康素质。

第一节　美国的员工健康管理

健康管理概念的提出与实践最早出现于美国。从 20 世纪 70 年代起,健康教育开始受到美国社会各界的高度重视,人们越来越把健康教育视为一种能达到公共卫生目标、提高公众健康和改进医疗工作的手段。一个新的公共卫生策略也由此产生:健康促进,即不仅通过健康教育来矫正个人的行为和生活方式,同时也注意与健康行为密切相关的环境以及社会规范;在健康促进活动中不仅提供必要的卫生服务,还要结合其他辅助设施,包括立法活动、促进卫生事业的财政措施和机构改革,以及促进待遇平等的社会政策等。联邦政府开始制定全国性的健康促进政策以提高国民的健康水平。美国卫生福利部先后于 1980 年、1986 年、1991 年颁布《促进健康、预防疾病:健康公民 1990》《健康公民 1990 中期回顾》《促进健康、预防疾病:健康公民 2000》,2000 年颁布实施的《健康公民 2010》继承这一做法,并作为 21 世纪第一个国民健康 10 年规划。[①]

一、美国员工健康管理的产生

1. 美国员工健康管理产生的背景

首先,从社会角度看,20 世纪科学技术的迅猛发展和生活质量的明显提高,

---

① 王进,李定忠. 中国全民健身与美国国民健康计划比较——美国《健康公民 2010》带来的启示[J].军事体育进修学院学报,2006(3).

加上医学和公共卫生的联盟，当前社会的人类比历史任何时候都健康、长寿。健康、长寿之后，我们希望医学奇迹让我们更健康、更长寿；希望免费医疗；希望不管花多少钱，哪怕只有一点用也好；希望最好的医生和最好的护理。所有这些最终导致医疗费用持续上升。

其次，从员工福利角度看，美国企业的员工福利是员工个人报酬的重要组成部分，占员工报酬的30%～40%。出于对员工的保护，及对通货膨胀的应对，美国很多雇主自20世纪40年代起为员工提供健康福利，雇主提供的医疗保险就是健康福利中的一部分。美国是一个崇尚自由的国家，美国政府提供的医疗保险制度仅针对老年人、儿童以及贫困人口，而在职者被排除在公共医疗保险之外。在职者的医疗保险由雇主提供，但并不具有强制性。传统上，美国雇主多是为员工提供团体医疗保险，因为这样能够覆盖几乎所有的员工，并且团体医疗保险的保险费率较个人医疗保险的保险费率低很多，对员工符合个体保险所做的要求在团体保险中却不需要。一旦雇主购买团体医疗保险，员工就受HIPAA"健康保险携带和责任法案"的保护，即无论员工的健康状况如何，均会受到健康保险的保护。而在每年年末，团体健康医疗保险的保险费率都会进行重新谈判——根据企业员工上一年的医疗费用而定，企业员工医疗费用上涨，必将导致次年度雇主提供医疗保险费用的上涨。[①] 由于慢性病发病率的增高、医疗技术的进步、新药品研发成功等多重原因，美国员工的医疗费用逐渐上涨，雇主提供的医疗保险费用增长率也远远超过了员工工资增长率和通货膨胀增长率。[②] Dee W. Edington 和其团队的研究表明，员工医疗费用（雇主提供的医疗保险费）很大程度上由员工疾病所致，而疾病很大程度上又是因健康风险所致。因此，解决员工健康风险最为有效的途径，就是企业（特别是为员工提供医疗保险的企业）进行员工健康管理（很多情况下是全员健康管理），尽早控制并减少企业员工的健康风险，从而降低雇主提供的医药保险费用。这就是美国企业进行员工健康管理的直接原因（但并不是唯一的原因）。[③]

最后，从企业的角度看，员工健康状况同生产力之间存在着更为明显的关系。Neil S. Austin 指出，因员工健康状况不佳损失的工作时间、企业的医疗（保险）费用仅仅是冰山露出水面的部分，隐藏在水面以下的是更多的损失，如

---

① 钟亚芳.美国企业员工健康管理研究与启示[J].企业活力，2009(12).

② Lee Ann Obringer, Melissa Jeffries，"*How Health Insurance Works*"，http：//health. how stuff works. com /health-insurance. html.

③ 钟亚芳.美国企业员工健康管理研究与启示[J].企业活力，2009(12).

员工的流失、员工失误的增多以及士气的挫败等等。[①] Dee W. Edington 通过对 JPMOrgan 的研究指出,隐性缺勤,即工作绩效低下,在因员工健康状况不佳所导致的企业损失中占绝大部分。[②] Ronald Loeppke、Michael Taitel 等通过对四家企业(两家信息技术企业、一家化工企业、一家计算机硬件企业)的 15 380 张问卷调查表明,因健康状况不佳导致的员工生产率的损失(包括缺勤和隐性缺勤)是医药(保险)费用的 2～4 倍。[③] 因此,企业应该建立员工健康管理制度,以促进企业生产力的提高。

2. 美国健康管理的产生

在美国,最先应用健康管理的是保险行业。20 世纪 60 年代,美国保险业就提出了健康管理的概念。医疗保险公司通过观察发现,大部分的医疗保险费用被一小部分人花费,而大部分健康的人只用去极少的医疗费用。因此,医疗保险公司应用健康管理技术可以早期鉴别出高危人群,通过健康管理减少投保人的患病风险,从而减少保险的赔付费用。[④] 美国保险公司主要通过健康教育和健康促进手段使投保人患病率降低、就诊率降低、医疗费用降低,达到减少理赔金额、提高经济效益的目的。之后美国健康管理发展日益迅速。健康管理既能提高个人的健康水平,从而提高个人对健康保险的信任度,又能减少医疗费用支出,增加行业收益,使投保人与保险公司双方受益。

3. 美国员工健康管理的建立

1969 年,美国政府出台了将健康管理纳入国家医疗保健计划的政策。尼克松政府降低了医疗保健中的政府职能,将之推向市场,使原来单一的健康保险赔付担保转变为较全面的健康保障体系,并于 1971 年成立健康维护组织(Health Maintenance Organization,HMO)。1973 年,美国政府正式通过《健康维护法案》,特许健康管理组织设立关卡,限制医疗服务,以控制不断上升的医疗支出。如今,健康管理组织也统称为"管理医疗模式(Managed Care)保险制

---

①　Neil S. Austin,*Integrating Health and Productivity Management Strategies*,Society of Actuaries Health Spring Meeting 35th，June，2006.

②　Dee W. Edington, *Zero Trends：Health as A Serious Economic Strategy*,Michigan：Health Management Research Center，University of Michigan，2009.

③　Ronald Loeppke, Michael Taitel,etc. "Health and Productivity as A Business Strategy", *Journal of Occupation and Environment Medicine*，No. 12,2007,pp. 1299—1300.

④　McCarver P.，"Success of a diabetes health management program in employer based health care centers," *AAOHN J*,No. 12,2011，pp. 513—518.

度",最终取代了美国部分的医疗保险。1978 年,美国密执安大学成立了健康管理研究中心,旨在研究生活方式行为及其对人一生健康、生活质量、生命活力和医疗卫生使用情况的影响。

二、美国的员工健康管理

1. 美国健康管理的模式

美国是世界上最先建立健康管理的国家之一,其健康管理的模式主要体现在以下几个方面①:

(1) 人人参与,覆盖面广。美国是世界上最早实行健康管理的国家,健康管理理念已成为人们的基本意识。无论是美国政府还是社区、医疗保险公司与医疗机构、医务人员与患者,几乎所有的人都参与健康管理活动。美国健康管理的广覆盖性,不仅调动了个人、集体、社会的积极性,增强了全面健康意识,强调医疗资源的优化配置,满足健康需求,更从根本上降低了医疗费用,提高了美国民众的整体健康水平。

(2) 全国健康计划为健康管理提供了宏观政策上的支持。美国政府制订了全国健康计划——"健康公民",该计划由联邦卫生、社会服务部牵头,与地方政府、社区和民间以及专业组织合作执行,每十年制订一个计划,不断循环以逐步提高国民健康水平。目前,健康计划已经进入第四个十年,"健康公民 2020"囊括了 42 个优先项目和近 600 项具体指标。每个优先项目都要遵循干预措施,包括动员、评估、计划、实施、追踪这五步。"健康公民 2020"的主要任务包括:确定国民健康促进的优先领域;提高公众对健康和疾病影响因素的认识和理解;提供可供国家、州和地方各级使用的衡量指标;促使多部门共同采取行动加强实践;明确关键研究和数据收集。②

(3) 医疗保险机构与医疗集团的合作,确保了健康管理的财政来源。美国医疗保险机构和医疗集团合作,突出了健康预防和健康维护的重要性,提倡早期发现和早期治疗,有效控制医疗费用,同时也提高了服务质量和效率。在美国健康管理服务费用主要由美国的保险行业筹资,健康管理在健康或医疗保险业的应用主要是减少投保人患病的风险,从而减少赔付,一般是从投保费用中支付健康管理的费用。

---

① 符美玲,冯泽,陈少春. 发达国家健康管理经验对我们的启示[J]. 中国卫生事业管理,2011(3).

② http://health. huanqiu. com/health_news/2013-09/4366599. html.

专栏 7-1

美国员工健康医疗保险管理公司 Maxwell Health
欲颠覆传统医疗保险行业①

Maxwell Health 是一家面向企业,帮助企业管理员工医疗保险的公司,其保险项目包括员工的医疗、牙科、人身保险等,以面向 1000 人以下的企业为主。同其他竞争者不同的是,Maxwell Health 还为员工提供一些健身设备,来激励员工保持健康饮食和加强锻炼,这些设备会根据员工的具体情况进行打分,公司给予相应的奖励。同时,它还提供"礼宾服务",帮助员工解决保险纠纷、提供医疗预约,并回答相关问题。

其服务面向平台上的员工免费,向使用其服务的保险公司或保险经纪人收费。据悉,目前美国排名前 100 的保险经理人中,有 40% 正在使用或在接洽 Maxwell Health 的服务。

发展至今,Maxwell Health 目前的用户数量已经是过去六个星期的两倍,公司的收益也在过去六个月里实现了成倍增长。TED 和 Acumen Fund 也已成为其客户之一。

除了推出医疗保险服务,Maxwell Health 也打算给公司提供人力资源相关的功能,比如员工录入、公司支出项目管理以及员工的退休计划等,方便公司和对应的保险经纪人管理员工整个工作生涯中的医疗保险和员工福利。新增的功能,也将使得 Maxwell Health 从简单的管理员工医疗保险的服务平台,转向一个可全方位管理员工基本信息、医疗保险及福利的平台。

Maxwell Health 也算是在利用互联网颠覆传统的医疗保险行业,美国尽管有数家价值高达数十亿美元、帮助用户打理医疗保险的经纪人公司,但基于软件的在线解决方案在这些公司中的普及程度并不高。相信 Maxwell Health 短期内迅速增长的势头以及用户和资本市场的认可,会进一步加速医疗保险数字化的进程。

(4) 全方位的健康管理策略。全方位的健康管理策略是美国健康管理成功的关键。健康管理策略在美国主要有六种:生活方式管理、需求管理、疾病管理、灾难性病伤服务、残疾管理、综合的人群健康管理。

---

① 美国——员工健康医疗保险管理公司欲颠覆传统医疗保险行业[J].健康管理,2014(8).

（5）高度重视建立电子健康档案。美国是电子病历（Electronic Medical Records，EMR）建设的先行者，经过 40 余年的发展，EMR 进入了以共享为基础的电子健康档案（Electronic Health Records，EHR）发展新阶段。① 2004 年，时任美国总统布什提出，要在 2014 年为所有美国人建立 EHR。近年来，美国联邦政府不遗余力地推行 EHR，在多个医疗机构设立卫生信息交换（Health Information Exchange，HIE）的试点，开展检验检查结果传送、电子健康档案连接等服务，提出"未来 5 年内对所有美国人建立 EHR"，到 2009 年，至少有 193 个试点积极参与卫生信息交换，其中有 38 个试点实现 EHR 互连功能。②

2. 美国员工健康管理的内容

美国从政府到社区、学术界、企业界、医疗保险、社区居民、医疗机构人员、病人等人人参与健康管理。他们的健康管理主要有六种：③

（1）生活方式管理。关注个体的生活方式可能带来的健康风险和产生的医疗需求，帮助个体做出最佳的健康行为选择。

（2）需求管理。利用远程病人管理方式来指导个体恰当地利用当地各种医疗服务。

（3）疾病管理。着眼于一种特定疾病，为患者提供相关的医疗保健服务。

（4）灾难性病伤服务。为患癌症等灾难性病伤的病人及家庭提供各种医疗服务。

（5）残疾管理。试图减少工作地点发生残疾事故的频度和费用代价，并从雇主的角度出发，根据伤残分别处理，以尽量减少因残疾造成的劳动和生活能力下降。

（6）综合的人群健康管理。通过协调不同的健康管理策略来对个体提供更为全面的健康和福利管理。

三、美国的健康教育

1991 年 4 月，美国总统布什签发了主要由四部分策略和六项目标组成的纲领性教育文件《美国 2000 年教育战略》。文件要求，"每个学区都要制订和实施一个从幼儿园到 12 年级的综合教育计划。另外，各社区应为教师和学生提供

① Denison D. R., Mishra A. K., "Toward a Theory of Organizational Culture and Effectiveness", *Organization Science*, 1995(6): 204—223.

② 黄薇，代涛，李新伟，等. 美国电子健康档案发展策略及启示[J]. 中国医院管理，2011(5).

③ 徐丽娜. 借鉴美国健康管理经验建立我国健康管理制度[J]. 实践与探索，2008(23).

必要的支持"。这使美国中小学教育有了第一个全国统一的教育目标。按照国家健康教育标准,学生必须做到以下几点:理解与健康促进和疾病预防有关的概念;能够获得有效的健康信息以及有助于健康的产品和服务;能够实行增进健康的行为,减少健康危险;能够分析文化、媒体、科技和其他因素对健康的影响;能够通过交流增进健康;能够使用目标设定和决策技能来增进健康;能够支持个人、家庭和社区健康。各州和地方学区可以把国家健康教育标准作为决定学校健康监测课程设置和课程内容的指导性文件,州教育局和地方学区可以把国家健康标准作为决定健康内容、策略、活动、评价类型的框架,从而制定出发展性的、适合学生年龄特点的、以提高学生健康技能为基础的健康课程。[①]

四、美国职业安全健康培训

1970 年美国颁布实施了《职业安全健康法》(OSH Act of 1970),这是世界上第一个以职业安全健康命名的法案,它不仅为美国的职业安全健康法规体系奠定了基础,而且为政府、行业协会、企业等相关单位的职业安全健康培训提供了法律保障和工作指导。美国政府部门和行业协会所组织的职业安全健康培训具有鲜明的特点,其培训内容兼顾通用性和专业性,培训方式灵活实用,管理过程严谨规范,培训效果认可度较高,为我国安全培训、职业健康培训工作的改进和完善提供了参考。

1. 政府培训

(1)职业安全与健康管理局(OSHA)培训。作为联邦政府管理机构,OSHA 的主要职责是制定和执行职业安全健康的法规标准,并提供相关信息咨询、培训教育和资助项目等。OSHA 的培训对象较为广泛,含企业、私营机构和政府部门的人员等,其培训内容以基础知识和基本技能为主,如 OSHA 法规标准和具体作业安全等。OSHA 的培训组织形式呈多样化发展且较为成熟,如自身组织项目、雇用外部培训师项目、资助外部机构项目等,既能弥补自身培训资源的不足,又能充分利用社会资源,调动全社会的力量来参与培训。OSHA 对这些培训项目的管理较为规范,配有详尽的实施指导和管理要求。

(2)职业安全健康研究所(NIOSH)培训。作为联邦政府研究机构,NIOSH 是美国卫生与公共服务部所辖疾病控制与预防中心的一部分,主要负责开展职业安全与健康领域的科学研究,如有毒物质的致病机理,防护用品的

---

① 李金慧,纪湘懿,等.美国的国民健康目标与健康教育[J].中小学心理健康教育,2004(2).

研发等,为工伤和职业病的预防工作提出具体建议和措施,同时为从事职业安全与健康的专业人员提供培训。凭借突出的科研能力和完善的学科建设,NIOSH培训的显著特点是课程专业性强、知识系统化,培训内容侧重于专业提升和学历教育,培训对象是职业安全健康领域的研究人员或从业人员。另外,NIOSH通过与大学、专业协会等合作,进一步拓展了培训范围,并将最新研究成果与工业实践相结合,确保了培训质量,在行业内获得了较高认可度。

2. 行业协会培训

对于美国的各个行业协会,组织实施专业培训是其重要工作内容之一。由于行业协会众多,以下简要分析石化行业内具有较大影响力的美国石油协会(API)、美国化学工程师学会(AIChE)及化工过程安全中心(CCPS)组织的培训。

(1) API培训。API是美国国内唯一能够全面覆盖石油天然气整个产业链的行业协会。API在石油和天然气行业拥有强大的技术储备及专家库资源,可为行业内的相关单位或人员提供系统化的专业培训,职业安全健康的培训内容与其他专业知识紧密结合,共同构成了API课程。课程内容不仅包含法规标准等理论知识,而且侧重作业人员的实践技能,课程形式主要以网上学习和企业定制为主。

(2) 美国化学工程师学会(AIChE)及化工过程安全中心(CCPS)培训。AIChE为美国国内外化工及相关行业的专业人员提供了大量继续教育课程,其中很多课程由行业内著名工程师和专家制作。培训形式以网络学习和课堂授课为主。CCPS提供的课程以化工及相关行业的过程安全为主,课程主题为HAZOP、事故调查、过程安全管理、风险评估、实验室安全、化学反应危害等。AIChE的课程体系面向全球化工相关行业的从业人员,在内容专业性、课程种类及数量上占有较大优势。作为美国最大的过程安全研究中心,CCPS依托AIChE的资源优势,开发了大量过程安全专业的相关教材和课件,并且将传统课堂、定制课程、专题研讨和网上学习等培训方式充分结合,以满足不同的需求。[①]

五、美国员工健康管理的经验

美国的职业安全与健康管理对频繁的职业场所伤害和事故起到了有效的

① 刘华炜,李欣,等.美国职业安全健康培训现状及启示[J].专题介绍,2014(7).

遏制作用,同时对美国的社会、经济、科技发展起到了积极的促进作用。其主要经验[①]包括:

(1)直面问题。针对当时美国职业场所面临的严峻现实,美国政府为改进企业员工的安全和健康条件,颁布了《职业安全与健康法》并成立专门的职业安全与健康管理局来促进该法案的实施。1971年以来,虽然美国全国工作场所和雇员人数增长一倍多,分别由360万个和5 600万就业人员增加到700万个和1.11亿,但美国职业安全与健康管理局通过实施强制性的职业安全与健康法律法规,加强对工作场所的监察,使工作场所意外事故造成的人员死亡人数减少了一半以上,职业伤害与职业病人数下降40%。

(2)职业安全与健康并重。美国《职业安全与健康法》同时强调了职业安全与职业健康的重要性。在职业安全与健康管理过程中,无论是政府还是企业、行业协会,在强调安全的同时,都积极关注职业健康的进步。例如,2006年2月美国职业安全与健康管理局就发布了金属铬(Cr)的新标准,以减少由于金属铬的辐射所带来的职业伤害。

(3)强调双赢。美国的职业安全与健康管理并不仅仅从职工的角度出发,而是同时考虑雇主的利益,充分发挥雇主和雇员双方的积极性,共同促进工作场所的安全与健康。职业安全与健康的促进不仅仅有利于职工,而且可以有效增加雇主的利益。安全事故的减少与职工伤亡的降低能够大大降低雇主的生产成本,减少损失,节约巨额赔偿金及职工医药费,同时安全设施的投入也会带来更高效的生产率。基于这些因素,雇主更愿意主动配合政府搞好自身的安全建设。

(4)法律保障。经过30多年的努力,美国已建立起一个系统全面、功能完善的职业安全与健康法律体系。1970年《职业安全与健康法》出台伊始,美国职业安全与健康管理局便依据该法案,制定了更具体的相关法规和标准,有效地保障了职业安全与健康管理,确保政府与企业有效遵循相关法律。此外,完善的赔偿法案是对职工安全和健康的另一重要保障。完善的职工诉讼程序也是保证企业持续改进职业场所的安全和健康条件的关键因素。

(5)协作机制。政府与政府之间,政府与企业之间,政府与协会等第三方机构之间,企业与企业之间,以及企业与第三方机构之间都建立了良好的协作机制,横向与纵向合作并举,美国职业安全与健康管理机构因而得以充分有效地保护美国境内各企业及其他机构职工的安全与健康。尽管政府机构管理和监察人员人数有限,但由于部分企业人员的积极且愿参与管理,使许多项目的实

---

① 邱瑾.美国职业安全与健康管理的启示[J].现代职业安全,2006(12).

施更加有效和直接。此外,美国职业安全与健康管理局还发展了多个战略合作项目,鼓励第三方机构(如协会和学校等)参与职业安全与健康管理,发展教育和培训。

(6)差别对待。美国职业安全与健康管理局合作在国家项目部内专门设置了一个小规模商业处,负责全美小规模企业的管理。考虑到大部分小规模企业资金投入不足,小规模商业处专门设立基金,资助小型商业企业管理"安全与健康成就确认项目"(SHARP),基金直接划拨给各州政府,再由州政府将资金分配到所在区域小规模商业企业用于职业场所安全与健康改进。此外还通过设置咨询项目为小规模商业企业安全与健康管理提供免费咨询与培训。与之相反,规模较大的集团和公司则没有任何资助。多数大公司有自己的内部培训机构,独立地对员工进行安全与健康培训,定期接受管理部门的安全检查。通过这种差别对待,平衡不同条件的企业,保证职业安全和健康管理在所有行业能有效实施,从而真正有效地保护了不同行业的职工安全与健康。

(7)成本核算。美国职业安全与健康管理局在发布一项新的法案或法规之前,都要进行经济成本核算以确定其可行性。在提案上交到国会参众两院讨论时,这也成为其主要考虑因素之一。正是这种最大限度的经济成本考虑,更好地促进了美国经济的发展。

(8)可持续发展。经过30多年的努力,美国的职业安全与健康管理已取得显著成效。很多项目如战略同盟项目(Strategic Partnership Programs)、自愿保护项目(Voluntary Protection Programs)、挑战项目(OSHA Challenges)、咨询项目(Consultation Programs)、联盟项目(Alliance Programs)等,对美国职业安全与健康的持续发展发挥了积极有效的作用。这些项目都有各自的期限,到期后,签约双方再续签,以保持长期的合作与发展,使企业不断地发展和改进安全与健康管理,为真正实现其减少职业伤害、疾病和零死亡率的目标而持续努力。

(9)前瞻性的管理。前瞻性的管理意味着,促使健康的员工保持健康,尽可能地减少员工的健康风险,尽可能地减少企业中存在的危害员工健康的因素。前瞻性的管理注重关键性问题的处理,从而减少健康风险或者危害健康的因素对于员工健康的影响。但前瞻性的管理也不意味着完全抛弃传统意义上的手段与措施,原因在于完全前瞻性的管理往往难以实现。

(10)动态持续管理。员工的身心健康状况不是一成不变的,员工的健康风险以及企业内外危害员工健康的因素也处于不断变化的过程之中;同时,个体健康意识、健康理念的转变与强化也需要一个持续渐进的过程。例如,美国员工健康管理的研究表明,在缺少管理和干预的情况下,较少的个体对其生活方式与行为习惯的转变会付出持续性的努力,而其他大多数个体起初会尝试几个星期或者几个月的转变,但之后又会还原成原先的行为,因而动态持续的管理是必不可少的。阶段性或者一成不变的员工健康管理只能起到短暂的微小的效果;相反,动态持续的管理不仅有助于提高健康管理措施的有效性与适时性,而且可以减少措施虚置等现象的出现,降低员工健康管理过程中的浪费。

(11) 倡导自主管理。员工一般情况下每个工作日中大约 1/3 的时间都处于企业之中,可以说企业是员工的第二个家,也正因为如此,企业是进行员工健康管理的良好场所。但员工的健康状况并非完全由企业而定,在企业之外往往也存在着危害员工健康的因素,且危害个体健康的因素也因人而异。因此,企业在进行员工健康管理的过程中,应倡导其在一定程度上进行自主化的健康管理,并为此提供一定的条件。例如,强化员工的健康意识与理念,设置激励机制,鼓励员工改正不健康的行为以提升自我健康水平,鼓励员工进行自我保健、心理调节与压力缓解,发现物理工作环境中有损健康的问题并进行改善。倡导自主健康管理,既有助于调动员工参与健康管理的积极性,又有助于降低因个体差异或者企业以外的健康风险危害员工身心健康的可能性。

(12) 共性与特性结合。企业中每位员工的健康风险并不完全一致,危害员工健康的因素既有一致性,又存在着一定的差异,不同领域员工的健康影响因素也会有所差异,而且企业的资源有限,不可能对每位员工的健康都管理得面面俱到。在这种情况下,健康管理应当是共性与特性相结合。例如,企业从组织层面采取一些普遍性措施的同时,可与相关服务机构建立一定的联系,要求其对企业中的员工给出个性化的身心健康改善的建议,并将企业员工健康的整体情况反映给企业。以共性与特性相结合作为策略之一的企业员工健康管理,与单纯的个性化或者只关注共性的健康管理相比,一方面减少了重复性管理带来的浪费,另一方面降低了对员工个性化健康风险忽视的可能性。[①]

第二节 芬兰的健康管理

一、芬兰健康管理的产生

1. 芬兰健康管理产生的背景

在 20 世纪 60 年代和 70 年代早期,芬兰冠心病和其他心血管疾病的死亡

---

① 钟亚芳.美国企业员工健康管理研究与启示[J].企业活力,2009(12).

率特别高,其中男性的死亡率为全球最高。研究人员发现,导致心血管疾病的风险因素——高胆固醇含量,与芬兰人的饮食有密切关系。芬兰的科研人员、医学专家和决策者经过仔细研究后,决定实施干预措施。1972年在北卡累利阿省对高发性心血管疾病的干预项目正式实施。该省位于芬兰东部,以农业为主,人口约20万,是当时芬兰心血管疾病发病率最高的省份。当地居民代表请求国家帮助解决此问题,因此该省成为干预的试验地区。[①]

2. 芬兰健康管理的产生

干预项目以社区为基础,通过与社区开展合作,改变自然和社会环境,从而影响并改变人们的行为方式,引导人们选择健康的生活方式。芬兰国家公共卫生学院定期对心血管疾病的危险因素和管理项目进行评估。[②]

为了确保社区的广泛支持,项目成立了包括大量社区代表在内的各个工作小组(如健康教育、吸烟、营养)。项目办公室工作人员确定项目目标,培训参与人员,协调并促进各项活动,大部分的具体工作由社区成员完成。最初,顾问委员会管理并实施项目,工作小组在理事会和顾问委员会的指导下开展工作。随后,项目的管理更加集中,主要由项目办公室进行工作。项目开始主要针对心血管疾病,以后扩展到其他非传染性疾病。项目实施五年后,该省居民的行为和风险因素有了很大改变,干预项目在芬兰全国推广,成为芬兰健康管理的特有模式。[③]

二、芬兰的健康管理

1. 芬兰健康管理的模式

芬兰健康管理模式的特点是与社区开展合作,并定期由国家公共卫生学院进行健康管理项目评估。在实施健康管理的过程中芬兰同时实行了很多战略,如加大媒体对健康保健、健康生活方式的宣传;让医生与具有不良生活习惯的人群对话;让基本医疗服务人员系统性参与,特别是全科医生、公共卫生护士;与此同时制定了国家健康政策,由政府组织在村庄、年轻人、学校中进行健康指导、健康教育。此外,芬兰还通过国际合作与世界卫生组织共同实施慢性病干

---

① 金彩红. 芬兰健康管理模式的经验[J]. 中国健康资源,2007(6).

② P. Puska, "Successful Prevention of Noncommunicable Diseases: 25 Year Experiences with North Karelia Project in Finland", *Public Health Medicine*, Vol. 4, No. 1, 2002.

③ 金彩红. 芬兰健康管理模式的经验[J]. 中国健康资源,2007(6).

预项目,并参加世界各地的健康促进活动。[①]

2. 芬兰健康管理的成果

实施健康管理项目后,人们的行为有了很大的改变,危险因素也大为降低。1972年,约90%的芬兰人吃面包时涂黄油,到1992年时仅15%的人这么做。水果、蔬菜的消费量从1972年每人每年20公斤增加到1992年的50公斤。在1972—1997年的25年内,北卡省的男性吸烟率下降了一半,胆固醇的平均水平下降了约20%,血压也得到了有效控制。1972—1997年,该省25—64岁男性心血管疾病、冠心病、肺癌死亡率分别下降68%、73%、71%,男性和女性的期望寿命分别增长了约7年和6年。1997年健康管理项目推广到芬兰全国后,全国性指标也发生了显著变化。1969—2001年,北卡省和芬兰全国的心血管疾病死亡率分别从每600/10万人和每450/10万人,下降到约每150/10万人,分别下降75%和66%,实施效果显著。[②]

三、芬兰的健康教育

芬兰建立在法律基础上的健康教育学校课程在国际上是独一无二的。在欧洲,芬兰也是最早提出学校健康教育要跟其他课程具有同等地位的国家之一。芬兰在21世纪初修改了基础教育法案和普通高中教育法案,健康教育被正式纳入学校课程。

1. 基础教育

在基础教育阶段(一至九年级),健康教育建立在多学科知识的基础上,意图促进小学生获取把生活过得健康、幸福和安全的能力,培养小学生的认知能力、社会能力、道德能力以及控制情绪的能力。健康教育课程以小学生为中心,兼具功能性和包容性,教学建立在儿童和青少年的日常生活、成长发育需求、生活过程的基础上。

健康教育在一至四年级被整合成环境和自然的学习;在五至六年级被整合进生物、地理、物理、化学等课程;在七至九年级,健康教育成为一门独立的课程,一学期有38节课,每节课45分钟,总共114个学时。健康教育的主要内容包括"生长和发育""日常选择中的健康""资源和处置技巧"以及"健康、社会和文化"等。

---

① 符美玲,冯泽,陈少春.发达国家健康管理经验对我们的启示[J].中国卫生事业管理,2011(3).
② 李想.芬兰健康管理模式的启示[J].现代职业安全,2008(9).

2. 高中教育和职业教育

健康教育从学龄前到高中不间断地进行。在高中阶段,健康被限定为身体、心理、社会工作以及机能的能力。健康教育作为一门学校课程,主要通过科学和经验方面的知识考察与学习获得相关知识,同时确立与健康有关的价值观念。芬兰的健康教育有一门必修课("健康基础",38 学时)和两门选修课("青年人、健康和日常生活"和"健康与研究",各 38 学时)。上必修课的学生要从促进工作技能的角度熟悉影响健康和预防疾病的因素。另一个重要的主题是自我护理技能的培养。职业教育课程包括一门健康教育课程(38 学时),主要强调公共健康方面的问题,包括认知生理机能的能力和提高自我护理的技能。①

3. 健康教育师培训

作为一门新的学校课程,健康教育需要培训合格的教师。健康教育教师在芬兰必须有职业健康教育、健康教学、学术培训的资格条件,这项教师培训标准可以与其他课程的教师标准相对应,这些资格和能力的评判标准都由相应法律来规定。要正式成为合格的、持证上岗的健康教育教师,必须学习完成健康教育培训模块,包括 60 个课程学分和 35 个学习实践学分,这些要求自 2011—2012 年起正式实施。在此之前,没有证书的教师也能在学校教健康教育课程,大多数主讲教师是主修体育、生物和家庭经济学的教师。

四、芬兰健康管理的经验

(1) 构建了一个适当的流行病学和行为学研究框架。根据这些框架选定追踪对象,对其行为进行密切监测,根据其行为不断调整干预措施。比如,先选择心血管疾病高危人群进行跟踪,改变人们的饮食和生活习惯。

(2) 与社区紧密合作,强调改变环境和社会规范。干预目标是根据流行病学的理论确定的,同时也借鉴了行为学和社会科学的理论。研究表明,社区可以从不同方面对居民形成影响,其作用不可忽视。芬兰健康管理模式采取了发动社区的战略来改变人们的饮食习惯,从而降低人群的胆固醇水平。由于饮食习惯深深根植于社区,社区的文化、农业和经济特征都会对人们的饮食习惯产生影响。因此,无论是媒体宣传,还是与食品行业的合作,甚至农业改革,都会通过社区开展。

(3) 项目干预采取了多种战略。包括进行创新型的媒体宣传和交流活动,

---

① Lassanna.学校健康教育必修课程和健康教师培训课程[J].关注,2007(23).

在电视上开展专题节目,由医生同那些具有危险习惯的人群进行对话,劝说他们改变自己的行为;发动基本医疗服务人员的系统性参与,特别是全科医生和公共卫生护士;发起了许多健康活动,国家电视节目开展禁烟宣传,进行健康指导,开展减少吸烟的竞赛,在村庄、年轻人和学校中开展降低胆固醇的竞赛等。

(4)项目团队的坚定信念和意志力。该项目的全国总协调机构是社会事务与健康部下属的国家公共卫生学院,核心人物是国家公共卫生学院的帕斯卡教授。在项目初始阶段面临重重困难时,他和他的团队并没有动摇、退缩,而是坚持不懈地工作,这也是项目取得成功不可或缺的因素。

(5)国际协作也十分重要。北卡项目还与世界卫生组织的慢性病干预项目进行合作,并参与其在世界各地进行的健康促进培训,取得共赢的结果。

芬兰健康管理模式的经验表明,心血管等慢性疾病的高发病率并不是不可避免的,专家指导、发动社区的模式可以大大降低发病率,改善人口健康。[①]

第三节　日本的员工健康管理

日本早期的健康管理主要围绕健康问题开展"有病早医,无病早防",随后职业健康管理从"银色健康计划"(SHP)逐步发展到"全面健康促进计划"(THP)。

一、日本健康管理产生的背景

日本的健康管理开始于 1959 年,当时的日本虽然经过战后十多年的恢复重建,工农业生产取得了很大的发展,经济开始步入高速增长期,人口出生率、死亡率、婴儿死亡率等都比战时减少 50%,主要急性传染病基本得到控制,但健康问题仍十分突出,主要表现在卫生状况与潜在性疾病两个方面。

(1)卫生状况。卫生状况,特别是农村地区居民的生产、生活卫生状况很差,婴儿及结核病死亡率十分突出,营养性贫血、寄生虫、传染病患病率还很高,恶性肿瘤、高血压、脑中风等所谓成人病和农药中毒、农机事故、温室病等所谓现代农业病的危害日益增加。都市化、工业化与环境卫生设施发展滞后所造成的各种公害问题和公害病也日益凸显。

(2)潜在性疾病问题。1958 年,日本农村医学研究所若月所长的调查发现,在按是否就医划分的疾病构成中,东京某区的就医率为 56%,长野、秋田等

---

①　金彩红.芬兰健康管理模式的经验[J].中国健康资源,2007(6).

县的农村地区尚不足 30%。若月所长将未就医的疾病命名为"潜在性疾病",它直接危害着人们的健康,而导致潜在性疾病高发的主要社会因素有:无医地区、经济贫困、工作繁忙、封建思想意识及传统习俗的影响、卫生知识匮乏,健康观念淡薄。

在此背景下,八千穗村率先在日本开展了全村健康管理活动。该村是一个拥有 6 350 人、由 24 个自然村组成的山区村庄。其健康管理活动首先从建立人手一本的健康手册开始,通过一年一度的健康诊断并坚持记载与健康有关的各种情况,村政府建立起全村村民健康手册、每户和每人的健康手册。健康管理使该村的卫生状况、居民健康水平发生了显著的变化,寄生虫病、传染病得到控制,潜在性疾病显著降低,延误病情就医的现象明显减少,与农业生产、农业生活相关的疾病发生率也显著降低,与高血压、动脉硬化、心脏病、糖尿病等密切相关的肥胖症、高脂血症等也明显减少,妇幼保健、老年保健工作有了很大的发展,人均寿命显著增加,65 岁以上人口占该村总人口的 21%。人们的健康意识不断提高,健康观念已从早期的满足于无病无痛向追求身体的、社会的、精神的、心理的良好状态的新的高度转变,健康及健康管理已成为人们的基本权利和义务。全村的医疗费用也得到了有效的控制。1976 年该村人均医疗费用为 4 万日元,而邻近村(当时尚未全面开展健康管理)则为 6 万日元以上。该村成为日本区域健康管理的发源地,多次受到国家及国际社会有关方面的高度评价。

三十多年来健康管理之花已由点到面开遍日本全国。城乡健康管理网络已经形成,健康管理已成为经常化、制度化、法律化的工作。该网络有效地促进了日本城乡居民健康水平的提高,在持续保持世界头号长寿国的同时,日本国医疗费与 GDP 的比值远低于欧美等发达国家。[①]

二、日本健康管理的内容

(1)健康调查。这是提供健康管理服务的前提。通过健康调查,才能充分把握个体的健康和生活状态。根据调查结果,可以找出健康管理应该关注的问题并提出有针对性的健康管理服务方案。这一工作通常由各市、町、村组织实施。

(2)健康体检。这是健康管理服务的重要内容。通过一年一度对居民的健康体检,建立健康手册,记录有关健康的各种情况,对受检者的健康状态做出诊

---

① 曹江.浅谈日本健康管理——访日见闻之二[J].中国农村卫生事业管理,1994(6).

断和群体健康筛选,以期能够早期发现疾病,降低潜在性疾病水平。体检项目除了一般检查项目外,还包括心电图、眼底、痰及粪便化验等,同时,还对与健康密切相关的起居、工作、饮食、嗜好、家庭状况等多个方面进行问卷调查和健康咨询指导。这一工作通常由市、町、村政府或者农业协会、驻地医院、诊所和保健所实施。

(3) 体检后评估和帮助。它分为群体评估和个体评估。群体评估包括必不可少的检诊结果通知、健康状况咨询和结果报告会,并针对群体中突出的问题举行专题讲座,普及有关疾病预防知识,指导人们进行健康管理。个体评估主要是对检诊中发现的异常者采取进一步的康复措施和治疗。这些评估工作主要由所在地市、町、村政府保健所和检诊医疗机构组织实施。

(4) 健康增进活动。这是一种大众性的自我健康管理活动,主要是围绕在日常生活及工作中如何保持和增进健康的问题而进行的各种活动。目的是创造一个全民的健康管理氛围,从而使每一个国民都生活在一个有利于身心健康的环境之中。

(5) 健康教育。值得注意的是日本的健康教育是贯穿整个健康管理过程的重要环节,通过健康教育,在居民中普及常见的传染病及慢性病和多发病的尝试,让人民了解到职业与健康,健康与环境之间的关系,唤醒人们的健康意识,使人们主动参与其中,引导人们克服不良的生活习惯,追求身体的、社会的、精神的、心理的良好状态。[①]

(6) 制订国民健康促进计划。日本政府从 1978 年开始实施第一次国民健康促进计划(1978—1988),提出"健康一生"的理念,通过兴建保健设施、推广健康体检、培养保健护士和营养师等措施,建设健康向上、充满活力的社会,迎接高龄社会的到来。1988 年,日本政府又开始实施第二次国民健康促进计划——活力 80 健康计划(1988—1999),在继续强调"健康一生"理念的同时,推进以运动习惯养成、健康运动指导员培养为重点,集营养、运动、休闲"三位一体"的健康促进计划。2000 年,日本政府启动第三次国民健康促进计划——健康日本21 世纪,通过扩大禁烟场所、控制食盐摄入量、加强运动等措施,以达到减少慢性病发生、增进健康、提高社会活力、减少壮年死亡率、延长寿命的目的。[②]

---

① 符美玲,冯泽永.发达国家健康管理经验对我们的启示[J].中国卫生事业管理,2011(3).
② 黄亚茹,郭静.加强体力活动指导是提高民众体质健康之关键要素[J].中国公共卫生,2002(4).

三、日本的健康教育

日本是世界上人口最长寿的国家之一，这与日本十分重视健康教育是密不可分的。日本的健康教育有十分悠久的历史。自明治及大正时期，日本就有了与保健教育相关的系列课程。在明治、大正、昭和时期，日本的健康教育一直延续，并根据不同时期的健康现状调整健康教育的目标。日本根据"宪法—教育基本法—学校教育法"这根线制定了学校教学大纲——"学习指导要领"。第二次世界大战后，日本的健康教育大都以此为基准制定。1958年，小学、初中及高中"学习指导要领"经修改后以法律的形式被确定下来，从此每隔10年"学习指导要领"都必须经相关专家讨论后进行修改，不断调整健康教育的目标和内容。在新时期，随着医疗技术的不断进步，许多健康问题得以解决，但是又出现了很多新的威胁人们健康的问题。日本在以"学习指导要领"为基准进行健康教育的同时，在21世纪初又提出了"健康日本21世纪"运动。此运动的主要目的是减少壮年早逝、延长健康寿命以及提高人们的生活质量等，持续动态的健康教育促进了日本国民的健康。

四、日本健康管理的成果

1971年日本居民平均寿命突破70岁，1983年超过冰岛、瑞典等国，成为世界头号长寿国家。现在，日本的人均寿命已达83岁，位居世界第一。日本21世纪的健康推进计划非常有成效，在约2亿的总人口中有将近60多万人从事健康管理服务，直接的效果就是人口平均寿命突破80岁大关。健康管理在日本的成功主要基于其健全的法律、配套的健康管理制度和健康管理网络，以及国民较强的健康意识。

五、日本员工健康管理的经验

（1）法律化、制度化是日本健康管理的重要特点。日本有关法律规定，一般就业者中30岁以上的女性公民以及40岁以上的任何公民每年可以免费享受一次健康检查保健服务，由就业者所在单位和公民所在市、盯、村政府负责组织实施。这从法律上、制度上确保了作为健康管理活动重要内容之一的健康检诊工作有法可依，有章可循。

（2）网络配套。从中央到地方都有实施健康管理的组织和机构。如全国厚生连所属的医院都设有健康管理部或健康管理中心，其他大中小医院及门诊部所也开设健康检诊业务，具体实施当地的健康管理工作。如佐久综合医院设有

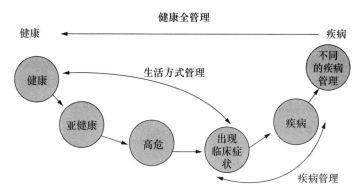

图 7-1 日本员工健康管理实施路径

一个由 6 名工作人员组成的健康管理部,采用现代化的检查设备和电脑,开展驻地居民的健康管理工作,每年该院健康检诊人数达 10 万人次以上,该部数据库现已储存有近 150 万人的健康资料。

(3)人们在享有健康权利的同时,积极履行健康管理的义务。围绕着健康问题而开展的健康管理活动,不仅是医学及卫生经济问题,更是有关健康权利的问题。具体地说就是,通过健康管理活动,保障居民"无病有所防,有病有所医"权利的实现。居民们正是为了确保拥有这一权利,而积极投身于各项健康管理活动中来的。[①]

第四节 国外员工健康管理的经验借鉴

我国人口基数大,贫富分布不均,经济发展速度快但东西部发展不平衡,人均资源严重不足,且医疗资源严重缺乏,导致了群众"看病难,看病贵"的问题。因此,需要结合我国具体国情,借鉴国外发达国家的成功实践经验,发展具有我国特色的健康管理体系。

结合我国国情,以及医疗中心向基层下移的政策倾斜,社区卫生服务中心必然成为实现健康管理的实施主体。将健康管理与社区卫生服务的业务工作紧密结合起来,建立以家庭为单位,以病人为中心,以健康为目标的健康照顾服务理念,是一项成本小、收益高的可持续健康战略。既可解决我国医疗资源严重不足的现状,完善和发展社区医疗服务功能,提高国民健康水平与生活质量,

---

① 曹江.浅谈日本健康管理——访日见闻之二[J].中国农村卫生事业管理,1994(6).

还可使医疗服务的公益性得到保障,真正实现人人平等享受医疗服务的权利。也可同时借鉴美国的做法,将保险业和健康管理结合起来,允许保险机构作为投资的主体;或是建立不同集体或人群的健康管理,如针对某公司人员的企业健康管理,针对未成年人的中小学生健康管理;也可允许商业化的健康管理公司或是具有医疗实力的医院发展健康管理。此外,政府还需提供相应的政策环境或是宏观干预和监督,实现健康管理的最好效果。

我国健康管理的发展尚在起步阶段,还有相当长的路要走,但是我们可以通过借鉴其他国家的先进经验,结合社区卫生服务,发展以社区健康管理为主,多种形式并存的健康管理模式,不断改进和完善自身的健康管理体制和网络,真正将健康管理建立成为有中国特色的一项利民惠民的服务。[1]

本 章 小 结

世界卫生组织一再向国际社会阐述健康与发展的关系,认为沉重的疾病负担将成为许多低收入国家经济发展的障碍,而这些国家的大部分疾病是由妇女、儿童疾病等可以预防或可以有效防治的疾病造成的。本章通过简要介绍美国、芬兰和日本在健康管理方面的先进理念及管理经验,梳理了三国健康管理的产生、现状、模式与现有成果。当今我国社会经济极大发展,人民生活水平极大提高,但处于亚健康状态的人也越来越多,如果不能妥善地进行管理,医疗成本将会不断增高,并最终成为我国经济发展的阻碍因素。尤其是我国人口基数大、人均资源不足且分配严重不均导致医疗资源严重缺乏,群众"看病难,看病贵"的问题更是日益突出。因此,结合我国的具体国情,借鉴国外的成功实践经验,发展具有我国特色的健康管理是中国员工健康管理发展的必由之路。

案例分析 >>>

爱康国宾企业健康管理解决方案[2]

爱康国宾引进西方健康管理模式,率先在国内推出企业健康管理服务,配合人事部门为企业高管、中层管理人员和员工分别制订有针对性的健康福利计

---

① 符美玲,冯泽,陈少春.发达国家健康管理经验对我们的启示[J].中国卫生事业管理,2011(3).
② http://123.ikang.com/solution.php.

划,配合年度体检提供全面健康解决方案,帮助促进健康、安排就医,从而提升员工身心状况,提高出勤率,节省医疗开支,受到广泛欢迎。

通过爱康国宾企业健康全管理服务平台,可实现员工、企业人力资源部和爱康国宾健康管理服务中心的三方互动。它不仅能让每个员工方便、及时地了解自身的健康状况和潜在隐患,积极参与自身健康管理,采取行动改善健康,而且能协助企业人力资源部对所有员工的健康状况进行总体评价和掌控,从而在更高层次上管理企业的人力资源。

根据员工的健康状况,爱康国宾健康管理服务中心能为每个员工设计出个性化的健康指导和健康干预方案。这将有效地维持员工的身心健康,提高员工工作效率,降低缺勤率,降低员工医疗保健开支,同时提高员工忠诚度,增强企业竞争力。

爱康国宾健康管理服务中心由预防医学、营养、健康管理、临床、计算机、统计及经济管理方面的专业人员组成,汇集了中美两国各领域顶尖的医学专家及优秀的医疗机构。此外,通过爱康国宾健康管理服务平台,还能与美国哈佛医学中心以及各大附属医院的远程医疗中心对接,为个人与企业提供包括远程医疗会诊、远程医学教育、多媒体医疗保健咨询等远程医疗支持。

爱康国宾企业健康管理的服务内容包括以下几项:

(1)档案管理。提供电子健康档案服务。

(2)健康体检。提供定制个性化的健康体检套餐;提供体检专场服务;提供团检汇总分析报告;提供体检报告解读和专家咨询。

(3)预防医学。提供员工健康风险评估;提供员工疾病预测;提供配套疫苗注射。

(4)健康教育。根据员工的健康状况,提供针对性的健康讲座;提供疾病预警、运动、营养、心理指导等跟踪干预方案;健康短信提醒;提供专家健康咨询。

(5)医疗服务。派驻现场健康管理师;企业诊所;提供绿色就医通道(门诊、住院、转运);提供二次诊断、专家会诊;提供家庭医生、健康管家、私人保健医生服务。

(6)生活方式管理与专项疾病管理。包括体重控制管理、戒烟项目管理、正骨疗法管理等;糖尿病管理、哮喘病管理、心力衰竭管理等。

(7)健康保险。爱康国宾和保险经纪公司、保险公司合作,为企业推荐适合员工实际情况的健康保险。

(8)健康管理室/企业诊所。在企业开辟健康管理室,派驻健康管理师,或者在爱康国宾客服中心专设企业健康管家座席。专属全科医生与客户服务人员为企业员工提供及时的健康咨询、就医服务和就医安排。协助企业把关员工就医行为,降低缺勤,实现企业医疗开支的控制。

根据企业的实际需要,爱康国宾可以提供外派驻场医师与护士服务,为企业诊所提供外包服务。

(9) 爱康国宾企业健康管理网上平台。爱康国宾根据企业特点,为其定制个性化的健康管理计划和健康管理网络平台。通过该平台,企业人事部门能及时查询员工健康统计信息,对照历年体检数据,得出趋势性的健康状况报告。员工自己也可以通过网络平台获取相关健康资讯,进行预约体检及预约就医服务,建立自己的健康档案,定制健康短信,并随时随地掌握自己的健康状况。

思考问题:

爱康国宾健康管理服务中心在企业健康管理服务方面有哪些特点?对于促进员工健康管理有哪些过人之处?

| 健康管理小贴士 |

不同人群的科学进补①

肾脏衰弱是老年人得病的根本原因

人到老年,各种机能逐渐衰退,就会出现气血虚衰、精神耗损、先天不足、后天失养、肾阴不足、肝火上亢、经络不通的状态。所以,早期有效地调补人体的阴阳、气血、脏腑功能的失调,及时纠正肾阴虚证,是延缓衰老、预防老年病的关键所在。老年人养生防病首要的是滋补肾阴。可多食核桃仁、黑芝麻、黑豆、桂圆、莲子、枸杞子、栗子、木耳、香菇、红枣、山药、百合、玉米等。同时,可以选用六君丸、补中益气丸、六味地黄丸、金匮肾气丸等中成药进补。

另外,补肾要先养好脾胃。中医认为,肾为先天之本,脾胃为后天之本。肾精不足,多半是由于后天失养所致。调理脾胃最好的方法是喝粥。粥既容易消化吸收,又有益肠胃,滋补养身。特别是寒冬季节,早餐喝碗粥,可以防胃寒,泻燥热,防衰老。

推荐药膳:枸杞肉丝、双耳汤。

---

① https://baijiahao. baidu. com/po/feed/share? wfr = spider&for = pc&context =％7B％22sourceFrom％22％3A％22bjh％22％2C％22nid％22％3A％22news_31322703706400111899％22％7D.

枸杞肉丝

原料:枸杞子 20 克,猪瘦肉 300 克,竹笋 100 克,食用油、盐、白糖、香油、料酒、酱油各适量。

做法:1. 将猪瘦肉洗净,去筋膜,切成丝;竹笋切成同样长的丝;枸杞子洗净待用。

2. 砂锅加油烧热,肉丝、笋丝同时下锅,烹入料酒,加白糖、酱油、盐搅匀,放入枸杞子翻炒几下,淋入香油即成。

功效:滋阴补肾、健身明目。适用于体虚乏力、神疲、肾虚眩晕、视物模糊、阳痿、腰痛等症,也可做强身益寿之用。

双耳汤

原料:银耳、黑木耳各 10 克,冰糖 30 克。

做法:1. 将银耳、黑木耳用温水泡发,并摘除蒂柄,除去杂质,洗净,放入碗内,加水适量,放入冰糖。

2. 置蒸笼中蒸一小时,待木耳熟透即成。吃银耳、黑木耳,喝汤,每日 2 次。

功效:适用于肾阴虚型动脉硬化、高血压、眼底出血,以及肺阴虚之咳嗽喘急等症。

女性一生都要坚持补血

女性由于有周期性失血的生理特点,而与血结下了不解之缘。伴随女性一生的经、孕、产、乳的不同生理过程,均与血息息相关。因此,中医学早就有"女子以血为本,以血为用"的观点。女性在青春期时,常会因月经失调、功能性子宫出血等导致失血过多,血红蛋白和红细胞数下降,出现头晕心烦、气短乏力、食欲不振、失眠多梦、面唇苍白等症。十月怀胎时,不但自身需要充足的血液来滋养,胎儿更需要依靠母亲的血来供养,所以,一般孕妇都会出现贫血、厌食、头晕目眩、面色苍白等症状。而女性生产时失血过多或引产、流产时导致流血过多,更容易因贫血引发多种病症。产后哺乳期,母亲更需要补血化生乳汁。女性到了更年期,又会因为肝肾不足、心肾不交,出现月经量过多或是紊乱、潮热出汗、胸闷眩晕及腰酸骨痛等一系列问题。总之,女性特殊的生理特点决定了她们要比其他人群更需要补血。

推荐药膳:四物汤。

原料:熟地、当归各 15 克,白芍 10 克,川芎 8 克。

做法:1. 将所有药材放入砂锅中,加入清水没过药材 3～4 厘米,然后浸泡半个小时至一小时。

2. 开水煎煮,先大火烧开,然后转小火,保持微沸状态 20 分钟。

3. 滤去药汁,待温度适宜,即可服用。

功效:养血补血、活血调经。

儿童当以健脾和胃助运为主

儿童的调养,没有体虚状况的,不要补,需要补的,要充分考虑到其生理特点,否则就会反伤其身。儿童对营养物质的需求较多,食补和药补应当以健脾和胃助运为主,以促进脾胃对营养物质的吸收,可以选用粳米、扁豆、红枣、莲子、山药、黄精、熟地、白术、黄芪、茯苓等。中成药可选用八珍糕、玉屏风散等。

青少年可适当健脾补脑

青少年身体生长迅速,是学习文化知识的黄金时期。一般不需要特殊进补,只要供给其生长发育必需的营养即可。也可适当增加一些健脾补脑充髓的食物,如红枣、核桃仁等;女孩也可以适当、适时增加一些补血的食物,如猪肝、菠菜、大豆等。有些青少年思想不稳定,负担过重,不注意劳逸结合,寝食偏废,会产生头昏目眩、神疲乏力、心烦易怒、记忆力减退、食欲不振等症状。辩证施补,可采用补益心脾、肝肾的方法,适当进行补益。

体虚之人不下重药

身体十分虚弱之人,要想一下子变得十分强壮,一口吃成胖子,往往事与愿违。中医讲"虚不受补"也是这个道理。体虚之人肠胃功能不佳,再用较重的滋补品,不但不能很好地消化吸收,反而会增加肠胃负担。一些温热药还会使人"上火",出现药重伤阴的情况。因此,体虚者调理用药宜轻,服药见效后,才可逐渐加大药量,且长期调养才能取得良好的效果。

第八章　员工健康管理发展展望

有规律的生活原是健康与长寿的秘诀。

——巴尔扎克

 学习目标

通过对本章的学习,需要了解员工健康管理在国内外的发展现状、问题及趋势,掌握中国员工健康管理的方案构想,认识员工健康管理的发展展望。

引例

世界卫生组织向中国政府颁发"社会健康治理杰出典范奖"①

2017 年是中国爱国卫生运动开展 65 周年。为了纪念爱国卫生运动,世界卫生组织 7 月 5 日在北京向中国政府颁发了"社会健康治理杰出典范奖"。"爱国卫生运动极大地提高了全民健康水平,创造了卫生与健康的'中国奇迹'。世界卫生组织授予中国政府'社会健康治理杰出典范奖',是对中国 65 年爱国卫生运动的支持和鼓励,也是一项莫大的荣誉。"7 月 5 日,国家卫计委主任、爱国卫生运动委员会副主任李斌在世界卫生组织向中国政府颁发爱国卫生运动奖励时如是表示。

"持续 65 年的爱国卫生运动有效地控制了鼠疫、霍乱等烈性传染

---

① http://www.rmzxb.com.cn/c/2017-07-06/1639553.shtml.

病的流行,消灭了天花、丝虫病等传染病,大幅降低了肠道传染病、寄生虫病和媒介传染病的发病率,基本上消除了克山病、大骨节病等重点地方病。"国家卫计委副主任王国强到会表示,人民群众的健康水平大幅提高,人均期望寿命从 1949 年的 35 岁提高到 2015 年的 76.3 岁,婴儿死亡率降至 2016 年的 7.5‰,孕产妇死亡率降至 2016 年的 19.9 / 10 万,达到中等发达国家水平,提前实现了联合国千年发展目标。

李斌在总结爱国卫生运动的经验时进一步表示,爱国卫生运动坚持了以人为本的卫生发展观,只有通过充分的健康教育和社会动员,使得人人认识到健康的重要性,真正树立"每个人是自己健康第一责任人"的意识,人人主动参与到环境改善、疾病预防和健康维护的活动中,才能从根本上提高全民健康水平,真正实现全民健康的共建共享。

李斌说,预防是最经济、最有效的健康策略,预防为主是爱国卫生运动的精髓。通过坚持不懈地开展环境整治、除"四害"、改水改厕、健康宣传教育等工作,从源头上控制了疾病的发生流行,使得广大群众不得病、少得病,节约了患病后的大量医疗支出,从而以较低的成本实现了较高的健康绩效。

调研显示,无论在中国国内,还是世界卫生组织,都把中国爱国卫生运动看作推进人群健康的典范性的尝试。与此同时,爱国卫生运动的理念也在变化。近年来,在"健康中国"框架下,积极推进健康城市建设,探索建立评价指标体系、推进"健康细胞"(如健康家庭、健康学校、健康单位)建设、推广全民健康管理,逐步形成了健康城市建设的"中国模式"。

2017 年 5 月,中国政府在杭州举行了爱国卫生运动 65 周年纪念座谈会。国务院副总理刘延东与会指出,随着经济社会的快速发展,社会结构和利益格局的深刻调整,爱国卫生工作面临一些新形势、新问题——从健康需求看,相当一部分群众的健康素养有待提升,不同程度地存在缺乏运动、吸烟酗酒、膳食不合理等现象,不良生活方式引发的疾病日益突出;从健康影响因素看,工业化、城镇化、人口老龄化进程加快,空气、土壤、水污染日益严重,人口过于密集导致的"城市病"逐渐凸显,我国面临传染病、慢性病等多重疾病威胁并存,自然、环境、社会等多种健康影响因素交织的复杂局面;从治理能力看,爱国卫生工作在法治化建设、工作方式方法、各领域协同施策和基层能力建设方面还存在一些短板,将健康融入所有政策的"大卫生""大健康"工作格局尚未形成。

2016 年 8 月,党中央、国务院召开了新世纪以来第一次全国卫生与健康大会,提出了"大健康"理念和新时期的卫生与健康工作方针,随后又发布了健康中国 2030 战略纲要。

2016 年,中国政府与世界卫生组织在上海共同举办了第九届全球健康促进大会,召开了国际健康城市市长论坛,发表了《健康城市上海共识》,为共同推进联合国 2030 可持续发展目标的实现,创造了国际合作的新平台。

无庸置疑,已经有 65 年历史的爱国卫生运动为这些新理念、新方针、新战略的实施,以及健康领域的国际合作搭建了平台。

许多现代企业都建立了较为全面的员工健康管理体系,员工的身体健康状况、情绪的好坏直接影响企业的生产效率;员工的脑力开发程度直接影响着员工在工作中的创新能力;员工的社会适应能力、心理健康关系到团队建设、和谐企业建设;员工的道德健康直接影响企业文化建设,所以说健康是企业的重要生产力,影响着企业的可持续发展。

第一节 员工健康管理的发展趋势

一、员工健康管理在中国的发展现状及问题

1. 员工健康管理在中国的发展

员工健康管理和人力资源观念的演变密切相关。在新时代的竞争环境下,企业的发展重心从劳动密集型转向技术密集型,人力资源的不可替代性、稀缺性也愈加重要,员工健康管理在企业发展过程中的作用更加凸显。加强对员工的健康管理,为员工提供全方位、多层次的服务,让员工的健康得到更充分的保障,不仅是维护企业发展、稳定增强企业绩效、增强企业凝聚力、加深企业文化建设的重要举措,更是企业对员工健康的投资,使之形成一种良性循环,确保企业人力资源的可持续发展。当这样的模式得到推广后,将以最少的成本,实现人们健康利益的最大化。研究表明,人群中最不健康的 1% 和患慢性病的 19% 的人口共用了 70% 的医疗卫生费用,最健康的 70% 的人口只用了 10% 的医疗

费用。① 基于这样的现实状况,许多公司将健康体检作为健康管理的主要手段,引导人们从"有病治病"到"无病查病",从源头关注员工的身体健康。

2. 国家层面对于健康管理的应对措施

国家确定了健康管理"战略前移"和"重心下移"的方针。战略前移是指从疾病发生的上游入手,即对疾病发生的危险因素实行有效的控制和管理,从以病人为中心转向以健康、亚健康人群的健康为中心。重心下移是指以社区卫生服务为平台来推进健康管理,使社区卫生服务机构由"诊疗中心"变为"健康管理中心",医院之间也由"竞争"变为"互补"。这样的做法既利于社区首诊制度的开展,又利于双向转诊制度的落实,为开展健康管理服务指明了方向。国家卫生部对健康管理给了了高度的重视,并将健康产业(非医疗性服务)的主题定为健康管理,连同保监会、劳动和社会保障部将健康管理明确为医疗保险风险控制的有效策略,卫生部职业技能鉴定指导中心已成立健康管理师国家职业专家委员会。此外,卫生部组织编写的《健康管理师》培训教材已经在 2007 年 1 月出版。中国医师学会、中华预防医学会、中华医学会也都设立了健康管理专门委员会。

3. 健康管理师在中国

健康管理师在中国已成为一种正式职业,国家赋予其专门的职业标准,使健康管理师制度化、规范化。2005 年 10 月 25 日,劳动和社会保障部正式发布第四批 11 种新职业,其中包括健康管理师。同年 11 月 29 日,劳动和社会保障部将健康管理师等两个职业纳入卫生行业特有国家职业。2006 年 2 月 28 日,卫生部职业技能鉴定指导中心成立健康管理师国家职业专家委员会,组织指导健康管理师职业技能培训与研究工作。2007 年 4 月 25 日,国家颁布健康管理师职业标准,卫生部决定其职业技能鉴定指导中心为健康管理师唯一国家鉴定考核机构,负责健康管理师的国家职业资格认证工作,这有力地推动了健康管理在中国的发展。

健康管理人才队伍的建设,包括健康管理师培训和健康管理的学历、学位教育,是健康管理学科和行业生存、发展的根本。国家 2005 年设立的健康管理师新职业,有力地推动了健康管理人才队伍的建设。健康管理师是从事健康监测、分析、评估以及健康咨询、指导和健康干预等工作的专业人员。健康管理师

---

① Ann Scheck Mcalearney, *Population Health Management*, Chicago: Health Administration Press, 2003.

是卫生行业特有的国家职业,必须具备一定的医学和公共卫生知识,并具有一定的观察、理解、表达、交流、协调和学习能力,以及信息获取、使用和管理的能力。

4. 员工健康管理存在的问题

国内的许多企业和团体组织已充分认识到员工健康对企业持续发展的重要性,并把健康体检、健康风险评估和健康干预作为企业人力资源管理的重要举措。团体员工商业医疗保险计划或者企业内部报销员工的医疗费制度、年度的健康体检、体育锻炼活动等,已经是目前国内大多数企业员工健康管理的主要手段。根据平安健康险公司发布的《企业员工健康状况及医疗福利报告(2015)》,重大疾病保险和意外伤害险已成为企业为员工提供的主要健康保险保障(调查提及率分别为 88.4％和 88.3％)。未来三年,企业计划首先为员工提供的健康保险保障项目依然是重大疾病保险(占调查总量的 33.9％),与此同时,住院医疗保险也将是企业考虑为员工提供的重要健康保障保险之一(占调查总量的 23.4％)。企业目前为员工提供的健康服务措施主要在健身运动领域,但在工作环境、健康防护、心理健康以及疾病预防等方面的健康服务力度还有待加强;未来三年,在健康管理服务方面企业计划首先为员工提供健康食物。但企业对提供专家咨询、心理咨询等措施的提及率依然较低,意识仍较为薄弱。[1]

大多数体检机构和受检者,主要关注的是体检中查出了什么病。至于该如何主动维护自身健康,尤其是对早期病变和亚健康状态如何进行健康干预,还缺乏科学的认识和正确的方法。概括起来说,我国员工健康管理主要存在以下几方面的问题。

(1) 市场需求迫切,但服务形式单一,手段落后。

(2) 健康管理理念先进,但学术理论与技术研究相对滞后。研究健康管理理论的队伍还没有形成,从事健康管理实践的人才相当匮乏。目前,我国还没有出现大家都能接受的全国性的健康管理部门或健康和生产力管理的专业协调组织,更没有形成一支有实力的理论和实践队伍。

(3) 政府逐步重视,但健康管理相关的法律法规、政策支持、市场管理还很不完善。

(4) 健康管理技术不够完善,服务不规范,市场管理混乱。中国健康管理行

---

① 平安健康险公司.企业员工健康状况及医疗福利报告(2015)[R].

业资源的整合以及市场中有关健康管理的规范已经是当务之急。

（5）健康管理从业人员的资质、准入、继续教育、再注册缺乏标准和规范。乱培训、培训乱的现象严重影响了健康管理专业人员的质量。

（6）我国在普及健康管理基本概念和知识方面的工作尚未到位，在健康管理、健康产业的内涵、外延、实际运作方面还存在着很多不够清晰的认识。

二、员工健康管理在国外的发展趋势

健康管理的思想源远流长。古希腊医学代表人物希波克拉底指出："能理解生命的人同样理解健康对人来说具有最高的价值。"古罗马医生盖仑认为："健康和疾病与人本身的意愿和行动能影响的六个因素有关，即空气、运动和休息、睡眠和觉醒、食物和饮料、满足和撤离、情绪性兴奋。"①

后工业化时代员工的效率是和员工的健康状况成反比的。训练有素的员工随着年龄的增长，工作经验的积累，其生产效率应该愈来愈高，但是，随着年龄的增长，健康状况会遵循自然规律不断下降。现代健康管理的理念和实践最初出现在美国，可以说，健康管理的出现是时代发展的需要。20世纪社会经济迅速发展，人们的生活水平不断提高，饮食结构和生活方式发生较大变化。饮食结构由以糖类食物为主食逐渐转变为以含有蛋白质、脂肪类的物质为主食；人们的工作方式由体力劳动为主逐渐转变为重脑力轻体力；而饮食过量或结构不合理、运动量不足则导致了人们慢性非传染性疾病的增加。另外，人口老龄化的日益加剧以及生存环境恶化直接导致了各国医疗需求的急速增加。科学技术革新和进步成为影响员工健康管理产生和发展的一个重要因素。管理健康而不仅仅治疗疾病成为一种全方位的对健康干预的管理体系。

与此同时，第二次世界大战后流行病学对健康风险做了大量研究，管理科学和行为医学的发展也为健康管理风险评估和控制的起步提供了理论与实践基础。20世纪末互联网的出现和信息产业的迅猛发展为健康管理提供了高效率的人群信息个性化管理平台。如今，人们了解了健康危险因素与疾病发生、发展规律的内在关系，研发了健康风险评估技术，创新了健康干预与健康促进手段。

以美国、芬兰和日本的发展为先例，我们可以大致归纳出三国员工健康管理的以下发展趋势。

（1）明确观念，即管理让健康升值，在这一理念的指导下贯彻实施员工健康

---

① 黄建始. 健康管理在中国：理论与实践[J]. 中华全科医师杂志，2007(1).

管理相关内容。对员工的健康投资，使企业得到利润的回报，变被动治疗为主动管理和预防，通过全面协调管理员工工作中的健康风险、慢性病、医疗需求、灾难性病伤和残疾，有效减少与健康相关的费用。

另外，通过开展健康促进和职业安全相关内容培训，健康和生产力管理能够促进士气，减少离岗，维护员工健康，提高工作效率进而达到增强企业竞争力的目的。

（2）促进员工健康管理法制化，使其实施有法可依。随着时代的发展，员工健康管理也更加法律化、制度化。借助于法律和制度推行健康管理是三国健康管理服务的重要特点。比如，日本有关法律规定，一般从业者，30岁以上的女性公民和40岁以上的男性公民每年可以免费享受一次健康检查保健服务，由从业者所在单位和公民所在的市、町、村政府负责组织实施。这样就从法律制度上确保了作为健康管理重要内容之一的健康体检工作有法可依、有章可循。

（3）员工健康管理更加专业化、科学化。员工健康管理组织和机构趋向完善，在人才市场的招聘职位中，健康管理师将成为职业招聘热门榜上的"黑马"。健康管理师就是发达国家常见的私人健康顾问，从事个体或群体健康的监测、分析、评估，提供健康咨询、危险因素预防等工作。在西方国家，从中央到地方都有实施健康管理的组织机构。不论大小医院，都设有健康管理部或者健康管理中心，都开设健康体检业务，具体实施当地的健康管理工作。另外，利用信息化时代的优势，加速发展全球医疗卫生行业信息化，通过IT应用的整合，打通医疗卫生机构组织内外部的信息孤岛，将极大地促进效率的提高，实现员工全生命周期的健康管理。

（4）着力增强员工的健康管理意识。员工在享有健康权利的同时，也应积极履行健康管理的义务。健康管理，不仅仅是一个医学和卫生经济问题，而且是一个健康权的问题。人人都应该享有该权利，人人都有义务让他人享有该权利。

西方的健康管理经过三十多年的发展，已自成体系，其在改善人们的健康状况、有效降低医疗开支等方面取得了显著的成效。很显然，健康管理的作用和价值远不只是降低医疗费用，延长人们的寿命，而是更好地提升生命的社会价值，促进全社会的进步与发展。

三、中国员工健康管理的方案构想

长期以来，肩负国家重任和企业发展使命的管理者多数奔波劳累，压力过大，身体长期处于亚健康状态。对于企业精英阶层，特别是核心技术人员、企业家、企业高管的个人价值,企业应该有一个新的认识,保护好这类人的身体健康,才能够保持企业核心竞争力并在未来的竞争中立于不败之地。"有器重,命铸之"的突击生产行为并不完全适合当今社会的发展趋势,以长远的眼光看问题,收获未来更大的价值,才是对待企业精英应该有的态度。

在这样的思路指导下,我国员工健康管理应从计划、执行、检查和落实四个方面分别进行完善(见图8.1)。

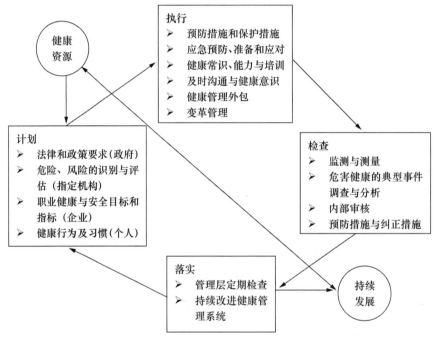

图 8.1　职业健康与安全管理系统模型

1. 计划

在管理实践中,计划是其他管理职能的前提和基础,并且还渗透到其他管理职能之中。列宁指出过:"任何计划都是尺度、准则、灯塔、路标。"它是管理过程的中心环节,因此,计划在管理活动中具有特殊重要的地位和作用。员工健康管理在计划环节要从以下四个方面完善。

(1)法律和政策要求。员工健康管理政策法规的制定和执行能为我国员工健康管理的发展提供良好的外部环境。完善的员工健康管理事业立法,是员工健康管理事业得以顺利实施与健康发展的依据和保证。至今,中国还没有一部关于健康管理的法律法规。因此,明确健康管理组织独立的法律地位显得尤为重要,从法律上统一规范健康管理事业的性质、组织形式和具体的运作程序,统一规范其职能和管理等,明确政府的职能、监督方式、范围及力度显得尤为紧迫。

(2)危险、风险的识别与评估。员工健康管理要从源头抓起,防患于未然。现代企业虽然会对员工进行定期体检,但是,作为预防性的风险评估往往落后于实际需求。企业聘请专业的员工健康风险评估机构对员工工作的内外部环境、软硬件进行风险评估,能够提升企业的健康预防机制。

(3)职业健康与安全目标和指标。职业健康安全目标与指标更多运用于职业病的防控,对于一般性的现代企业而言,公司职员大多数是从事脑力劳动的白领工作者。因此,在实现职业健康的安全目标方面,主要是对员工身心各方面进行动态化监测。

(4)健康行为及习惯。公司应鼓励个人编制自己的健康工作计划,督促员工对自己的身体健康进行自我管理。

2. 执　行

(1)预防措施和保护措施。有了员工健康管理计划,在执行过程中就应将预防和保护措施落实到位,以达到员工健康管理的目的。常见的员工健康管理的预防措施包括对员工的健康进行体检及实施监测等。

(2)应急预防、准备和应对。员工健康管理的应急预防主要体现在当员工出现突发性疾病时,应当采取积极正确的应对措施,使员工的身体伤害程度降低。

(3)健康常识、能力与培训。现代社会随着隐形慢性病的增多,以及工作压力的加大,一些突发性疾病已经成为许多智力型、技术性人才的重要威胁。企业印发一些常见突发性疾病的手册,对提高员工对于疾病的防范意识和急救基本常识大有裨益。

(4)及时沟通与健康意识。员工之间的沟通以及员工与上级之间的沟通是公司得以顺利运行的基础,使员工牢固树立健康意识与自我保护意识,当身体出现不适时,应立即就医,将潜在的危险降到最低。

(5)健康管理外包。健康管理在我国的发展还有待于进一步提升,在一些发达国家,一些大型企业往往通过服务外包的形式实现对企业员工健康的专业化管理,提高员工健康管理的有效度。

(6)变革管理。纵观企业的变革,尽管内容、时间、方式因企而异,但变革的过程却基本相同,包括预测、诊断、决策、计划、实施、评估六个环节。前三个环节是变革的决策阶段,后三个环节是实施阶段,变革处于不同阶段,变革管理具有不同的任务。企业员工健康的变革管理是员工健康管理体系建立、健全后的一项常态化运行机制。

3．检查

(1) 监测与测量。企业员工健康管理的监测与测量依赖于企业是否通过服务外包或者自我建立动态化、全面性的对于员工健康的监测系统。

(2) 危害健康的典型事件调查与分析。当企业中的员工普遍存在健康问题时,企业应当选择具有典型性身体健康问题的员工进行分析,改进员工的内外部工作环境,使得一些普遍存在的隐患对员工的身体伤害降到最低。

(3) 内部审核。企业员工健康管理的内部审核即企业对员工健康管理体系的自我审核,验证组织的健康管理体系是否持续地满足规定的要求并且正在运行。它为有效的健康管理评审和纠正、预防措施提供信息,以证实组织的员工健康管理体系是否运行有效,可作为组织自我合格声明的基础。

(4) 预防措施与纠正措施。当企业通过一系列的措施对员工健康管理进行监测及干预,发现企业内部存在着员工健康管理的不足,或者有安全隐患时,就需要企业进行及时的自我纠正。

4．落实

(1) 管理层定期检查。从管理层对员工健康管理的重视抓起,形成从管理层到公司个人对于健康管理的重视,管理层的定期检查应包括提前设定好的检查项目表等。

(2) 持续改进健康管理系统。持续改进是企业的永恒目标,对于企业员工的健康管理,持续改进的健康管理系统是保证管理服务满足员工需求的重要举措。

第二节 员工健康管理的发展展望

加强对健康管理与提升企业竞争力之间关系的认识,从各方面贯彻实施员工健康管理成为企业提升生产力的法宝。企业在员工身上的健康投入,不是浪费,而是投资。越来越多的企业领导人看到,企业需要的是智力、精力、体力都与企业相匹配的人才,除了考察员工的专业技能、综合素质外,健康因素也很重要,每每招录新人时,都会派专人带领新人进行体检。在内部选拔人才时,也会将个人的健康情况作为一项重要的考核指标。员工健康管理能提高企业劳动生产率,减少人才资源的流失,是一种激励员工的福利待遇和激励手段,而且可以减少企业医疗保健相关支出。将员工的身体健康列为企业发展的战略之一,才能使企业核心在未来的商业竞争中持续发挥最大价值。总的来说,员工健康管理将持续做到以下几点:

(1)员工健康管理将更加深入"以人为本"服务理念。

从企业文化的角度来看,员工健康管理实际上是"以人为本"的企业文化在人力资源管理领域的具体体现。其强调员工在企业发展中的主体地位,一切从人性和人的需求出发,尊重员工的选择,满足员工的多样化需求,给员工提供更大的发展舞台和更充分的发展条件,并努力实现人的价值的最大化。首先,企业要树立人性化的管理理念,营造尊重员工、重视员工的文化氛围,塑造"以人为本"的企业形象。其次,在具体的管理实践中,实行柔性管理和爱心管理,倾听员工需求,帮助员工进步,让员工参与决策等,使员工切实体验到受尊重的感觉,并找到归属感。离开企业文化谈员工健康管理,犹如无源之水、无本之木。现实生活中,不少企业表面上看来对员工健康状况很关心,以为为员工办理了医疗保险、定期对员工进行体检就是对员工健康进行了管理。实际上,如果没有树立以人为本的企业文化,没有真正重视员工在企业中的主体地位,就不算真正建立起了有效的员工健康管理制度。

(2)对员工的身心进行双重管理,更加注重人文关怀和情感服务。

员工健康管理的内涵十分丰富,它不仅包含了员工身体健康管理方面的内容,比如对员工进行全面的体检,建立健康档案,定期进行健康评估等,而且包含了对员工的心理健康进行必要的跟踪和辅导,比如设立心理咨询热线、设置心理辅导专员和员工互助小组等。随着生活节奏的加快,竞争压力的增加,员工心理问题已成为企业管理中的重要问题。对员工进行心理健康管理,其主要目的是消除高负荷的工作压力带来的负面影响,促进员工的心理健康水平,进而降低管理成本,提高企业绩效。从目前的情况来看,员工的身体健康容易引起重视,而心理健康往往被忽略。中国健康型组织及 EAP 协会进行的一项"中国企业员工职业心理健康管理调查"显示,99.13%的在职白领受压力、抑郁、职业倦怠等职场心理因素困扰,79.54%的职场人士意识到"职业心理健康"影响到工作。

(3)更加注重事前预防和控制而非事后弥补。

员工健康管理是一项对员工的健康状况进行跟踪、评估的过程,它的重点在于预防和控制,而不是事后弥补。目前,我国的员工健康管理大部分属于事后弥补型,即健康出了问题再想办法去解决。一个典型的例子就是对员工健康问题的关注过多地依赖于基本医疗保险,而医疗保险是一个低水平的事后的医疗支付体系,难以起到预防和控制的作用;定期的体检也是形式多于内容,很难真正发挥评估、诊断的作用。从这个角度来说,我国的员工健康管理还处于初级阶段。富士康事件很好地印证了这一点,由于没有建立一套系统的健康管理制度,缺乏良好的员工沟通渠道,员工的心理紧张和压抑在相当长的时间内得不到缓解,直到惨剧发生,富士康高层才开始认识到员工健康管理的重要性,采取了完善员工关爱中心、设立员工关爱热线等系列举措。

(4)健康管理专业人员就业市场更加广阔。

健康管理师的出现为我国健康服务产业提供了强有力的人力资源基础;健康管理师的服务弥补了单纯性的营养指导、运动辅导、心理咨询和医疗、康复、保健服务的不足。目前,健康管理师培训已风靡全国,健康管理师职业技能考核与鉴定工作已在许多省市劳动部门逐步展开。很多省市加强人力资源方面的投入,设置员工健康管理相关岗位,负责对员工健康进行管理和监督。如华为公司于2008年首次设立首席员工健康与安全官,以进一步完善员工保障与职业健康计划。除此以外,华为还专门成立了健康指导中心,规范员工餐饮、办公等健康标准和疾病预防工作,提供健康与心理咨询。一些世界500强企业也设立了亚太或中国地区健康顾问的职位,对公司员工的身体健康和心理健康进行管理和监督。

(5)员工健康管理得益于完善的企业激励、沟通机制。

通过完善企业的激励、沟通机制来解决员工的后顾之忧,扫清员工健康发展的障碍。关注员工个人发展,提供广阔的发展空间,完善职业晋升通道,给员工以动力和希望;提供有竞争力的薪酬和奖励制度,激励员工朝着积极、健康的方向迈进。同时,建立畅通的沟通渠道,让员工之间、上下级之间可以平等对话、互通信息、交流思想。积极举办各种形式的文化体育活动,舒缓员工的工作压力,增强员工之间的情感交流,提高团队凝聚力。

(6)对于员工健康管理最重要的是自我管理。

国家给出了有力的政策支持,企业设计出了完美的健康管理制度,如果个人不去执行,那么员工健康管理的意义也就不复存在。员工要提高自身的健康意识和维权意识,对自己的健康资源进行有效管理,积极配合企业建立的员工健康管理相关内容的实施,还可以组建有关的健康学术团体,配合国家和企业的各种有益于健康的活动,切实保证自身的身心健康。

(7)健康管理越来越以信息化技术为手段。

健康管理的基础或载体是建立在健康管理服务网络平台和信息化服务管

理平台之上的,前者是无微不至的健康管理服务提供者,后者是无所不晓的信息服务工具和监管手段,二者缺一不可。将先进的 IT 技术引入健康管理行业,以实现健康管理的数字化已成为一种必然趋势。目前,在医疗领域,"互联网+"已经逐步覆盖全医疗流程——健康管理环节出现了日常管理应用,诊前环节出现了在线问诊平台、在线预约挂号及在线导诊服务,诊疗中环节正在逐步实现远程问诊和诊疗结果的在线查询,诊后的慢病管理环节,已经出现医患在线平台、慢病管理应用、可穿戴硬件健康设备、健康保健 O2O 服务等。在药品领域,问药、购药、用药几个环节上则形成了由在线药品信息平台、医药电商和药品 O2O、医患平台和在线药事服务的医药服务闭环。

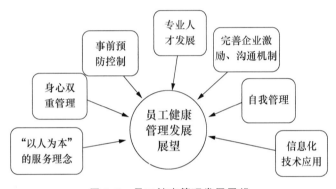

图 8.2 员工健康管理发展展望

专栏 8-1

国内比较有代表性的数字化健康管理软件[①]

知己健康管理:知己健康管理是以"能量平衡、有效运动、量化管理"为核心,以高科技产品能量监测仪和《生活方式疾病综合防治管理软件》为工具,对主要导致慢性疾病的健康危险因素进行量化评估,并为高危人群及慢性病患者提供饮食运动量化干预指导的一套健康管理服务模式。该模式在国家"十一五"科技支撑计划研究中被证明科学、有效、安全,在客户的广泛应用中被证明简单、实用,从而得到了卫生部门、医疗保险部门和业内专家的高度评价,已被

---

① 根据相关健康管理 APP 整理。

纳入卫生部颁布的《全国疾病预防控制机构工作规范》和《慢性非传染性疾病预防医学诊疗规范》中。

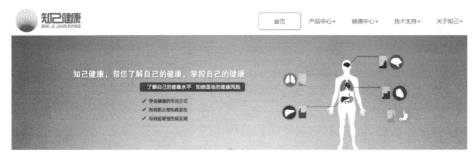

易康数字化健康管理:易康数字化健康管理平台是由北京易康盛世科技有限公司创建,数字健康网(www.ekangcn.com)是其门户网站。易康数字化健康服务平台的服务内容充实、完善,总体可分为健康教育系统、电子健康档案系统、健康风险评估系统以及健康干预和促进系统四大系统。

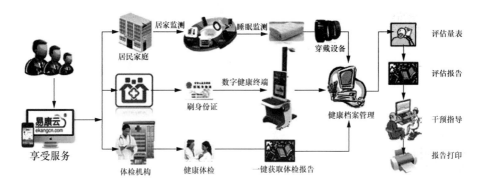

中新惠尔健康管理:中新惠尔健康风险管理技术由中新惠尔公司开发,主要包括惠尔健康风险评估系统(HRA)、惠尔健康管理平台技术(HMS),以及针对代谢性疾病风险预警与危险因素干预的方法、流程和工具。惠尔健康管理平台主要包括数字化健康档案、生活方式疾病风险评估、健康重点监测、健康管理处方(膳食处方、运动处方)、心理压力管理、健康知识管理、医生精细化指导、人群风险分组管理等八大系统。

随着人们健康意识以及户外运动频率的不断提升,运动 APP 迎来一次较大的变革,当下应用市场,运动类软件从之前的默默无闻已变成百家争鸣的场面。另外,随着手机应用的普及,越来越多功能齐全、使用方便的健康管理 APP 普遍使用,便利了个人对自身的健康管理,也有利于提高企业对员工健康管理的效率。

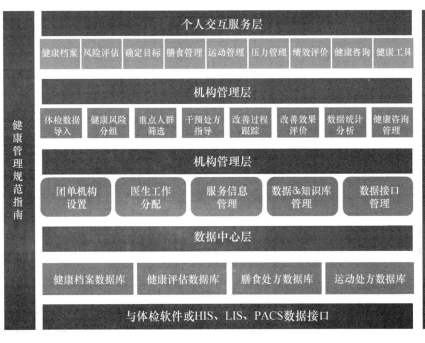

个人交互服务层

| 健康档案 | 风险评估 | 确定目标 | 膳食管理 | 运动管理 | 压力管理 | 绩效评价 | 健康咨询 | 健康工具 |

机构管理层

| 体检数据导入 | 健康风险分组 | 重点人群筛选 | 干预处方指导 | 改善过程跟踪 | 改善效果评价 | 数据统计分析 | 健康咨询管理 |

机构管理层

| 团单机构设置 | 医生工作分配 | 服务信息管理 | 数据&知识库管理 | 数据接口管理 |

数据中心层

| 健康档案数据库 | 健康评估数据库 | 膳食处方数据库 | 运动处方数据库 |

与体检软件或HIS、LIS、PACS数据接口

健康管理规范指南

信息安全体系

Runtastic PRo
跑步记录器专业版

咕咚运动+专业版

Nike+Running

乐疯跑

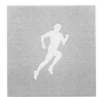

RunKeeper

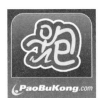

跑步控

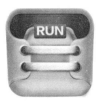

慢跑精灵

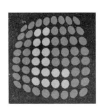

SportsTracker

产品名称	挂号	加号	药品电商	医生咨询	导诊	健康知识	其他功能
百度医生	√				√		无
好大夫在线		√		√		√	用药日记,疾病日记

（续表）

产品名称	挂号	加号	药品电商	医生咨询	导诊	健康知识	其他功能
阿里健康	✓	✓	✓	华康	✓		自测：眼科自测、中医脏腑辨识问题
微医（挂号网）	✓	✓		✓	✓	✓	诊后随访
丁香医生				用药咨询		✓	服药提醒，虚假药品曝光，附近药店
平安好医生		✓	✓	✓		✓	计步器，家庭医生，基因检测，体验
春雨医生		✓	好药师	✓	✓	✓	用户社区，健康数据，附近药店

本 章 小 结

现代企业大都建立了较为全面的关注员工健康的管理体系，健康是企业重要的生产力，影响着企业的可持续发展。健康管理的思想起源于西方，以美国、芬兰和日本的发展为先例，我们要学习其先进的管理经验，如明确观念，强化管理意识，把员工健康管理法制化、专业化、科学化；与此同时，基于我国的发展现状及存在的问题，从员工健康管理的计划、执行、检查和落实分别进行完善，建立适合我国国情的员工健康管理方案，提出我国员工健康管理的发展展望。

案例分析 >>>

全球五大最健康的城市[①]

从完善的医疗服务系统、健全的公共交通运输系统到不断增长的城市绿地，每一项都是衡量一个国家或城市健康与否的因素。英国有媒体评选出了全球五大最健康的国家或城市，它们一直致力于为本国或本市居民打造健康的生活环境。其中，花园城市新加坡位居榜首。

新加坡

新加坡是全球新生儿死亡率最低且人均寿命最长的国家之一，人均寿命

---

① http://sh.sina.com.cn/travel/destination/2015-03-27/1220140553.html.

83.04 岁,位居全球第四。此外,这里有全球最高效的医疗服务系统,超过 80% 的居民都在公共医保覆盖范围内。新加坡还是全球最干净的城市之一,有完善的法律惩戒一切破坏环境的行为。自 1970 年起,新加坡政府引进包括设立拥堵费在内的各种机制以杜绝出现交通拥堵现象,而其名为 SMRT 的公共交通运输系统每天要输送超过 200 万乘客。新加坡又被称为"花园城市",这里有几十个花园,山间小道环岛而建。为骑车族、跑步者及徒步者设立的"公园连接道路网络"长达 200 公里。

为了防止房地产泡沫,新加坡政府对于外籍人士的购房资质有严格的限制,要想在乌节路租一套两居室的房子,租金约为每月 5000~6000 新币(合人民币 2.5 万~3 万元)。

日本东京

东京被英国媒体评为全球第二健康城市,其人均寿命高达 84.19 岁。这里拥有全球最高效的交通运输系统,以此保证每日近 300 万人的乘坐。而这里的温室气体排放量几乎是全亚洲最低的。根据世界银行的数据,东京的二氧化碳排放量为人均 2.89 吨,北京和新加坡分别为 10.8 吨和 7.86 吨。尽管 2011 年发生了福岛核泄漏事件,但日本政府坚称其辐射量处于安全级别。自 1961 年,东京开始在全市范围内引入健康保障体系,大幅减少了儿童生病率及传染病发生率。

2013 年,东京的房地产价格达到历史最高点。所以,尽管这里不限购,大多数侨民还是选择租房。理想的租房地在东京港区和目黑区,一套三居室的租金约为每月 20 万~45 万日元(合人民币 1.2 万~2.7 万元)。

澳大利亚珀斯

珀斯曾入选经济学人集团评选的"全球十大最宜居城市"行列,它也是整个澳大利亚女性能生活的最健康城市。经济学人集团的测评基于五方面的指标:稳定性,医疗服务,教育,基础设施建设以及文化与环境。从 1998 年到 2009 年,珀斯的骑行人数增加了 450%,而且全市在很多车站设有临时寄存自行车点。这里温暖的气候和邻近印度洋海滩的便利条件让其居民有机会开展很多户外活动。该市政府健康办事处创建了公共开放空间工具,来帮助市民定位附近的公园和运动器械。

由于最近几年的矿业开发,该市房地产业正逐步繁荣。Peppermint Grove 作为西澳三大城区之一,一间两居室的租金为每周 665 澳元(合人民币 3853 元)。

丹麦哥本哈根

因其独有的单车文化以及过去十年大幅下降的二氧化碳排放量,哥本哈根位居很多全球健康城市榜单的榜首。该市政府致力于在 2025 年前,将哥本哈根打造成全球首个无碳首都。该市每天有一半人都会选择骑车出行,并且全市有约 200 公里的自行车道。

从 2009 年起,哥本哈根的房价开始稳定地增长。通常来说,一套老式公寓的年租金约为 6 万丹麦克朗(合人民币 6.9 万元),而一套刚建成的公寓,其年租金约为 10 万丹麦克朗(合人民币 11.6 万元)。

摩纳哥

摩纳哥国土面积约 2 平方公里,地处法国南部,全境北、西、东三面皆由法国包围。摩纳哥是全球人口密度最高的国家,并且有着 89.6 岁的全球最长人均寿命。阿尔贝二世亲王创立了一系列绿色环保措施,包括提倡当地政府部门使用电动智能汽车。摩纳哥被划分为四个城区——摩纳哥城区、摩奈盖提区、枫维叶区和蒙特卡洛区,其中摩纳哥城区和摩奈盖提区分别以古城堡和赌场而闻名。

传统的摩纳哥房屋与中国四合院极为相似,不同的是墙壁更高一些,临街的墙上没有窗户。而位于 Tour Odeon 公寓大厦顶层的超豪华公寓,以每平方米 7 万欧元(合人民币 60 万元)的价格成为全球最贵的公寓。

思考问题:

全球健康城市有哪些特征?它们对我国的健康城市建设有什么借鉴?

健康管理小贴士

健康年历①

一年四季不同时节,对人体有不同的影响。因此,在春夏秋冬不同时间段,在生活习惯、饮食方面都需要注意。

✍ 一月健康忠告

• 寒冬时节,心梗风险大增。中老年人以及冠心病高危人群一旦出现胸闷、心悸、心绞痛等症状,应及时呼叫"120"。

• 感冒后跑步发汗?等于玩命!容易引起急性心肌炎、心肺功能不全,甚至导致心源性猝死。

• 感冒后期或感冒后 1 个月内出现乏力、头晕、胸闷甚至气促、胸痛,要到

---

① http://www.wenkuxiazai.com/doc/c3afcd9b998fcc22bcd10dfb-2.html.

心内科检查,以排除病毒性心肌炎。

时令饮食:寒冬宜进补。常用补品有人参、黄芪、阿胶、枸杞、大枣等。适当吃些羊肉、牛肉、核桃、山药、栗子等,参芪炖羊肉、黑豆陈皮牛骨汤可补中益气。

✍ 二月健康忠告

• 冬春是膝关节炎多发的季节,寒冷刺激易使关节周围软组织水肿,应注意保暖,以减少发病。

• 站立和走路时膝关节的负重是人体正常体重的 1～2 倍,上下楼梯时是体重的 3～4 倍,下蹲时负重可达到体重的 8 倍。负重越大,对膝关节的磨损越严重。中老年人因而不宜爬山,打太极也不要过于下蹲。

• 长时间玩手机,手指在手机上"游离"的时候,手腕处于悬空状态,且手指长时间保持一个姿势,易诱发腱鞘炎。

时令饮食:乍暖还寒,饮食减咸酸、增辛辣,可选择芹菜、葱、香菜、花生、鸡肉、猪肉、鱼等搭配膳食。胡椒猪肚汤可驱寒暖胃,老桑枝煲老鸡有助祛风湿。

✍ 三月健康忠告

• 阳春三月,日夜温差大,哮喘病人容易旧病复发,注意保暖防寒,尽量避免接触花粉、螨虫、宠物毛等过敏源,枕头被褥要多洗晒。

• 春季引起过敏的花粉多是杨树、松树、杉树、桑树的花粉。过敏体质者必须注意天气,风大时尽可能少到树林、公园活动,以免因花粉引起过敏性疾病发作。

• 空气污染指数高时,尽量少到户外。出门最好戴上口罩保护口鼻,少吸入一些废气和 PM2.5。

时令饮食:本月雨水多,要健脾祛湿,多吃姜、葱、荞、淮山、鲫鱼等,木棉花绵茵陈煲鲫鱼、土茯苓炖草龟利于祛湿。多吃能升发阳气的韭菜、紫苏叶、薄荷等。

✍ 四月健康忠告

• 这个时节阴雨绵绵,湿气重。稍不注意,霉菌、滴虫、淋球菌等病原体便容易侵袭女性,引发各种妇科炎症。可利用干衣机、电熨斗等家用电器,尽可能保证内衣的干爽。

• 吃燕窝、雪蛤可青春常驻?别花那些冤枉钱,还不如把钱花在每年一次的健康体检上。

时令饮食:清明时节,要注意健脾益气,多吃枸杞叶、山药、西红柿、土豆、苋菜等食物。枸杞叶滚猪肝、荠菜韭菜滚牛三星有助护肝、醒胃。

五月健康忠告

• 体检是早期发现肿瘤的最有效方式。我们强调不同人群体检应有不同的侧重点,比如长期吸烟的男性,应重点检查胸部,低剂量 CT 可提高检出率。

• 与适龄生育的女性相比,单身女贵族更容易患上乳腺癌。另外,很多女性为了保持青春,经常服用含雌激素的补品,这也会增加患乳腺癌的风险。

• 结直肠癌早期可以没有任何不适表现,肠镜检查是早期发现问题的有效手段。40 岁以上,从未做过肠镜的人要做一次肠镜检查。

时令饮食:天气逐渐炎热,饮食宜增酸减苦,多吃赤小豆、薏米、绿豆、冬瓜、荸荠、西瓜、鲫鱼等。薏米煲老鸭、溪黄草赤小豆煲猪骨可清利湿热。

六月健康忠告

• 天气渐热,人易出汗,衣衫要勤洗勤换。起居调养要顺应自然界阳盛阴衰的变化,宜晚睡早起。适当地接受阳光照射(避开太阳直射,注意防暑),以顺应阳气的充盛,利于气血的运行,振奋精神。安排一定的午休时间,可助消除疲劳,有利于健康。

• 此时人体新陈代谢旺盛,氧耗量大,不宜进行过于剧烈的运动,锻炼的项目以散步、慢跑、太极拳、广播操为好,最好选择在清晨或傍晚天气较凉爽时进行,场地宜选择在庭院、公园等空气新鲜的地方,还可以到森林、海滨地区去度假。

时令饮食:进入夏至饮食宜清淡,多吃苦瓜、节瓜、黄瓜、冬瓜、西瓜、绿豆等,祛暑生津。粟米须蚌肉汤、节瓜眉豆章鱼煲猪骨有助清热祛湿。

七月健康忠告

• 夏日游泳要提防红眼病,尽量选择水质好、污染少的游泳场所游泳。游泳时佩戴泳镜,能有效地隔开水和眼睛的接触。游泳结束后滴几滴具有消炎作用的眼药水,减少感染病菌的几率。

• 手机和平板电脑屏幕上发出的蓝光会在不知不觉中损伤视网膜,要尽量减少使用时间。使用时将屏幕亮度调暗,屏幕越亮,蓝光越多。

• 要预防近视,走路、乘车或躺着时不要看书或玩游戏。用眼时间不能太长,使用电子产品,5 岁以下的小孩最好控制在 15 分钟左右,大一点的青少年每半小时就应适当休息。

时令饮食:酷暑开始,宜吃绿豆、百合、西瓜、赤小豆、薏米。海带绿豆冬瓜汤、苦瓜黄豆煲排骨有助清热解暑。夏日脾胃较弱,可多吃粥,以减轻肠胃负担。

✍ **八月健康忠告**

• "管住嘴、迈开腿"有助预防糖尿病；坚持适度锻炼，能够消耗热量，降低血糖，减轻体重。每天运动 30～45 分钟，无须剧烈运动，走路就行。

• 每年体检可早期发现糖尿病，尤其 40 岁以上、有糖尿病家族史、超重／肥胖等高危人群，都要做空腹和餐后血糖，必要时做葡萄糖耐量试验和测糖化血红蛋白。

• 夏天各种时令水果大量上市，血糖控制良好、病情稳定的糖尿病患者可选择含糖量低的水果，但量不宜多，同时相应减去正餐中主食的量。

时令饮食：暑气难消，秋老虎肆虐，多吃银耳、百合、莲子、蜂蜜等清润食物，以防秋燥。冬瓜荷叶猪骨汤可消暑祛湿，西瓜皮荷叶海蜇汤可清肺止咳。

✍ **九月健康忠告**

• 不少人因为工作太忙常常憋尿，殊不知憋尿过久容易导致膀胱压力升高，或者影响输尿管—膀胱抗反流机制，导致尿液反流，容易并发肾盂肾炎、肾功能损害。

• 很多人觉得中草药没有毒副作用，其实，不少中草药对肾脏是有毒性的，其中以马兜铃、斑蝥、雷公藤、钩吻、关木通、鱼胆、泽泻等肾毒性最大。

• 长期大量服用消炎止痛药也会引起肾脏间质的病变，形成"止痛剂性肾病"，最后甚至发展为肾衰。

时令饮食：菊黄蟹肥，过于贪吃会损害健康。多吃萝卜、荸荠、甘蔗、秋梨、葡萄等甘润、降肺气的蔬果。银耳莲子大枣汤、沙参莲藕排骨汤可清热润燥。

✍ **十月健康忠告**

• 在早晨起身前、晚间睡觉前，用拇指在鼻梁两侧上下摩擦 30 次，对鼻部健康大有裨益。

• 坚持每天用冷水洗脸、洗鼻子，借助这些冷刺激进行脱敏，可增强对冷空气的耐受力，减少过敏性鼻炎的发作。

时令饮食：秋燥凶猛，多吃萝卜、秋梨、百合、蜂蜜、淮山、泥鳅等，健脾润燥。苹果百合玉竹煲鲫鱼、鲜木瓜花生生鱼汤利于滋润脾肺。

✍ **十一月健康忠告**

• 当工作、生活遇到不顺心的事情，就可能诱发抑郁症。应做到精神安静，保护阳气，不过度消耗阴精；要保持良好的心态，多做一些自己喜欢的事情；遇到不愉快的事情，要及时排解，疾病就不会找来。

• 生活中做到早卧晚起，保证充足的睡眠，注意背部保暖，这样，有利于阳气潜藏，阴精蓄积，穿着也应注意保暖。

时令饮食：天气转冷，食用滋阴潜阳的膳食，如鸡、鸭、鱼类、芝麻、核桃、黑木耳等。潮州橄榄炖海螺、西洋菜南北杏炖鲜陈肾可滋阴润肺。

✍ 十二月健康忠告

- 气温骤降时，脑中风患者会大幅增加。一旦寒流袭来，高血压、高血脂等患者要注意保暖。

- 预防中风，应当避免发胖，不吸烟酗酒，少吃脂肪含量高的动物食品，饮食宜清淡，坚持运动，充足睡眠，心情平静。

- 有效控制血压，是高血压患者预防脑中风的关键，应按照医嘱定时服药，控制血压到目标值，即 140 / 90 mmHg 以下。糖尿病合并高血压患者要更低些，最好控制在 130 / 80 mmHg 以下。

时令饮食：适宜进补，可多吃羊肉、牛肉、鸡肉、鹌鹑、黄芪、党参、熟地、枸杞子、山药、板栗等。党参当归羊肉汤、萝卜煲牛腩等可补气补血。

附录 1　员工健康管理手册

"保持健康，这是对自己的义务，甚至也是对社会的义务"，富兰克林如是说。健康是智慧的条件；健康是愉快的标志；健康是人生第一财富；保持健康是做人的责任；没有了健康，幸福生活也就失去了保障。为普及健康知识，提升员工的健康意识，将健康管理具体化，让员工能够对自己的健康进行管理，本书特制作《员工健康管理手册》。希望每一位劳动者能从中有所收获，迈向健康人生。

目录

- 第一部分：工作与健康
- 第二部分：饮食与健康
- 第三部分：运动与健康
- 第四部分：心理健康
- 第五部分：常见传染病的预防
- 第六部分：急救小常识

第一部分：工作与健康

办公智能化的实现，为我们带来了很多的便捷，但与此同时，也导致了一些电脑综合症。

一、常见电脑综合征

1. "颈、肩、腰部疼痛"

✍ 元凶及致病原因：

长时间采用不正确坐姿，长时期保持同一个坐姿，肌肉无机会伸缩。

✍ 缓解方法：

电脑摆放的高度要适宜，将电脑屏幕中心位置安装在与操作者胸部同一水平线上。保持颈部直立，使头部获得支撑，两肩自然下垂，上臂贴近身体，手肘弯曲呈 90 度，操作键盘或鼠标时尽量使手腕保持水平姿势，手掌中线与前臂中线应保持一条线。下半身腰部挺直，膝盖自然弯曲呈 90 度，并维持双脚着地的坐姿。不要交叉双脚，以免影响血液循环。眼睛与显示器保持恰当的距离。眼睛与电脑显示器形成轻度向下注视荧光屏的角度，这样可以使眼部肌肉得到放松。选择符合人体工学设计的座椅，坐在上面遵循"三个直角"：电脑桌下膝盖处形成第一个直角，大腿和后背是第二个直角，手臂在肘关节处形成第三个直角。肩胛骨靠在椅背上，双肩放下，下巴不要靠近脖子。两眼平视电脑屏幕中央，座椅最好是有支撑性的椅背及扶手，并能调整高度。

使用电脑每隔一小时应休息 5～10 分钟，每两小时就得活动一下筋骨，或者每天做 15 分钟"有氧运动"。另外，每天步行 6 000 步也是有效的方法，提早下车步行或者走楼梯皆有益于身心。

长时间在办公桌前久坐容易造成脑部供氧不足，头脑晕沉，精力不济，注意力不集中，更有甚者会感到颈、肩、腰部疼痛。试试下面几招简单的有氧健身操：

（1）坐在椅子上，轻轻缩下巴，将双手手指交叉互握放在后脑勺上，手肘关节尽量往后拉，停 5 秒，放松；重复 5 次。

（2）坐在椅子上，双手往后交握于下背部，双手向后往上伸，使背部拱起，停 5 秒，放松；重复 5 次。

（3）坐在椅子上，身体向前弯，至双手手掌贴在脚背上，停 5 秒，放松；重复 5 次。

（4）坐在椅子上，左脚抬起到椅面高度，以双手抓住左脚踝，停5秒，放松；换成右脚抬起到椅面高度，以双手抓住右脚脚踝，停5秒，放松。重复5次。

（5）伸伸腰，站起来，双手轻扶腰的后方，身体向后仰至有拉到腹肌的感觉为止，停5秒，放松；重复5次。

（6）拉拉肩，站起来，双手手指互相交叉，双掌朝外向前推，手臂向前上方伸直，至肩胛肌肉有拉紧的感觉为止，停5秒，放松；重复5次。

2. 干眼症

✍ 元凶：

显示屏幕画面闪烁、散发热度造成环境干燥。

✍ 致病原因：

虽然肉眼无法看出来，但是事实上显示屏画面一直是在闪烁的。看显示屏时，我们往往会长时间地盯着某一个点，很少眨眼，因此眼周肌肉易疲劳，眼黏膜发干，眼睛发红、疼痛。同时，工作环境密闭，环境中湿度较低，计算机不断散热，在干燥的环境下，泪液层几秒钟就蒸发掉了，成为干眼症的重要诱因。

✍ 缓解方法：

合理调整显示器与眼睛的距离，位置可略低于双眼视线，使眼球暴露于空气的面积减少到最低；调整显示器的亮度至不使眼疲劳的程度；办公环境和屏幕的亮度尽量相同；要避免室内的光线直接照射在屏幕上而产生干扰光线。光源最好来自电脑使用者的左边，如戴眼镜，应给自己配一副带有反光膜的镜片；每天眨眼300次。20～40岁的正常人每分钟眨眼约20次，而在睁眼凝视变动快速的电脑屏幕时，眨眼次数会减少到每分钟4～5次，造成泪液分泌严重不足，从而出现眼睛干燥酸涩的症状。因此，特意眨眼对眼睛的保护非常有效。一般而言，每天特意眨眼300次比较合适，不仅有助于促进泪液分泌，缓解干燥酸涩的症状，而且可以清洁眼睛，并给眼睛小小的按摩，从而缓解眼睛疲劳。

另外，经常以热水、热毛巾或蒸气等熏浴双眼，可以促进眼部的血液循环，缓解眼睛的疲劳感。按压眼球法：闭着眼睛，用食指、中指、无名指的指端轻轻地按压眼球，也可以旋转轻揉。不可持续太久或用力揉压，20秒钟左右就停止。

多吃营养眼睛的食物。现代医学研究表明，维生素与眼疾的发生有着非常密切的关系。用眼过多者，需要更多的眼睛所需的维生素及矿物质。合理补充眼睛所需的营养素，对保护眼睛非常重要。所以，眼科专家建议，眼疲劳者要注意饮食和营养的平衡，平时多吃些粗粮、杂粮、红绿蔬菜、薯类、豆类、水果等含有维生素、蛋白质和纤维素的食物。眼睛过干、缺乏黏液滋润易产生眼睛疲劳的现象,维生素 A 或 β 胡萝卜素和黏液的供给有很大的相关性。维生素 B6、维生素 C 及锌的补充也可帮助解决眼睛干燥的问题。另外,黑豆、核桃、枸杞、桑葚等合理配用,也是治疗或防止眼睛干涩疲劳的食疗方。

3. 鼠标手

✍ 元凶:

长期使用鼠标。

✍ 致病原因:

由于每天重复在键盘上打字或移动鼠标,手腕关节长期、密集、反复和过度活动,导致周围神经损伤或受伤,从而造成手掌的感觉和运动发生障碍。表现为食指或中指疼痛、麻木和拇指肌肉无力。

✍ 缓解方法:

购买鼠标时,应选用弧度高、接触面宽的;使用鼠标时,配合使用"鼠标腕垫"垫在手腕处。使用鼠标时,应保持正确的姿势:手臂尽量不要悬空,以减轻手腕的压力;上臂和前臂的夹角呈 90 度左右;手腕保持自然直势,不要弯曲;靠臂力来移动鼠标而不要用腕力。不要过于用力敲打键盘及鼠标按键,用力适度为好。

此外可以尝试这些动作:

(1)用手表做辅助器械,按顺时针和逆时针转动手腕 25 次。

(2)吸足气用力握拳,用力吐气,同时急速依次伸开小指、无名指、中指、食指,左右手各 10 次。

(3)用一只手的食指和拇指揉捏另一手手指,从大拇指开始,每指各做 10 秒钟,平稳呼吸。

(4)双掌合十,前后运动摩擦至微热。每天 3 分钟,有助于血液循环,缓解手腕肌肉酸痛,防治腕关节骨质增生。

4. 记忆力减退

✍ 元凶:

脑功能减退。

✍ 致病原因:

对电脑的依赖过强,从而使自己的脑功能减弱。

✍ 缓解方法:

保持充足的睡眠,每日 8 小时的睡眠是必不可少的,而且要尽量保证睡眠质量,使大脑皮层的血液循环得到适时的调节。静想练习:每天留一定的时间静想生活中轻松美好的事情,放松情绪。不要过于依赖智能拼音输入法,平时能用手写的文字,尽量不要使用电脑输入。改变不健康的饮食结构,多使用健脑食品。

二、办公室健康隐患

1. 空气质量隐患

办公室里的办公桌、椅子、书柜等大都以人造板为主,而这些材料里都可能含有甲醛、甲苯等挥发性有机物等。这都会影响办公室内的空气质量。另外,大多数办公环境里人员集中,还有人在办公室内吸烟,并且空调的使用环境大多是密闭的,这就使室内存在空气质量差、氧气相对不足、二氧化碳超标等问题。目前多数写字楼用的都是中央空调,很多中央空调还需要靠通风管道来通风,管道里边阴暗潮湿,特别容易滋生细菌,时间长了还会有很多灰尘,这也会造成室内可吸入颗粒物的增多。

✍ 对策:

(1) 开窗,最好每天上班后的第一件事就是打开窗户。

(2) 自然通风,改善办公室的空气质量。

(3) 最好隔一段时间到空气流通处或户外活动活动。

(4) 提倡湿式清扫,就是拖地、擦拭桌面、窗台时要用湿布清洁。

(5) 一定要按照国家规定对中央空调进行清洗和维护。

(6) 适当在室内放些绿色植物。

2. 卫生隐患

电脑、复印机、打印机等现代办公设备,在给我们的工作带来极大便利的同时,也对我们的健康造成极大威胁。电器设备对健康最大的威胁就是产生臭氧,而臭氧会消耗空气中的氧气。如果通风不好,臭氧就会和人的肺争抢有限的氧气,使空气质量变差。在这场"争夺"中,人是处于劣势的,因此出现头晕、恶心等。

✍ 对策:

(1) 要保证办公环境内的新风量,稀释有害气体。

(2) 注意办公环境内的清洁卫生,及时清扫。

(3) 孕妇尽量远离电脑,或者使用液晶显示屏的电脑。

(4) 有条件的可以穿防辐射服。

三、合理摆放及正确使用电脑的姿势

尽量别让屏幕的背面朝着有人的方向,因为电脑辐射最强的是背面,其次是左右两侧,屏幕的正面反而辐射最弱。以能看清楚字为准,至少要有 50～70 厘米的距离,这样可以减少电磁辐射的伤害。调整好电脑显示器和座椅的相对高度。当人的视线与地心垂线的夹角为 115 度角左右时,人的颈部肌肉最放松。普通的写字台为人低头书写设计,电脑桌的高度不合适,长时间昂着头,颈椎会很快劳损。如果没有条件更换专门的电脑桌,可以将座椅垫高,直到颈部感觉放松为止。

正确使用电脑的姿势为抬头,大多时候双眼向前直视,电脑的上缘与眼齐,距离一臂之遥,腰要挺直,用椅子的靠背支撑背部,手和前臂要保持同一条线,打印文件应放在眼睛易看到的地方,身体的重心应落在座椅的后半部分,脚应该踩在地垫上。

第二部分:饮食与健康

一、上班族的"十大饮食杀手"

1. 不吃早餐

✍ 危害:

严重伤胃,使你无法精力充沛地工作,而且还容易显老。

2. 晚餐太丰盛

✍ 危害:

傍晚时血液中的胰岛素含量为一天中的高峰,胰岛素可使血糖转化成脂肪凝结在血管壁上或腹壁上。晚餐吃得太丰盛,久而久之,人便肥胖起来。同时,晚餐持续时间通常较长,还会破坏人体正常的生物钟,容易使人患上失眠症。

3. 嗜饮咖啡

✍ 危害:

(1) 降低受孕率。女性每天喝一杯咖啡,受孕率就有可能下降 50%。

(2) 容易罹患心脏病。咖啡中含有高浓度的咖啡因,可使心脏功能发生改变并可使血管中的胆固醇增高。

（3）降低工作效率。适量饮用咖啡有提神醒脑的作用，但过多饮用反而会降低工作能力和效率。每天喝咖啡超过 5 杯者，其理解能力会有所下降，将难以完成复杂的工作。

4. 酒精过量摄入

☒ 危害：

大量或经常饮酒，会使肝脏发生酒精中毒而导致发炎、肿大，影响生殖、泌尿系统。

5. 餐后吸烟

☒ 危害：

吃饭以后，胃肠蠕动加强，血液循环加快，这时人体吸收烟雾的能力进入"最佳状态"，烟中的有毒物质比平时更容易进入人体，从而更加重了对人体健康的损害程度。饭后吸一支烟，中毒量大于平时吸十支烟的总和。

6. 保温杯泡茶

☒ 危害：

破坏维生素，大量渗出鞣酸和茶碱。茶叶中含有大量的鞣酸、茶碱、茶香油和多种维生素，用 80 度左右的水冲泡比较适宜。如果用保温杯长时间把茶叶浸泡在高温的水中，就如同用微火煎煮一样，使茶叶中的维生素遭到破坏，茶香油大量挥发，鞣酸、茶碱大量渗出。这样不仅降低了茶叶的营养价值，没有了茶香，还使有害物质增多。

7. 宴席不离生食

☒ 危害：

三文鱼、象拔蚌、鲈鱼、乌鱼、蛇、龟、蟹等是办公室一族商务宴请时的首选。这些食物中存在寄生虫和致病菌的几率很高，再加上厨师们为了追求味道的鲜美，烹调往往不够充分，很容易病从口入。

8. 水果当主食

☒ 危害：

造成人体缺乏蛋白质等物质，营养失衡，甚至引发疾病。

9. 进食速度过快

☒ 危害：

加重肠胃负担，导致肥胖。

10. 饮水不足

✍ 危害：

由于工作时精神高度集中，很容易忘记喝水，造成体内水分补给不足。体内水分减少，血液浓缩及黏稠度增大，容易导致血栓形成，诱发脑血管及心血管疾病，还会影响肾脏代谢的功能。

二、健康的吃饭方式

（1）杂食：充分体现食物互补的原理，是获得各种营养的保证，可先从每天吃 10～15 种食物做起。

（2）慢食："一口饭嚼 30 次，一顿饭吃半个小时"有多重效应：健脑、减肥、美容、防癌。

（3）素食：原意为"基本吃素"，而不是一点荤也不吃，这也是人的消化系统结构所决定的进食类型。素食是防治文明病的核心措施。

（4）淡食：包括少盐、少油、少糖等内容。

（5）早食：三餐皆需早。早餐早食是一天的"智力开关"；晚餐早食可预防 10 余种疾病。

（6）冷食：吃温度过高的食物，对食道健康有害。低温可延寿，冷食还可增强消化道功能。

（7）鲜食：绝大多数食物均以新鲜为上，许多"活营养素"可得以保持。

（8）洁食："干净"包括无尘、无细菌病毒以及无污染物。

（9）生食：并非一切均生食，而是"适合生食的尽量生食"。

（10）定食：定时定量进食，久之形成动力定型，这是人体生物钟的要求。

（11）小食：21 世纪进餐制以日进五餐或六餐为宜，三顿正餐外的小餐（10 点、16 点及 20 点左右）称为小食，具多重功效。与平时所说的"零食"有别，后者无定量的概念，导致与正餐的矛盾。

三、合理膳食（两句话，十个字）

第一句话叫作一、二、三、四、五，第二句话叫作红、黄、绿、白、黑。

✍ "一二三四五"：

一：每天一袋牛奶（250 mL），有利于改善国人钙摄入量偏低的现象。

二：碳水化合物 250～350 g（相当于主食 6～8 两）。

三：每天进食三份高蛋白食品。一份高蛋白食品相当于：1 两瘦肉，2 两豆腐,1 个鸡蛋,25 g 黄豆,2 两鱼、虾、鸡、鸭。

四:有粗有细、不甜不咸、三四五顿(少食多餐)、七八分饱。

五:每日摄入 500 g 蔬菜及水果,对于预防高血压和肿瘤有重要作用。

✍ "红黄绿白黑":

红:每天少量饮入红酒(50～100 mL),食用 1～2 个西红柿。

黄:胡萝卜、红薯、南瓜。

绿:绿茶和绿色蔬菜。

白:燕麦粉或者燕麦片,燕麦对于糖尿病有治疗效果。

黑:黑木耳,预防血栓,降低血小板凝集,有降血脂和降血压的效果。

第三部分:运动与健康

一、如何制定"运动处方"

运动负荷俗称"运动量"。可参照以下几方面来衡量运动强度:

(1) 心率:健康状况正常的成年人,运动时比较适宜的心率是 180 减年龄数,持续 30 分钟左右,即可达到锻炼效果。若身体比较弱,则可用 170 减年龄数。

(2) 呼吸:呼吸以每分钟 24 次为宜。

(3) 自我感觉:运动中、后,如身体微微出汗,感觉精力充沛、精神焕发,有再运动一会儿的要求,说明运动量适度。

(4) 饮食和睡眠:适当运动后,可改善食欲和睡眠。

二、运动频率要科学

建议一周最好能运动 3 次,而且是隔日运动,这样不仅效果明显,而且不易产生疲劳。

三、运动效果在坚持

一般来说,至少要坚持锻炼 6 周以上,才能收到较持久的效果。若停止运动,运动能力则在 2 周内显著降低,12 周后恢复到运动前水平。因此,坚持最为重要。

四、简单易行的运动方式

(1) 步行:步行时抬头挺胸,手摆动的幅度要大,步伐跨度大,全身放松。脚跟先着地。每天运动一次,每次 30 分钟以上。

(2)慢跑:运动前应该做充分的准备活动,运动要循序渐进。跑步时脚掌先着地,过渡到全脚掌着地,应保持有节奏的呼吸。为扩大肺活量,应用腹部呼吸法(吸气时,腹部隆起;呼气时,腹部凹下)。运动量每天 20～40 分钟。

(3)跳绳:平稳、有节奏的呼吸,身体上部保持平衡,不要左右摆动,开始双脚同时跳,然后过渡到双脚交替跳。初练者每天 60～100 跳,分 2～3 次,间隔一分钟。正常锻炼时,每天 400～500 跳,分两次,间隔一分钟。

(4)游泳:水中的浮力使肥胖者不受体重的影响,减轻了在陆地上锻炼对下肢的负担;水中的散热比空气中高 20 倍,水中的阻力大,因此游泳运动消耗的能量比较大。人体在水中运动时,水流摩擦可以促进皮肤毛细血管的循环和人体表皮细胞的代谢,使皮肤光滑有弹性。运动量每天 30～45 分钟。

五、运动后的禁忌

(1)不要立即洗澡。运动时体内大量血液分布在四肢及体表,一旦运动停止,增加的血液量还要持续一段时间,此时如果马上洗澡,易导致血液过多地进入肌肉的皮肤,将使心脏和大脑供血不足。

(2)不要立即喝冷饮。运动后失水过多,往往口干舌燥、极想喝水,这时如果喝下大量的冷饮,容易引起胃肠痉挛、腹痛腹泻等疾病。

(3)不要立即蹲下休息。运动后马上蹲下休息,不利于下肢血液回流,影响血液循环,加重肌肉的疲劳。

(4)不要立即进食。运动时神经系统控制着肌肉活动,而管理人体内脏器官的神经系统处于抑制状态。同时全身的血液也处于运动器官处,内脏处较少,此时进食,会增加消化器官的负担。

六、运动疲劳消除法

1. 充足的睡眠

睡眠是大脑皮层抑制过程加深的结果,是正常的生理现象。睡眠时机体感觉减退,意识消失,全身肌肉处于放松状态。睡眠是消除疲劳、恢复体力的关键。因此,锻炼者要重视睡眠。青少年和成年运动员每天要保证 8～9 小时的睡眠,特别是在大运动量训练和比赛期间,睡眠时间应适当延长。

2. 科学的整理活动

剧烈运动后骤然停止,会影响氧的补充和静脉血回流,减少心血输出量,致使血压降低,造成暂时脑贫血,引起一系列不良反应,对机能的恢复、疲劳消除和肌肉酸痛的消除都不利。因此,在运动后应做适当的整理活动。做整理活动时量不宜大,动作尽量缓慢、放松,使身体逐渐恢复到安静状态,如进行慢跑、走或做放松操,同时进行深呼吸;也可随音乐进行放松跳动等。

3. 按摩

按摩是加速疲劳消除的有效手段之一。目前常用的按摩方法有机械按摩(按摩椅、带式按摩机、按摩床、滚动放松机和小型按摩器)、水力按摩、气压按摩以及人工按摩。通过按摩不但能促进大脑皮层兴奋与抑制的转换,使因疲劳引起的神经调节紊乱消失,而且还可以促进血液循环和淋巴循环,加强局部血液供应,促进代谢产物的排出,加速疲劳的消除。

按摩的部位,根据项目的特点和疲劳程度而定,一般将按摩的重点放在运动负荷最大的部位。采用人工按摩时,肌肉部位以揉捏为主,交替使用按压、抖动和扣打等手法;关节部位以揉为主,穿插使用按压、搓和运拉;按摩开始和结束时用推摩和擦摩的手法,按摩可在运动结束与整理活动一并使用,也可在运动结束,洗澡后或晚上临睡前进行。当运动员非常疲劳时,须休息 2～3 小时再按摩。

4. 温水浴

运动后进行温水浴,可刺激血管扩张,促进血液循环和新陈代谢,加速代谢产物的排出,改善神经、肌肉的营养,同时可使汗腺分泌增加,肌肉放松,达到加速消除疲劳的目的。温水浴的水温为 40 ℃±2 ℃,每次 10～15 分钟,勿超过 20 分钟。

5. 心理疗法

心理疗法主要是意念活动。运动后通过一定的套语暗示,可消除神经紧张、心理压抑,降低中枢神经系统的兴奋性,加速疲劳的消除和机能恢复。目前常用的有自我暗示和自我催眠。如:在全身自然舒适的状态下进行心理暗示——"我躺在一个舒适的地方,空气新鲜;我放松了,没劲了,眼皮发沉,颈部放松,腰背放松,大、小腿放松,全身放松"。在设计暗示语时,无须考虑语言修饰和语言的逻辑性。暗示放松时间为 10 分钟左右。

6. 药物疗法

为了尽快消除运动性疲劳,可适当使用一些药物。在排除兴奋剂的前提下,尽量使用维生素或天然提取的专用药物。这样能有效地调节人体生理机能,加速新陈代谢,补充能量;减少组织的耗氧量,改善循环,尤其是微循环,提高生物氧化过程,补充肌肉营养;调节中枢神经系统,扩张冠状动脉。目前常用的有维生素 B1、维生素 B12、维生素 C、维生素 E、黄芪、三七、人参、鹿茸、冬虫夏草和花粉等。

七、运动伤害的预防

(1)运动前要进行充足的准备活动(热身活动)。

(2)量力而为。避免过度使用,不做过分或超出能力的动作或姿势。

(3)保持心情的开朗、愉快。较能集中精神,对于运动情境的处理及反应能力较佳。

(4)选择良好的运动场地、设备及器材。选择安全的运动环境。适当地检视器材与设备,并予以检修。选择合适的衣着、运动鞋及保护性装备。

(5)对于曾经受伤的部位,以贴扎的方式保护,预防伤害发生。

(6)运动后的整理运动。

(7)倾听自己的身体。

八、运动伤害的紧急处理——RICE

运动伤害的 RICE 处理原则是指运动受伤时,应该尽快停止运动,立刻休息,并对受伤的部位进行冷敷,压迫及抬高受伤的部位。RICE 的主要目的,是减少患部出血、肿胀、疼痛,起到止痛松筋之效果,以利复健。

1. 休息(Rest)

当伤害发生时,应立即停止运动,经医生诊疗包扎后才可继续活动,千万勿逞强,以免伤害扩大。休息是最佳良药。让伤者安静休息。休息的目的,是减少因继续活动所引起的疼痛、出血、肿胀,避免伤势恶化。休息是为了走更远的路,受伤后勉强自己,继续运动,将使受伤进一步恶化。

2. 冰敷(Ice)

冰敷疗法,就是将制冷剂或冰块、冰水袋,直接覆盖于受伤部位。受伤后愈早冰敷愈好,勿隔着衣物或绷带冰敷,直接接触皮肤最好。冰敷时间以 15 分钟为原则,暂停 10 分钟再做一次。严重扭伤或肌肉裂伤时,可重复四次。

疼痛消失时,即停止冰敷。冰敷的目的,是避免肿胀及微血管继续出血,起到止痛松筋的效果。冷敷具麻醉止痛效果。冷对神经有刺激作用,可降低新陈代谢,防止发炎,但对于婴儿、老人,或全身性狼疮者,则应避免冰敷。对冷过敏者,或有心脏血管疾病者要特别小心,以免冰敷造成意外。

3．压迫(compression)

可预防患部出血、肿胀,减轻疼痛感。通常以贴布或弹性绷带包扎,略紧压迫即可。如过度紧绷会使血液循环不良,组织坏死。皮肤发紫时表示太紧;太松则会脱落,压迫效果失效。压迫固定的目的,是预防微血管继续出血或骨折移位。

4．抬高(Elevate)

将患者抬高或躺下,让受伤部位高于心脏,使血流速度减缓,降低流血量与肿胀程度,防止患部出血、肿胀红肿。

第四部分:心理健康

一、心理健康的"十条标准"

(1)具有充分的适应力。

(2)能充分地了解自己,并对自己的能力做出适度的评价。

(3)生活的目标切合实际。

(4)不脱离现实环境。

(5)能保持人格的完整与和谐。

(6)善于从经验中学习。

(7)能保持良好的人际关系。

(8)能适度地发泄情绪和控制情绪。

(9)在不违背集体利益的前提下,能有限度地发挥个性。

(10)在不违背社会规范的前提下,能恰当地满足个人的基本需求。

二、保持心理健康的"十一个方法"

(1)当苦恼时,找你所信任的,谈得来的,同时头脑也较冷静的知心朋友倾心交谈,将心中的忧闷及时发泄出来,以免积压成疾。

(2)遇到较大的刺激,或遭到挫折、失败而陷入自我烦闷状态时,最好暂时离开你所处的情境,转移一下注意力,以便恢复心理上的平静,将心灵上的创伤填平。

(3)当情感遭到激烈震荡时,宜将情感转移到其他活动上去,忘我地去干一件你喜欢干的事,如写字、打球等,从而将你心中的苦闷、烦恼、愤怒、忧愁、焦虑等情感转移、替换掉。

(4)对人谦让,自我表现要适度,有时要学会当配角和后台工作人员。

(5)多替别人着想,多做好事,可使你心安理得,心满意足。

(6)做一件事要善始善终。当面临很多难题时,宜从最容易解决的问题入手,逐个解决,以便信心十足地完成自己的任务。

(7)性格急躁的人不要做力不从心的事,并避免超乎常态的行为,以免紧张、焦躁、心理压力过大。

(8)对别人要宽宏大量,不强求别人一定都按你的想法去办事,能原谅别人的过错,给别人以改过的机会。保持人际关系的和谐。

(9)自己多动手,破除依赖心理,不要老是停留在观望阶段。

(10)制订一份既能使你愉快,又切实可行的休养身心的计划,给自己以盼头。

(11)还应培养多种兴趣爱好,以增加自己的情趣与活力,使生活充实,富有情趣。

三、培养愉快心情的十种方法

(1)多做跑步、转圈、疾走、游泳等体育活动。这些活动是化解不良情绪的行之有效的措施之一。

(2)晒太阳。著名精神病专家缪勒指出,阳光可改善抑郁病人的病情。

(3)吃香蕉。德国营养心理学家帕德尔教授发现,香蕉含有一种能帮助人脑产生五羟色氨的物质,它可减少不良激素的分泌,使人安静、快活。

(4)大声哭喊。找个僻静的所在,尽情地大声哭喊。日本心理专家研究发现,这种哭喊可使压抑心理得到尽情宣泄,同时,由不良情绪产生的毒素,也可"哭喊"出来。

(5)睡好觉。睡眠有助于克服恶劣情绪,稳心定神。一觉醒来,心情就会好多了。

(6)听音乐。音乐可使大脑产生一种镇静安神的物质,但要注意选择"对路"的音乐。

(7)赏花草。花草的颜色和气味,有调解人情绪的作用。

(8)观山水。青山绿水,莺歌燕舞,会将你置于美好的情境中,心情便会被"快活化"。

(9)打木偶。将木偶贴上让自己不顺心的事件名称,然后拼命击打。过后,人不再憋闷，心情自然就会好起来。

（10）洗淋浴。淋浴能使人产生一种安神的活性分子。心情不悦时，不妨洗洗淋浴，过后定会一身轻松。

四、职场减压攻略

1. 自检：坏心情持续两周以上需警惕

职场压力主要来自两个方面：环境因素和个人因素。许多外部环境因素会直接导致工作压力，如工作进度、工作速度、工作保障等。但是，没有两个人会对同一工作做出同样的反应，因为个人因素也会导致压力。

由于季节变迁，年底工作量的增加，一些人的心情也开始压抑起来。若此时压抑的心情得不到及时的解决，则会诱发抑郁等心理隐患。可以通过一些简单的方法判断自己的压力程度，如看心情不好状态的持续时间。一般来说，持续两周以上心情不好的则需要引起重视。专家建议缓解压力有效的方法就是宣泄。可以找关系好的朋友、家人聊天，向他们倾诉自己的问题；或是和朋友去娱乐，或是参加体育锻炼来转移自己的注意力。

2. 认识：正确认识你的压力场

压力看不到摸不着，却会经常影响我们的身心健康。因而我们首要的任务是正确认知压力，认识到压力的本质是什么，认识到压力的必然性与必要性。尤其是不仅要认识到它的消极面，还要认识到它的积极面。著名心理学家罗伯尔说得好："压力如同一把刀，它可以为我们所用，也可以把我们割伤。那要看你握住的是刀刃还是刀柄。"

除认知压力本身之外，我们还需要认识压力所处的环境和受压力的主体自我。我们正处于一个激烈竞争的现代社会，这是一个适者生存的世界。应该积极地去解决问题，认识环境、适应环境，同时合理地评估自己、接受自己。让自己站在合适的高度，积极地寻找压力的突破口，变压力为动力。

3. 调整：合理的宣泄压力

心理学家说：你眼中的世界是你想看到的世界；你做出的反应，不仅是外部因素的导引，也是内心欲望的驱使。所以，缓解压力需要合理调节心灵，平衡外部环境和内部心态。专家介绍，合理泄压是调整压力情绪的有效方法。这里仅简要介绍常用的几种泄压法。

（1）往外的宣泄。

往外投射是指把自己的动机、想法、态度和欲望投射到别人或外界的事物上的一种方式,因投射出去的往往是被自己压下去的东西。如当一个人很悲哀的时候,看到花朵上有水珠,就会觉得花也在掉眼泪——"感时花溅泪",把自己压在内心的悲哀通过花宣泄出来;有人看电影或小说时,会情不自禁地因故事中的某些情节而伤感、甚至流泪,实际上也是一种投射的宣泄。

（2）同化的宣泄。

同化是一种深层次的模仿,当失去一些重要的情感时,用在内心里和别人同化的方法,缓解内心的痛苦,来达到心理的平衡。

如某些男青年在失恋时,有时会模仿其恋人的某些动作、语气、语调、步态等,让人觉他有些反常。可能连他自己都不知道,这能缓解他内心的痛苦,所以才无意识地表达出来。因为通过模仿,通过和其恋人同化,使他觉得,"虽然失去了她,但她的某些特点,我还能拥有,这样就表明我还没有完全失去她,我还拥有她的一部分"。于是失恋也就打了折扣,其所产生的痛苦也就能缓解一些。

（3）想象的宣泄。

想象是万能的,不管你在日常生活遇到什么样的事情,只要你一闭上眼睛,最困难的事也能解决,最难的愿望也能实现,如你想要栋别墅,闭上眼睛一想,就会眼前浮现出一栋你想要的别墅,并且可以归你所有。真正能够做到"心想事成"的只有想象。虽然想象是一种"精神胜利法",是一种"阿Q精神",但它确实能使你暂时地轻松、愉快一下,这就能起到宣泄的作用。当然像阿Q那样整天沉浸在想象中而脱离现实是心理不健康的表现。但暂时地"过一把瘾"却是调节心理,疏导压力的好方法。

（4）退化的宣泄。

随着一个人的长大,我们不断地学会了宣泄的技巧,学会了很多应付的手段。但当遇到很棘手的事,你所学会的应付和宣泄的手段都使不上时,就会不知不觉地退化到小时候的宣泄和应付的方法——哭。当你哭出来的时候,你就会把内心的压力一块给哭出来,所以当你哭完时,就会有一种轻松感。只有情不自禁地流出来的眼泪才能达到宣泄的目的。

五、美国心理学会推荐的 11 道心灵鸡汤

（1）不要对自己过分苛求。有些人做事要求十全十美,对自己要求近乎吹毛求疵,往往因为小小的瑕疵而自责,结果受害者还是自己。为了避免挫折感,应该把目标和要求定在自己能力范围之内,懂得欣赏自己已有的成就,自然会心情舒畅了。

（2）对他人期望不要过高。很多人把希望寄托在他人身上,若对方达不到自己的要求,便会大感失望。其实每个人都有他的思想、优点和缺点,何必要求别人迎合自己的要求呢?

（3）疏导自己的愤怒情绪。当我们勃然大怒时,会做出很多错事或失态的事。与其事后后悔,不如事前加以自制。把愤怒转移至另一方面,如打球和唱歌之上,练就一种阿 Q 精神。

（4）偶然亦要克服。一个做大事的人处事是从大处看,只有一些无见识的人才会向小处钻的,因此只要大前提不受影响,在小处有时亦无须过分坚持,以减少自己的烦恼。

（5）暂时逃避。在生活受到挫折时,应该暂时将烦恼放下,去做你喜欢做的事,如运动、睡眠和看书等。等到心境平衡时,再重新面对自己的难题。

（6）找人倾诉烦恼。把所有的抑郁埋藏在心底,只会令自己郁郁寡欢。如果把内心的烦恼告诉给你的知心好友或师长,心情会顿感舒畅。

（7）为别人做点事。助人为快乐之本,帮助别人不但使自己忘却烦恼,而且可以确定自己的存在价值,更可以获得珍贵的友谊。何乐而不为呢?

（8）在一时间段内只做一件事。美国心理辅导专家乔奇博士发现,导致忧思、精神崩溃等疾病的主要原因是患者面对很多急需处理的事情,精神压力太大。要减少自己的精神负担,不应同时进行一件以上的事情,以免心力俱疲。

（9）不要处处与人竞争。有些人心理不平衡,完全是因为他们太爱竞争,使自己经常处于紧张状态。其实人之相处,应该以和为贵。

（10）对人表示善意。我们经常被人排斥是因为人家对我们有戒心。如果在适当的时候表现自己的善意,多交朋友,少树敌人,心境自然会变得平静。

（11）娱乐。这是消除心理压力的最好方法。

第五部分:常见传染病的预防

一、病毒性肝炎的预防

1. 种类
甲肝、乙肝、丙肝、丁肝、戊肝等。

2. 主要表现
急性肝炎:起病急,畏寒、发热、全身乏力、厌油、恶心、呕吐、皮肤巩膜黄染;慢性肝炎:疲乏、厌食、恶心、呕吐、腹胀、腹泻、肝区不适等。

3. 传播途径

(1) 甲肝、戊肝：主要通过肠道传播，即进食被病毒污染的食品或水而感染生病。

(2) 乙肝、丙肝、丁肝：主要经血液传播，可通过输血、不安全注射、血透等途径传播，亦可经由母亲传给新生儿。

4. 预防方法

(1) 接种甲、乙肝疫苗可有效预防甲、乙肝。

(2) 养成良好的卫生习惯，饭前便后洗手。不吃生冷、变质食物，生食、熟食要分开存放，剩饭菜要热透（尤其是热天）。不随便到不卫生的摊点、饮食店就餐，防止病从口入。

(3) 使用一次性注射器时，不与他人共用针头（包括针灸）；尽量避免输血和使用血液制品；患乙肝或携带乙肝病毒的妇女分娩时，应加强对婴儿的防护，避免传给孩子，新生儿生下 24 小时内注射乙肝高效价免疫球蛋白；不接触病人的血液及被血液污染的物品；不与病人共用食具、洗刷用具、剃须刀等。

二、肠道传染病的预防

1. 肠道传染病的种类

常见的主要有伤寒、副伤寒、细菌性痢疾、霍乱、甲型肺炎、细菌性食物中毒等。肠道传染病病人的病原体从病人和病原携带者的粪便、呕吐物中排出，污染了周围环境，再通过水、食物、手、苍蝇、蟑螂等媒介经口腔进入胃肠道，在人体内繁殖、产生毒素引起发病，并继续排出病原体再传染给其他健康人。

2. 肠道传染病的传播途径

(1) 经水传播。由于生活饮水源被肠道传染病人和病原携带者的粪便、呕吐物排入水中或洗涤病人的衣裤、器具、手等造成了水源污染，可引起霍乱、伤寒、细菌性痢疾的暴发流行。

(2) 经食物传播。在食品的加工、储存、制作、运输和销售等过程中被肠道传染病的病原体污染，可造成局部的流行和暴发流行。

(3) 接触传播。通过握手、使用或接触过病人的衣物、文具、门具、门把手、人民币等造成病原体传播。

(4) 昆虫传播。有些肠道传染病的病原体可在人体内存活一段时间，通过到处活动的苍蝇、蟑螂等昆虫进行传播。

3. 预防措施

预防肠道传染病的关键是把好"病从口入"这一关,要注意饮食和饮水卫生,养成良好的卫生习惯,做好预防工作。

(1) 积极开展爱国卫生运动,加强对粪便、垃圾和污水的卫生管理,发动群众灭蝇、灭蟑螂。

(2) 注意饮食卫生。不吃腐烂变质食物,生吃蔬菜、瓜果一定要洗烫,剩饭、剩菜要煮后再吃,食具要经常消毒。饮食服务行业、食品加工销售单位和集体食堂,要认真执行食品卫生法。

(3) 搞好饮水卫生。不喝生水,喝开水。保护好水源,严防污染。饮水用具要定期消毒,保证饮水卫生。

(4) 讲究个人卫生。养成饭前、便后洗手的习惯。常剪指甲,勤换衣服。食堂、饮食业工作人员更要讲究个人卫生,定期体格检查,发现有传染病,应及时调离工作岗位。

三、呼吸道传染病的预防

1. 传染性非典型肺炎

(1) 主要表现:起病急,以发热为首发症状,体温一般超过 38 ℃,可伴有畏寒、关节酸痛、肌肉酸痛、乏力、腹泻;一般无鼻塞、流涕,可有咳嗽,多为干咳,少痰;可有胸闷,严重者出现呼吸加速或呼吸困难。

(2) 传播途径:主要与病人近距离接触而传播,亦可经接触病人的痰、气管分泌物、粪便或被其污染的物品传播。

(3) 预防方法:生活、工作场所保持通风;注意个人卫生,勤洗手(用肥皂、洗手液、流水洗);不与患者或疑似患者接触。

2. 流行性脑膜炎

(1) 主要表现:起病急,高热,剧烈头痛,呕吐,皮肤黏膜出现瘀点瘀斑。少数严重患者可出现休克、昏迷甚至死亡。

(2) 传播途径:主要通过咳嗽、喷嚏等经飞沫直接从空气传播。

(3) 预防方法:接种流脑疫苗;搞好环境卫生,保持室内通风,尽量避免到人多拥挤的公共场所,不与病人接触。

3. 流行性感冒

(1) 主要表现:起病急,畏寒发热,头痛,全身乏力、酸痛;体质较弱的患者如老人、儿童可出现肺炎,剧烈咳嗽,呼吸急促。

（2）传播途径：主要经飞沫传播。

（3）预防方法：搞好环境卫生，保持室内通风，尽量避免到人多拥挤的公共场所，不与病人接触；养成良好的个人卫生习惯，勤洗手；加强锻炼；在每天洗脸时，用冷水刺激鼻部，可以提高抵抗力，增加对寒冷的适应能力；接种流感疫苗。

4. 麻疹

（1）主要表现：发热，全身不适，食欲减退，咳嗽，打喷嚏，流涕，眼结膜充血、畏光、流泪、口腔黏膜出斑，皮肤出疹等。

（2）传播途径：主要通过飞沫直接传播。

（3）预防方法：接种麻疹疫苗；搞好环境卫生，保持室内通风，尽量避免到人多拥挤的公共场所，不与病人接触。

第六部分：急救小常识

一、眼睛里不慎进了沙子

眼睛是最娇嫩的器官，容不得任何异物。如不及时清除异物，眨眼时会感到疼痛，还会引起炎症、溃烂甚至失明。异物入眼时，最忌讳使劲揉眼睛，或用干的纸巾或毛巾擦拭眼睛。正确的做法是睁开眼睛，让同伴帮忙翻开眼皮，仔细检查眼白（球结膜）、下眼睑和角膜。如异物在眼皮或眼白部位，可用纸巾蘸少许纯水轻轻擦去异物（在家时，最好用棉签蘸少许抗生素类眼药水擦去异物）；如异物在上眼睑内、角膜处，或嵌入较深，则必须及时到医院处理。

二、鱼骨卡喉

鱼骨卡喉后，应立即停止进食，张大嘴发"啊"的声音，让家属借助光线或手电筒，看清鱼骨所在部位，再用镊子夹出。若未发现鱼骨，则鱼骨可能卡在更深的喉咽部，应去医院就诊。鱼骨取出后，在短时间内仍然会有咽喉部异物感，这是局部黏膜擦伤的缘故，不必介意。不少人喜欢采用吞咽大的干饭团的方法来对付鱼骨卡喉，该方法对小的鱼骨可能有效，但对稍大一些的鱼骨则无效，有时反而会因挤压而刺得更深。还有些人认为，一旦鱼骨卡喉，可少量多次吞服食用醋，使鱼骨溶解。其实，食醋在咽喉部停留的时间很短，根本不可能溶解鱼骨。

三、小飞虫钻进了耳道

小飞虫突然钻进耳道后，千万不要用手指或其他东西去掏它，以免小飞虫越钻越深；万一钻破鼓膜，可引起听力下降。正确的做法是，到黑暗的地方，用手电光照着耳道，利用昆虫的趋光性，用光引出飞虫。也可以在耳道内滴几滴烹调油，使飞虫的翅膀浸湿而无法张开，再用耳勺将虫掏出耳道。若上述方法不奏效，应立即去医院就诊。

四、吃东西被噎

如果患者还能讲话或咳嗽，表明气道没有被完全阻塞，尽量让他自己咳出较好；如果患者意识清醒，但无法自己咳出噎住的食物，可用海姆利克操作法，即顺着患者的上腹部向上迅速施压，靠产生的冲击气流将食物挤出气道；如果患者已呼之不应，应立刻扒开他的嘴，用食指贴着其口角一侧，伸入到口腔深部向外做钩扫动作，直至清除食物为止。若以上尝试均不奏效，应立即送医院急诊。

五、鼻出血

鼻出血时仰头，非但止不住鼻血，反而会导致鼻血被吸入口腔和呼吸道。正确的做法是用手指捏住两侧鼻翼 4～8 分钟，或用浸了冰水的棉球填塞鼻腔压迫止血。如果这些方法仍不能止血，应立即去医院就诊。

六、醉酒

轻度醉酒者，可以让其喝浓茶利尿，加速酒精的排泄。严重醉酒者，可让其喝醋，并用手指压迫其舌根催吐，以减少酒精的吸收。若上述处理效果不明显，应送医院处理。

七、中暑

轻中度中暑者，应将其迅速转移到阴凉通风处静卧休息，脱掉或解开衣服，用冷毛巾擦身，以迅速降低体温。可让中暑者喝一些凉盐水、清凉含盐饮料。若患者出现神志不清、抽搐，应立即送医院。

八、晒伤

夏天外出时，应做好防护工作，比如搽防晒霜、撑遮阳伞等。当皮肤被烈日晒红并出现红肿、疼痛时,可用冷毛巾敷于患处,并适当涂一些滋润霜。若皮肤上已有水疱,千万不要挑破,应请医生处理,以免继发感染。

九、蜂蜇伤

外出郊游一旦被蜜蜂蜇伤,应小心地将残留的毒刺拔出,轻轻挤捏伤口,挤出毒液,涂一点氨水或苏打水。若是被黄蜂蜇伤,应涂醋酸水,以中和毒液。局部冷敷可减轻肿痛。若出现恶心、头晕等异常反应,应立即去医院就诊。

十、游泳时小腿抽筋

在水中发生小腿抽筋时,应立即上岸,伸直腿坐下,用手抓住大足趾向后拉,并按摩小腿肌肉。若不能立即上岸,应保持冷静,屏住气,在水中做上述动作。

十一、不慎咬碎体温表并吞服了水银

体温表内的水银不慎被吞服后,汞会与体内含巯基的酶和蛋白质结合,影响其活性,导致重金属中毒。尽管体温表内的汞含量不多,但服用后也会引起口腔炎、急性胃肠炎,表现为口腔糜烂、溃疡、腹痛、恶心、呕吐、腹泻等。漱口后喝点蛋清或牛奶,不仅能清除口腔中的残留汞,还能使蛋清或牛奶中的蛋白质与吞服的汞结合,起到保护胃黏膜、减少汞吸收的作用。

十二、外伤出血

(1) 较小或较表浅的伤口,应先用冷开水或洁净的自来水冲洗,但不要去除已凝结的血块。

(2) 伤口处有玻璃片、小刀等异物插入时,千万不要去触动、压迫和拔出,可将两侧创缘挤拢,用消毒纱布、绷带包扎后,立即去医院处理。

(3) 碰撞、击打的损伤,有皮下出血、肿痛时,可在伤处覆盖消毒纱布或干净毛巾,用冰袋冷敷半小时,再加压包扎,以减轻疼痛和肿胀。伤势严重者,应去医院处理。

(4) 若伤口有出血,可用干净毛巾或消毒纱布覆盖伤处,压迫 10~20 分钟止血,然后用绷带加压包扎,以不再出血为度,视情况去医院处理。

十三、刀割伤

(1) 如伤口不大,出血不多,伤口也较干净,伤指仍能作伸屈活动,可用医用

碘消毒伤口及其周围皮肤,待干后,再用消毒纱布或创可贴覆盖包扎伤口。若伤口大而深,应压迫止血,同时立即去医院治疗。

(2)如果手指不幸被切断,应立即将伤指上举,然后用干净的纱布直接加压包扎伤口止血。若血仍外流不止,也可在指根处紧缠止血带(可用一般的清洁绳代替)止血,并将断指用无菌布料包好,放入干净的塑料袋中。除非断指污染特别严重,一般不要自己冲洗,也不要用任何液体浸泡断指,立即去医院救治。

十四、烫伤

一旦发生烫伤,应立即用冷水冲洗或冷敷烫伤部位,持续 15 分钟左右,以缓解疼痛,减轻烫伤程度。不要擅自在伤口处涂药,更不能用涂酱油、植物油等土办法处理伤口。若烫伤处有水疱,不要挑破,可用干净纱布覆盖,去医院处理。

十五、骨折

确定有骨折后,一定要对伤肢(指)作固定再送医院,否则骨折断端异常活动,会加重损伤。可因地制宜用木板、木棍、树枝、竹竿、杂志等作为固定用的临时夹板。若无上述材料,可将上肢固定在躯干上,下肢固定在对侧的健肢上。

十六、气胸

有些人,特别是老年慢阻肺患者,在用力咳嗽、剧烈运动或大笑后,会发生气胸,出现胸痛,深吸气时加剧,并放射到肩背部;严重时,还会出现呼吸困难、血压下降等紧急情况。遇到这种情况,禁忌拍背和搬动患者,以免加重气胸。应让患者取半卧位,如家中备有氧气,应立即吸氧,同时叫救护车。

十七、癫痫发作

在救护车到来之前,可让患者的头侧向一边,以防止呕吐物窒息。随后,找一把金属调羹或牙刷等不易咬碎的东西塞进他的上下牙之间,防止舌咬伤。对于成年人,最好在硬东西上裹一层毛巾或手帕,以免咬掉牙齿。

十八、猫狗咬伤

些人被动物抓咬后,身上只留有牙印或爪痕,认为没伤口就不必处理,这种做法其实是很危险的。因为牙印或爪痕可能造成肉眼看不到的皮肤损伤,狂犬病病毒也有可能从伤口侵入。

注射疫苗应及早、足量。患者必须于咬伤当天,咬伤后第 3 天、第 7 天、第 14 天、第 30 天各肌肉注射一支疫苗。一定要注射在上臂三角肌或大腿内侧,不能注射在臀部,以免影响疫苗效果。全程注射完毕 10 日后,应抽取静脉血作抗体检测。如果抗体滴度达到或超过 3 单位/毫升的标准,即代表获得了免疫效果;如低于标准,应适当增加接种针数,以确保达到防病效果。

十九、误服灭鼠药

灭鼠药毒性成分不同,误服后的临床表现各异,如胃部不适、呕吐、腹泻、抽搐等,严重的可出现昏迷。喝水稀释、催吐等方法皆难奏效,送医院急诊洗胃或对症处理才是上策。

二十、踝扭伤

踝关节扭伤后,不要继续行走,也不要揉搓、转动受伤关节,以免进一步加重损伤。应立即用冷毛巾或冰块敷患处,有利消肿、止痛、缓解肌肉痉挛。24 小时后方可改为热敷。如果怀疑有内出血,最好用弹性绷带加压包扎,但不要过紧,以免妨碍包扎部位以下的血液循环。如果怀疑有骨折,最好用夹板或就近找木棍固定受伤的踝关节,并尽快去医院就诊。

二十一、呼吸停止(人工呼吸)

首先,让伤病员仰卧,将其头后仰,确保呼吸道畅通。若其口内有血块、呕吐物、假牙等异物,应尽快取出。随后做人工呼吸:抢救者先深吸一口气,然后捏住患者的鼻子,口对口像吹气球样为其送气,注意不要漏气。每隔 5 秒吹一次气,反复进行。遇到嘴张不开或口腔有严重外伤者时,可从其鼻孔送气做人工呼吸。

二十二、心跳停止(胸外按压)

先让患者躺在硬板床或平整的地上,解开其上衣,抢救者将一只手的掌根置于其胸骨下三分之一的位置,另一只手重叠压在手背上。抢救者两臂保持垂直,以上身的重量连续向下按压,频率为每分钟 70 次左右。按压时,用力要适中,以每次按压使胸骨下陷 3～5 厘米为度。注意,手掌始终不要脱离按压部位。

二十三、心跳呼吸全无(心肺复苏)

呼吸和心跳停止后,大脑很快会出现缺氧,4分钟内将有一半的脑细胞受损。超过5分钟再施行心肺复苏,只有1/4的人可能救活。

实施心肺复苏时,首先用拳头有节奏地用力叩击患者前胸左乳头内侧的心脏部位2~3次,拳头抬起时,离胸部20~30厘米,以掌握叩击的力量。若脉搏仍未恢复搏动,应立即连续做4次口对口人工呼吸,接着再做胸外心脏按压。一人施行心肺复苏时,每做15次心脏按压,再做一次人工呼吸。两人合作进行心肺复苏时,先连做4次人工呼吸,随后,一人连续做5次心脏按压后停下,另一人做一次人工呼吸。

二十四、煤气中毒

当发现有煤气泄漏时,正确的做法是立即关闭煤气,开窗透气。抢救者在进入溢满煤气的房间前,应先吸足一口气,然后用湿毛巾或手帕捂住口鼻,以防自己中毒。在煤气没有散尽前,不要开灯、按电铃、打电话或使用打火机、火柴等,以免引发爆炸。然后,将中毒者移到通风的地方,松开中毒者的衣领、裤带。观察其意识、心跳和呼吸情况。如已没有心跳和呼吸,立刻进行人工呼吸和胸外按压;如还有心跳、呼吸,应立即拨打急救电话,送医院进行高压氧治疗,以免留下后遗症。

二十五、溺水

救护溺水者时,必须用救生圈、球或木板等。除专职救生员外,即使会游泳的人,也不要徒手接近溺水者。溺水者获救后,应立即检查其呼吸、心跳。如呼吸停止,应马上做人工呼吸。先口对口连续吹入4口气,在5秒钟内观察其有无恢复自主呼吸,如无反应,应接着做人工呼吸,直至其恢复自主呼吸。如溺水者呼吸、心跳全无,应立即实施心肺复苏。如溺水者喝入大量的水,可在其意识清醒时,用膝盖抵住其背部,一手托住上腹部,另一手扒开其口让其吐水,或救护者单腿跪地,让溺水者脸朝下伏于膝盖上吐水。

二十六、气道异物(手捏喉咙,面容窘迫、恐惧等是气道异物的典型症状)

1. 自救

(1)用力咳嗽法。先吸一口气,然后用足力气咳嗽,有时就可把异物从气道内咳出。

（2）腹部手拳冲击法。将右手拇指关节突出点顶住上腹部,相当于剑突与脐之间腹中线部位,左手紧握右手,然后用力向内作4~6次连续快速冲击。

2. 互救

抢救者站在患者侧后位,一手放置于患者胸部,另一手掌根部对准患者肩胛区脊柱上,用力给予连续4~6次急促拍击。

3. 婴幼儿急救

让患儿骑跨并俯卧于急救者前臂上,头要低于躯干,并将其胳膊放在自己大腿上,用另一手掌根部用力叩击患儿的肩胛区4~6次。

二十七、颈椎损伤

如果怀疑伤员颈椎有损伤,应平抬伤员至担架上,专人牵引、固定其头部,并上颈托。一时无颈托时,应在伤员的颈部两侧各放一只沙袋或衣物,以防头部扭转或屈曲导致颈椎损伤加重。

二十八、脊柱骨折

应由3~4人在同一侧同时托住伤员的头、肩、臀和下肢,把伤员平托起来,平卧在木板上,并用绷带加以固定。伤者最好取俯卧位,并在胸腹部放一软枕。严禁采用"搬头搬脚"的抬抱方式移动或搬运伤者,也禁用普通的软担架搬运。

二十九、头部撞伤

若伤员伤势较重,已昏迷,抢救者应立即清除其口腔内的呕吐物和血块,将其头转向一侧,牵拉出舌头,以防窒息。血液沿鼻腔和耳道流出时,切勿用棉球、纱布或其他物品堵塞。需要提醒的是,有时候,人不慎摔倒,枕部着地,表面看来局部无任何皮损,但颅底却已发生骨折。伤者发生颅底骨折后,很快会因颅内出血而出现呼吸困难、恶心呕吐、昏迷等严重症状。因此,当头部被击,伴恶心、呕吐、耳鼻腔出血时,应立即就医。

三十、触电

当发现有人触电时,尽快找到电闸,切断电源是当务之急。如果暂时找不到电源,可就近找一样绝缘的东西,如木棍或塑料管子,挑开触电者与电源的接触,然后检查触电者的反应。如果发现其已经没有了心跳和呼吸,应立即就地对其进行人工呼吸和胸外按压,同时让别人拨打急救电话。

此外,当意外发生时,如果身边没有医用急救物品,就会错失急救的良机。其实,只要开动脑筋,完全可以因地制宜。这里教你几招,到时不妨一试。

(1) 长筒袜:可在应急处理时作绷带用。

(2) 领带:在骨折时,可固定夹板或当止血带用。

(3) 干净浴巾:可作三角巾或厚敷料用。

(4) 手帕、手巾:用电熨斗充分熨烫或在湿的情况下用微波炉高火消毒,可作消毒敷料用。

(5) 杂志、尺、厚包装纸、伞、手杖:在骨折时可作夹板用。

(6) 保鲜膜:除去表面几圈后,可直接覆盖在破溃的创面上,起暂时的保护作用,保鲜袋也可起类似作用。

附录 2　员工健康管理方案设计

纺织行业员工健康管理方案

一、现有健康管理内容

（1）五险：公司依法让每个员工参加五险。

（2）免费发放工作服和口罩：通过发放工作服和口罩降低健康风险。

（3）提供良好的工作车间环境：工作车间注意通风，通过空调、风扇等相应措施降低高温高湿环境影响。

（4）定期消防演练：针对纺织厂易发生火灾而且火灾危害大的情况，公司定期组织员工参加消防演练，提高消防意识，保障员工生命安全。

（5）员工免费体检：公司为体现对员工健康的关注，定期会对员工免费体检。

（6）感受大自然的美好：公司会定期组织员工外出旅游，感受大自然的美好，同时放松心情，保持健康。

（7）免费膳食：公司为员工提供免费工作餐，工作餐注重营养的合理搭配。

二、存在问题

（1）健康管理大多是事后性质的，缺乏预防性健康管理，即员工日常生活的健康管理。

（2）现有员工健康管理主要是物质上，即身体的管理，对员工心理的健康管理缺乏。

（3）企业员工健康管理措施比较分散，没有成体系系统。健康管理意识较淡。

（4）缺乏对员工健康档案的管理，员工无法详细了解自身健康状况。

（5）对不同工种、不同健康状况的健康管理没有区别对待。

三、新方案设计

1. 理念原则

（1）以人为本原则。员工是公司最重要的资源，坚持一切工作以员工为出发点，一切为了员工的身心健康。

（2）差异性原则。根据公司基层员工的不同工作种类和不同健康状况，为其量身设计合适的健康方案。

（3）科学性原则。通过设计问卷、实际体检，了解员工目前真实的健康状况，建立员工个人健康档案，从而制定科学的员工健康管理方案。

（4）持续性原则。根据建立的员工健康档案，长久、持续跟踪员工的身心健康状况，并不断完善健康管理方案。

（5）全面性原则。新的方案体系涉及不同工种的员工以及员工各个层面的健康状况。

2. 目标

（1）持续保障公司员工的健康。

（2）提高员工工作热情，增强公司凝聚力，扩大竞争力。

（3）实现公司的发展宗旨与愿景。

3. 必要性

（1）纺织行业属于高危行业，员工面临的健康风险较大。

（2）目前公司针对纺织工人的健康管理项目较少，难以保障员工持续身心健康。

（3）员工健康管理是一种社会化趋势，同时也是公司留住人才、提高竞争力的有效措施。

四、流程

1. 建立健康档案

姓名	王小丫	性别	1 男 2 女　2	出生日期	1982-01-22
身份证号	610113198201221121		工作号		X -D1328
车间号	003	工种号	015	年龄	23
家庭电话	43312928	联系人姓名	王二小	联系人电话	13735372688
常住类型	1 户籍　2 非户籍　　　　2		民族	1 汉族　2 少数民族_____	1
血型	1 A 型　2 B 型　3 O 型　4 AB 型/RH 阴性:1 否　2 是				1
文化程度	1 文盲及半文盲　2 小学　3 初中　4 高中　5 中专　6 大专及以上　7 不详				3
婚姻状况	1 已婚　2 未婚　3 离婚　4 丧偶　5 分居				2
药物过敏史	1 无　有：2 青霉素　3 磺胺　4 链霉素　5 其他_____				2
暴露史	1 无　有：2 化学品_____　　3 毒物_____　　4 射线_____				1

既往史	疾病	1 高血压　2 糖尿病　3 冠心病　4 恶性肿瘤　5 脑卒中　6 结核病　7 精神分裂症　8 肝炎　9 其他_____　　10 无　□确诊时间　年　月/	10
	手术	1 无 2 有:名称 1 _____时间_____/名称 2 _____时间_____ □
	外伤	1 无 2 有:名称 1 _____时间_____/名称 2 _____时间_____ □
	输血	1 无 2 有:原因 1 _____时间_____/原因 2 _____时间_____ □

职业史	饭店服务员
职业病危害	
接触史	

家族史	父亲	□/□/□/□/□/□	母亲	□/□/□/□/□/□
	兄弟姐妹	□/□/□/□/□/□	子女	□/□/□/□/□/□
	1 高血压　2 糖尿病　3 冠心病　4 恶性肿瘤　5 过敏史　6 精神分裂症　7 结核病　8 肝炎　9 脑卒中　10 先天畸形　11 其他_____			7　2

遗传病史	1 无　2 有:疾病名称_____	1

2. 健康问卷自测

纺织工人健康自测问卷

　　纺织行业存在着多种职业病危害因素,所引起的相关职业病类型亦较多。存在的主要职业病危害因素有粉尘、化学毒物、噪声、高温、高湿、生物性因素以及生产环境和劳动过程中的危害因素,如特殊体位、个别器官紧张等。我们通过问卷希望了解您的基本体质状况,我们将为您提供健身、营养及生活方式建议,以期提高您的健康水平。我们将题目分为三个部分,涉及运动情况、亚健康和工作情况等方面,每个问题有 A、B、C、D 四个选项,根据不同的选项,分别赋予 3 分、2 分、1 分、0 分,总分最高 90 分。分数越高说明身体状态越好。

　　为了您的健康,请如实填写、快速完整作答问卷部分。该调查不涉及个人隐私,仅作个体健康研究。您的个人资料和健康档案将会妥善保管,敬请放心。

一、个人情况

姓名:　　　　性别:　　　　年龄:　　　　身高:　　　　体重:

有无下列疾病(1 项以上)病史:

□ 冠心病　　□ 高血压　　□ 关节炎　　□ 肥胖　　□ 糖尿病　　□ 中风
□ 贫血　　□ 胃病　　□ 心理疾病　　□ 其他因运动或饮食而造成的疾病

二、问卷部分

A. 运动情况调查(第 1 个问题回答"否",即可跳过此项调查)

1. 您是否参加体育锻炼?("是"为 3 分,"否"为 0 分)

A 是　　　　　　B 否

2. 您每周参加几次体育锻炼?(得分依次为 0,1,2,3)

A 1～2 次　　　　B 3～4 次　　　　C 4～5 次　　　　D 5 次以上

3. 平均每次体育锻炼的时间?(得分依次为 0,1,2,3)

A 30 分钟以下(不包括 30)　　　　B 30～60 分钟(不包括 60)

C 60～90 分钟(不包括 90)　　　　D 90 分钟以上

B. 亚健康量表(得分依次为 3,2,1,0)

(一) 躯体感官

1. 您觉得您的健康状态如何?

A 很好　　　　B 好　　　　C 较差　　　　D 差

2. 您觉得您的体力如何?

A 很好　　　　B 好　　　　C 较差　　　　D 差

3. 您觉得您的食欲如何?

A 很好　　　　B 好　　　　C 较差　　　　D 差

4. 您平日睡眠质量如何?

A 很好　　　　B 好　　　　C 较差　　　　D 差

5. 您是否经常觉得疲劳?

A 没有　　　　B 偶尔　　　　C 经常　　　　D 总是

6. 您平日晨起是否有倦怠感?

A 没有　　　　B 偶尔　　　　C 经常　　　　D 总是

7. 您是否有头痛、背痛?

A 没有　　　　B 偶尔　　　　C 经常　　　　D 总是

8. 您是否有咽痛、关节痛?

A 没有　　　　B 偶尔　　　　C 经常　　　　D 总是

9. 您是否易感冒、发烧?

A 没有　　　　B 偶尔　　　　C 经常　　　　D 总是

(二)心理状态

1. 您觉得自己的适应能力如何?

A 很好　　　　B 好　　　　C 较差　　　　D 差

2. 你觉得自己的记忆力如何?

A 很好　　　　B 好　　　　C 较差　　　　D 差

3. 您觉得自己的精力是否集中?

A 很好　　　　B 好　　　　C 较差　　　　D 差

4. 您觉得自己的反应能力如何?

A 很好　　　　B 好　　　　C 较差　　　　D 差

5. 您是否觉得烦躁忧郁?

A 没有　　　　B 偶尔　　　　C 经常　　　　D 总是

(三)社会适应

1. 您觉得自己的工作能力如何?

A 很好　　　　B 好　　　　C 较差　　　　D 差

2. 您觉得自己工作负担如何?

A 很轻松　　B 轻松　　　　　C 较重　　　　　D 很重

3. 您觉得自己的人际关系如何？

A 很好　　　　B 好　　　　　C 较差　　　　　D 差

4. 你觉得自己的家庭关系如何？

A 很好　　　　B 好　　　　　C 较差　　　　　D 差

5. 您觉得自己的生活充实度如何？

A 很好　　　　B 好　　　　　C 较差　　　　　D 差

C.　工作情况

（一）工作环境（得分依次为 0,1,2,3）

1. 总体上来说，你觉得现在的工作环境是否使你感觉到舒适？

A 很不舒适　B 较不舒适　　　C 较舒适　　　　D 很舒适

2. 您觉得工作时的灯光是否让你感觉到舒适？

A 很不舒适　B 较不舒适　　　C 较舒适　　　　D 很舒适

3. 您觉得工作机器的使用是否让您感觉到舒适？

A 很不舒适　B 较不舒适　　　C 较舒适　　　　D 很舒适

4. 您觉得工作服装是否让您感觉到舒适？

A 很不舒适　B 较不舒适　　　C 较舒适　　　　D 很舒适

5. 您觉得工作时的空气是否让您呼吸舒适？

A 很不舒适　B 较不舒适　　　C 较舒适　　　　D 很舒适

（二）工作时间（得分依次为 3,2,1,0）

1. 您每天工作时间为几个小时？

A $h \leqslant 8$ 小时　B $8 < h \geqslant 10$　　C $10 < h \geqslant 12$　　D $h > 12$

2. 您平均每天加班时间为？

A 0　　　　　B $0 < h \leqslant 1$　　C $1 < h \leqslant 3$　　D $h > 3$

3. 您在法定节假日休假的情况如何？

A 正常休假　B 偶尔加班　　　C 经常加班　　　D 从没休过假

谢谢您耐心地答完此份问卷！请根据您自己得出的分数，对照以下的分段标准查看自己的身体状况。如果您得出的健康分数较低，请您及时进行检查和治疗。

得分：0～30 分（包括 30）

　　黄灯预警信号启动！您的身体状态较差,容易生病,精神状态不佳,无法集中精神工作,生活和饮食习惯急需改正！请您注意自己的身体,"身体是革命的本钱",您要及时就医或者咨询专家帮你进行健康管理。

　　得分:30～70(包括70)

　　您的身体状态处于亚健康,健康状况一般,容易疲倦,不太适宜紧张而又强度大的工作,否则健康状况会下降。注意改善日常生活习惯,均衡饮食,适当补充维生素和矿物质。

　　健康小贴士:

　　1. 晨起一杯水、一顿营养丰富的早餐。

　　2. 膳食合理,营养搭配,多食蔬果,不宜过饱。

　　3. 每日30分钟的有氧运动和享受阳光的机会。

　　4. 保持良好心情,乐观面对生活,多和身边的人聊天。

　　5. 相信并保证每夜能有充足的睡眠。

　　得分:70～90

　　您的身体很棒,健康状况良好,精力充沛,充满活力,能够适应紧张而又强度大的工作。请继续保持良好的生活习惯,疾病将会离你远远的！

3. 健康检查表

年检日期	2017-04-11		责任医生		王林
内容	检查项目				
症状	1头痛　2头晕　3心悸　4胸闷　5胸痛　6慢性咳嗽　7咳嗽　8呼吸困难　9多饮　10多尿　11体重下降　12乏力　13关节肿痛　14视力模糊　15手脚麻木　16消瘦　17尿痛　18便秘　19腹泻　20恶心呕吐　21眼花　22耳鸣　23其他　□/□/□/□/□/□/6/22				
一般状况	体　温	36 ℃	脉　搏		78 次/分
	呼　吸	40 次/分	血　压	收缩压	107 mmHg
				舒张压	60 mmHg
	身高	158 厘米	体重		45 kg
	腰围	70 厘米	BMI		20.3 kg/m²
	生活质量*	SF36 评分 106			

（续表）

年检日期	2017-04-11		责任医生	王林	
内容	检查项目				
脏器功能	视力	左眼4.2 右眼4.3（矫正视力：左眼5.0 右眼4.9）			
	听力	1 听见 2 听不清或无法听见（耳鼻喉专科就诊）			1
	运动功能	1 可顺利完成 2 无法独立完成其中任何一个动作（上医院就诊）			1
查体	皮肤、巩膜	1 正常 2 黄染 3 苍白			2
	淋巴结	1 未触及 2 锁骨上 3 腋窝 4 其他			1
	肺	桶状胸：1 否 2 是			1
		呼吸音：1 正常 2 异常			1
		罗音：1 干罗音 2 湿罗音			1
	心脏	心率：1 齐 2 不齐 3 绝对不齐			1
		杂音：1 无 2 有			1
	腹部	包块：1 无 2 有			1
		肝大：1 无 2 有			1
		脾大：1 无 2 有			1
		移动性浊音：1 无 2 有			1
	下肢水肿	1 无 2 单侧 3 双侧不对称 4 双侧对称			1
	肛门指诊	1 正常 2 触痛 3 包块 4 其他 前列腺：1 正常 　　　　　2 异常			1
	其他	无			

五、员工整体健康管理

员工是企业的生命，是为企业带来效益的最重要的因素，他们不仅仅是劳动者，而且是至关重要的知识资本。目前大多数国内企业对于"健康管理"的认识和理解，仅仅停留在年度体检、企业的员工福利，其实"健康管理"是一个管理体系。只有根据员工的健康状况数据以及企业员工整体健康指标数据进行分析，针对每个员工的不同健康状况为每个员工设计出个性化的健康指导和健康干预方案，才能有效地维持员工的身心健康、提高员工工作效率、降低缺勤率、降低员工医疗保健开支，同时提高员工忠诚度、增强企业竞争力。

1. 员工健康状况

依据健康状况我们可以将企业的员工分为四类：

（1）健康的员工。现在健康，同时又有良好的生活习惯，可以保证未来的健康。

（2）存在健康风险的员工。虽然现在身体还健康,但由于存在不同程度的健康风险(如:不良的生活习惯、长期生活在噪音污染环境、吸烟、饮酒等),未来的健康很难保证。

（3）罹患慢性疾病的员工。

（4）罹患重大疾病的员工。

2. 对应不同健康状况员工的管理方案

（1）对于健康员工,应该实施健康保持管理方案。

企业对员工进行身心健康方面的相关教育;为全体员工提供一次免费的全身健康体检;积极举办体育锻炼方面的活动;提供健身、减肥等服务性福利;积极促进员工之间的交流,帮助员工减压;改善办公环境,尽量减少不必要的伤害。

（2）对于存在健康风险的员工,应该实施健康风险控制与消除。

对存在健康风险的员工提供深层次的体检,并对存在健康隐患的项目重点关注;企业在文化建设方面注重体育锻炼的内容,鼓励带动员工形成良好的生活方式;为员工提供人性化服务,如:为员工提供清淡健康的食物,保证营养均衡;控制员工吸烟,帮助员工戒烟;合理安排放松时间,避免长期久坐;对于不合理的工作制度与环境及时进行改善,营造舒适健康的工作氛围;设立心理咨询室,对有需要的员工进行及时的心理疏导与教育。

（3）对罹患慢性疾病的员工,应提供关怀和帮助。

对罹患慢性疾病的员工应该做到两方面工作:首先,关注员工身体状况,及时了解病情发展。其次,对员工心理进行疏导,必要时提供相应的物质帮助。

（4）对罹患重大疾病的员工提供及时的援助,帮助其尽快康复。

对罹患重大疾病的员工,企业应及时协助联系相关医院进行治疗;对需要特殊护理的员工,企业需按照相关规定提供帮助;企业应组织领导和员工代表对住院治疗的员工进行慰问,并对其家人进行安抚;在员工后期功能恢复阶段,应积极关注恢复情况,尽力为员工排忧解难。

3. 加强企业员工健康管理的措施

（1）树立健康管理是一种投资的理念。

认为健康管理是一种消费支出的观点是错误的。从理论上来讲,只有在疾病产生后,为恢复健康而产生的费用才算做支出。企业管理者应该认识到,员工的健康是企业的财富。在疾病发生之前,加强健康管理,维护健康,在亚健康状态下采取食疗、改变行为方式,预防重大疾病的产生不是一种支出,而是一种投资,而且是最重要的人力资本投资。投资的特点是能够带来回报。通过员工健康管理,降低医疗费用、提高员工工作效率、改善企业形象,从而能够实现对企业的巨大回报。

(2)确定合理的员工健康管理模式。

总体上看,企业员工健康管理主要有两种模式:健康管理外包和企业内部进行健康管理。

对于广大中小企业来讲,自己成立专门部门、聘用专职健康管理人员显然是不划算的,最好的选择是把健康管理业务外包给社会上专业的健康管理组织。我国健康产业发展非常迅速,专业健康管理公司数量逐年增加,其中三九数字健康、爱康国宾、国康在行业均有较高知名度。

对于员工数量多的大型企业而言,自己成立健康管理部门(如设立医务室、内部医院)、单独设立管理人员(健康管理负责人、医生、心理咨询师)不但必要,而且经济上可行。

除了上述两种模式,对于一些小企业,还可以通过聘请兼职人员或选择有专业特长的员工兼职等方式实现。

(3)制订有效的健康管理计划。

一是员工健康计划。员工健康计划是企业通过专门的部门建立员工健康档案,并对每位员工的健康问题进行指导、跟踪,同时在企业内部改进工作流程、环境等,及时预防、解决员工的健康问题。根据健康档案对员工进行个别的饮食、生活习惯指导,并提供相应的医疗、咨询等,帮助员工解决健康方面的问题。同时根据企业中存在的健康问题,对企业的工作环境、饮食等进行改进,以改善员工的健康状况。

二是心理健康计划。员工长期处在“高压”之下,对员工自身和企业都会产生负面影响。目前许多企业还没有意识到这个问题,也有一部分企业虽然已经意识到,但未能找到行之有效的解决方案。员工个人面对工作压力时,常常束手无策,甚至采取一些消极的缓解压力的方法,最终的结果便是形成恶性循环,严重损害其身心健康。企业应采取建立心理支持系统、开展有针对性的心理培训、实施员工帮助计划(EAP)等多种方法来实施员工心理健康计划。

三是职业安全健康计划。推行职业安全健康计划可以很好地预防各类职业病。ISO 9000、SA 8000等体系中均要求企业行为公民化、道德化,其中的重要内容就是要求企业关爱员工、善待员工。企业重视员工的职业安全健康可以给予员工一定的健康保障。

（4）建立健康检查与监测管理机制。建立健康检查与监测的管理机制，对员工进行定期与不定期的健康检查。健康检查的目的是有效地发现健康危险因素。健康监测是对主要的健康危险因素进行定期、连续不断的观察，掌握其动态变化。为此，应抓住这条主线，对现行的健康检查内容和制度进行调整和规范。

① 通过个人健康信息调查表（问卷），收集员工日常生活行为、病史、家族史中的健康危险因素，作为健康检查的重要内容。

② 按员工不同年龄段、性别和生活环境，根据不同健康危险因素和易患疾病的差异，设计有针对性的健康检查项目和复查周期，改变一刀切的做法。

③ 检查项目分为共性的、必检的基本项目和根据不同对象的实际需要选择性的检查项目两大类。

④ 基本检查项目必须精选针对性强、特异性和敏感性高、临床意义大、费用低的检查项目，可以实施规范与定期的检查监测，以有效提高医疗资源的利用效率。例如，根据中老年人的主要危险因素——代谢综合征、心脑血管疾病和肿瘤来确定检查的重点项目。

⑤ 通过检查积累个体动态的健康监测基础资料，建立健康档案，对健康危险因素进行监测。进行健康危险因素评价、健康发展趋势预测，及早发现亚健康状态和早期、潜在的病人，为制订健康维护计划和评价干预效果提供科学依据。

六、健康动态跟踪

人体是不断变化的，因此对健康的监测、跟踪与干预是健康管理服务的根本之重任。通过多种方式跟踪个人执行健康管理计划的状况，并定期进行再次评估，给个人提供最新的改善结果，使健康得到有效的管理和维护。更重要的是随时掌握员工的身体变化和健康状况，不断调整和修订健康干预计划和方案。

七、健康管理效果评价

在管理过程中对员工的健康状况予以阶段性效果评价和年度效果评价，如单项干预效果评价、综合干预效果评价、干预前后生活方式改善评价、行为因素方式改善评价等，以及时了解员工健康状况改善情况，再依据评价修正、调整健康管理干预计划和方案，实施更好的干预服务，最终使员工的健康状况得到有效的改善和促进。

在整个健康管理方案的最后,制订持续而长期的评估和反馈计划。

每三个月在工厂内进行一次抽样调查,通过对被调查员工进行访谈和体检,了解整体的健康管理效果。并与之前的健康档案记录结果进行对比,如果发现工人的健康状况没有得到好转,将对工人个人提出更符合其健康特点的治疗和保健建议,同时考虑对其进行离岗换岗等。如果抽样调查中 50%以上的工人的健康状况有所下降或者 50%以上的工人对工厂进行的健康管理相关措施表示不满意,还将整体调整健康管理方案。

每半年对工厂工人进行体检和心理健康测试,根据其体检结果,不断完善工人的个人健康档案以及工厂整体的健康情况档案。根据结果绘制健康状况趋势图,根据健康档案和健康趋势图对健康管理方案进行调整。

在每个分厂设置健康管理信箱,并设置健康管理热线,工人们可以随时将有关问题反映到信箱或者拨打健康热线。健康管理小组成员每周都将查看信箱,并将有关问题进行解决或者改进。

IT 行业某企业员工健康管理方案

一、IT 行业特点及员工健康状况

IT 行业竞争激励、员工工作强度大、压力居高不下,导致诸多员工健康问题,严重制约企业发展。因而,员工健康管理势在必行。

1. 行业特点

(1) 智力密集型。高学历、理工科、年轻、男性众多,这是 IT 公司人力资源的构成特点。IT 工作全部由 IT 人员的脑力劳动完成,IT 人员是公司最主要的生产要素,是公司最大的财富。

(2) 高速度竞争。各个行业都有自己特定的速度,它由行业特点决定,同时也是业内企业竞争的手段与结果。最为讲究速度的是 IT 行业,几乎是以日、月为单位计数的。联想的广告核心语"我们每年、每天都在进步"就是对 IT 行业速度的省悟,而盖茨最新一本书也意味深长地以《未来时速》作为书名。从一定意义上讲,IT 行业并不是高科技(HiTech)产业,而是高速度(HiSpeed)产业。至少对许多企业来说,对竞争速度的把握远远比对技术的把握更为重要。

2. 员工工作特点

公司所在行业的特殊性决定了该公司员工的工作具有相对独特性。

（1）职业压力大。相对于众多行业来说，IT业的职业压力一直居于高位。根据相关统计，倍感职业压力、造成心理负担的IT人员高达35％，70％的人35岁后不再从事IT行业。

（2）工作节奏快、高负荷。IT行业职业的压力，要求IT人员在工作中必须快节奏、高负荷地工作。每天8小时快节奏、高负荷地工作往往是不能按期完成繁重的工作的。在IT行业，加班似乎是IT人永恒的话题。

（3）不断地学习。技术的发展、应用行业业务的变化、IT职位激烈的竞争，要求IT人员必须在工作之外不断地学习。在调查中，80％以上的IT业从业人员认为自己不仅工作压力很大，学习压力也大。"终生学习，学习终生"成为IT业人士的普遍诉求。97％的IT业人士有"继续深造"的计划，其中51％的人会选择"在岗学习"。

（4）长期面对电脑。电脑是IT人员的必备工具，也是最主要的工具。长期面对电脑是IT人员的一大工作特色。

（5）长时间的精神高度集中。IT工作，尤其是软硬件研发工作，要求思维缜密、设计和代码编写要精细，这需要IT人员必须精神高度集中地工作。精神的高度集中，研发思维的延续性，必然导致这种工作状态保持很长时间。其他IT工作、方案设计、维护等都需要IT人员长时间的精神高度集中。

（6）久坐。长时间的精神高度集中地工作，必然导致久坐。

（7）生活不规律。工作节奏快、高负荷、加班多，必然导致IT人员的正常生活被打乱，饮食不规律、睡眠不足、缺乏运动表现得最为明显。

3. 健康风险

特殊的工作特点给每一个公司员工带来了不同程度的健康风险。员工的职业压力和工作强度都极大，他们长期疲于工作，生活不规律，致使身体过度透支，给很多人带来了脂肪肝、下肢静脉曲张、颈椎病、腰椎间盘突出、神经衰弱、男性不育等疾病，使绝大多数人处于亚健康状态。一部分人从亚健康发展成重病，有的人甚至由于劳累而付出生命。IT人员的工作和身体正在成为"鱼与熊掌"的二元悖论，使得IT人左右彷徨，得失不能兼顾！"四十岁以前用健康换钱，四十岁以后用钱买健康。"似乎这是目前对这个行业人群最好的一个描述。

二、企业健康管理的重要意义

健康管理，即对个人或人群的健康危险因素进行全面检测、分析、评估以及预测和预防的全过程。企业健康管理是一项专门针对企业用户开发的服务，是根据企业规模、工作习惯、工作环境、行业特点、个体健康等状况提供企业健康教育、个性化体检、个体健康评估和健康促进以及企业健康年度分析等内容。目前,一些国内企业已经意识到员工健康问题的重要性,因为健康管理对于企业管理有"四两拨千斤"的功效。

三、方案设计

1. 员工健康风险评估

对于员工健康风险的评估,将利用问卷数据进行计算,反馈出其存在的健康风险。

(1) 问卷组成。

生理生化数据:身高、体重、血压、血脂等;

生活方式:吸烟、膳食、运动;

个人或家族健康史;

其他危险因素:精神压力;

态度和知识方面的信息。

(2) 危险相关因素。

危险因素	高风险定义
饮酒	>14 次/周
血压	收缩压>139 mmHg 或舒张压>89 mmHg
体重	BMI>=27.5
胆固醇	>239 mg/dl
当前健康状况	糖尿病、冠心病、肿瘤、高血压等
膳食习惯	肉类食物为主
药物治疗情况	经常用
患病天数	>5 天
生命质量满意度	满意度较差
工作质量满意度	满意度较差
健康认知水平	认知一般或差
体力活动	少于每周一次
个人安全保护意识	有不安全行为
吸烟	吸烟
精神压力	高压力
健康年龄指数	>4 个危险因素

（3）个人健康风险评估流程（以死亡为例）。

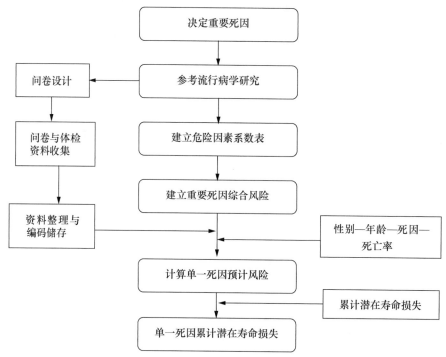

下面以某一位员工为例，以个人生活方式疾病危险性评价报告的方式进行健康风险的评估。

① 人生活方式疾病危险性评价报告。

姓名：×××	性别：男	家庭住址：西安市××区
个人编码：AA0E58	年龄：27	工作单位：西安市××公司
服务单位编码：AAA999	医生姓名：×××	医疗服务单位：××医院

② 量化解释健康风险。

根据提供的有关信息及临床检查结果，利用专业的健康风险评价方法对个人生活方式疾病的健康风险进行分析评价，并将其同人群平均水平进行比较，用量化的形式报告并解释其健康风险及各危险因素的危害程度。

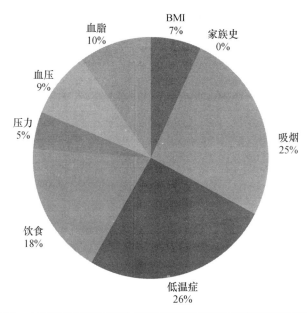

危险因素	状况
吸烟状况	吸烟
运动及锻炼	低水平
饮食状况	油脂中等摄入量/蔬菜水果低摄入量
精神压力水平	中等
血压水平	高血压
血脂(总胆固醇)	高水平
BMI	28/肥胖
家族史	无生活方式疾病家族史

③ 分析结果。

该员工的危险等级是 7.5,高于人群平均水平。以上结果概括了一些常见危险因素对其患生活方式疾病可能性的影响,能帮助该员工比较清楚地了解自己的健康状况。不管目前患病的危险性高低,影响健康的危险因素不是一成不变的。如何控制及降低有关危险因素对健康是极为重要的。该员工需要向医生咨询如何采取措施来改善健康。

（4）员工健康存在的风险及建议。

  ✍ 存在的健康问题：

① 肥胖。长期坐在电脑前的人，因缺乏锻炼，会出现重力性脂肪组织分布异常。脂肪堆积在下腹部和腰背部，导致向心性肥胖。

② 下肢静脉曲张。因缺乏活动，依赖骨骼肌收缩回流的下肢静脉的压力将增高，长时间静脉管腔扩张会引起静脉瓣功能性关闭不全，最终发展成为器质性功能不全，导致下肢静脉曲张。

③ 颈椎病。电脑操作使人的头部缺乏活动并且长时间处于同一种姿势，时间过久则会出现颈椎代偿性增生。颈椎骨质增生可以压迫神经根，引起肩周炎、上肢活动受限，严重者生活不能自理。颈椎骨质增生还可导致供应大脑枕部的椎动脉受压，引起大脑枕部供血异常，出现头痛、头晕、记忆力下降等症状。

④ 腰椎间盘突出。长期的前倾姿势加上缺乏活动，容易导致电脑操作者发生腰椎增生，并使后纵韧带紧张，失去弹性，引起腰椎间盘突出，压迫神经根。如果压迫了坐骨神经，则可导致根性坐骨神经疼痛，出现腰痛、下肢疼痛及活动障碍等。

⑤ 神经衰弱。持久使用电脑者，可出现较严重的神经衰弱症状，如情绪不稳、易躁、易怒、头晕、头痛、失眠和健忘等。

  ✍ 建议：

① 一方面，尽量使用防辐射屏等减少辐射，并且注意正确的使用方法；另一方面，要使用通过环保认证的绿色产品，或者通过购买符合认证标准的配件，自己组装健康产品。

② 电脑屏幕上显示的亮度应为周围光线的 3 倍左右，屏幕的上端稍微低于视线 10～15 度，眼睛与电脑屏幕距离要保持在 60 厘米以上；正确设置显示器的刷新率，通常选用 85 Hz 的刷新率为宜；在电脑前每工作一个小时，就应休息10 分钟；还可以使用一些人工泪液来滋润眼睛，或刻意增加眨眼的次数。

③ 当人的视线与向地心垂线的夹角为 115 度角左右时，人的颈部肌肉最放松。所以，电脑显示器和座椅的相对高度要调整好，要预防颈椎病，还要避免长时间保持同一姿势不动。

2. 员工整体健康管理目标

（1）总体目标。

① 树立和传播健康理念，引导和培养健康生活方式；

② 对疾病及早预防、及时干预，提高员工整体健康水平；

③ 体现人文化管理,为企业发展提供有力的人力资源保障。

参考美国员工健康福利和医疗管理方案,从以下几个方面出发:

让身体健康的员工保持健康状态;帮助存在健康风险的员工发现、消除和管理他们的健康风险;为患病的员工提供援助,控制病情,避免恶化;帮助受伤的员工尽快痊愈,返回工作岗位;尽量帮助员工缩短缺勤的时间。

(2)具体目标。

具体目标是:健康教育与健康促进;健康评估与健康干预;防治结合与整体提高;接口管理与沟通协调。具体措施如下:

① 为员工提供一个安全和健康的工作环境;

② 为员工提供安全的产品和设备;

③ 达到相关的法律要求和我们认可的保护员工的自愿章程,建立和坚持我们更严格的要求;

④ 将员工健康和安全方面的要求纳入企业的策略、计划、审查和产品供给中;

⑤ 执行和努力持续改善流程,以控制工伤事故、伤害和职业病;

⑥ 鼓励员工参与和为员工提供适当的健康和安全培训,以提高员工安全和高效的工作能力;

⑦ 对自己的业绩进行定期评估,以确保员工的健康和安全,并定期将结果汇报给高级管理层;

⑧ 调查安全和健康事故;

⑨ 提供适当的资源,以达到以上目标。

那么,如何评估目标的完善度呢?根据对相关数据的分析,包括员工结构、健康状况、目前医疗福利的使用情况、因疾病导致的缺勤率等,针对企业员工中存在的亟待改进的健康风险,提出如下标准:

① 公司员工健康管理方式的比例要达到如下图所示的结果。借鉴美国的数据分析结果,以求管理的全面科学性。

② 定期健康检查的普及度达到98%。IT人员在工作中必须快节奏、高负荷地工作以及生活不规律等一系列特点,决定了对他们更需要进行健康风险评估和有效干预,以求降低员工慢性病的发病率,促进生产。力求"早检查、早发现、早干预、早治疗、早康复",力争通过2~3年的努力,使常见病、多发病得到有效控制,发病率明显降低,员工队伍的健康水平明显提高。

③ 心理辅导的比重要达到60%。现代人的心理问题越来越突出,相对于众多行业来说,IT业的职业压力一直居于高位。为了能适应工作岗位不断变

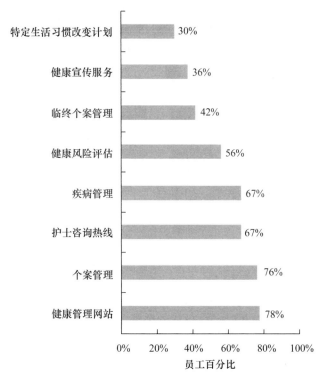

化着的要求,还必须快速地提高和更新自己的各项技能。这又会给 IT 人员带来更多的压力。

④ 健康状况资料完善度要达到 85%。只有了解状况,才能对症下药,尤其是针对个案,了解其病史,有助于对今后工作的帮助。建立起管理模式,在今后也能节省成本。

⑤ 公司年财务计划对健康管理的拨付应及时。资金运行是基础。公司的核心资产是人力资源,人力资源的基础是健康,在考虑公司规模和成本收益的情况下,建议健康管理的拨付达到公司营业额的 1%。

⑥ 保证信息的通畅,满意度达 80% 以上。搞好沟通协调,通过实施员工健康管理,推进企业员工健康教育与健康促进活动,全面提升员工自我保健和防病意识,倡导健康生活方式,培养良好的生活习惯。明确阶段性工作任务和目标,有助于推动、改进监管和评估。

总之,实施员工健康管理,是员工健康和家庭幸福的需要,是践行企业文化的需要,是企业持续发展的需要。

3. 员工整体健康管理计划

传统的医疗福利计划只考虑在员工发生意外或疾病时为员工全部或部分承担医疗费用,而整体员工健康管理考虑的是通过一系列的手段和措施,通过提倡健康的生活方式让员工保持健康状态,规避健康风险,帮助已经存在一定健康风险的员工改变不健康的生活习惯,降低或消除他们的健康风险。同时,帮助患有慢性病和重大疾病的员工通过合适的医疗和护理,减轻疾病症状,降低他们的缺勤率和医疗费用开支。针对公司实际情况,遵行整体健康管理的理念,根据不同健康状态的员工,设计一套整体员工健康管理方案(见下图)。

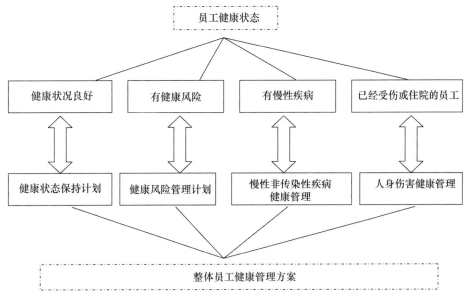

(1) 健康状态保持计划——让身体健康的员工保持健康状态。

公司为每位员工购买一份量身定做的个人健康生活管理手册。员工家属支付 50% 的服务费也可享受体检中心的该项服务。每年为身体健康员工提供一次免费的全身健康体检。

公司为员工购买健康中心年卡一张(公司定点,或是员工自己选定公司,仅提供 800 元补贴,不进行现金支付,见证报销),为员工提供健康咨询热线,主要是针对日常小病的治疗以及解答员工对自身健康状况的疑惑。

积极促进员工间的交流,帮助员工减压以及控制压力。公司参照员工兴趣爱好,建立"为健康加分"兴趣小组,公司为小组每月提供 100～300 元活动经费。

改善办公环境,从改善办公软环境与硬件入手,尽量减少电脑综合征的发生。

健康管理的方法主要有:

① 在员工食谱中,增加全谷、动物肝脏、鳜鱼和富含维生素 B6 的食物,限制蛋白质的摄入量,避免糖、咖啡因和精致谷物。

② 员工接受外科手术治疗时,给予一个月假期,报销 30% 的医药费。

③ 指导员工在工作前热身。在开始一项不可避免的重复性手腕劳动之前,先为手腕热热身,做 5 分钟准备活动。

④ 在上午 11 点与下午 3 点左右做手部运动,主要包括:向上伸直手臂,舒展所有的手指,将这个动作保持一会儿,重复 5 次。伸直手腕,放松手指,重复 5 次。两手握拳,掌心向下。保持双手握拳,向下弯曲手腕关节,重复 5 次。伸直手腕,放松手指,重复 5 次。将上述动作重复 10 次。随后让手臂自然下垂,并前后轻轻摆动几次。

(2)健康风险管理计划——帮助存在健康风险的员工发现、消除和管理他们的健康风险。

公司为每位员工向体检机构购买一份量身定做的个人健康管理手册,联系员工家属,告知其存在的健康隐患,并将健康管理手册递交至家属手中。员工家属支付 50% 的服务费也可享受体检中心的该项服务。

公司每半年提供一次免费的全身健康体检;同时,帮助员工戒除不良嗜好,鼓励员工参与体育锻炼。

公司委托体检中心对存在安全隐患的员工进行跟踪性的健康干预。每当员工健康风险降低一个层级,为员工提供一份特别的礼物。

公司根据员工身体机能现状提供功能性办公工具,如对腰椎间盘突出的员工购买保健椅。

(3)慢性非传染性疾病健康管理计划——为患病的员工提供援助,控制病情,避免恶化。

慢性非传染性疾病,简称"慢性病",不是特指某种疾病,而是对一组起病时间长,缺乏明确的病因证据,一旦发病即病情迁延不愈的非传染性疾病的概括性总称。慢性病是在多个遗传基因轻度异常的基础上,由于不健康的生活习惯及饮食习惯、长期紧张疲劳、忽视自我保健和心理应变平衡逐渐积累而发生的疾病,其中生活习惯是其主要原因,即使有慢性病(如高血压)的遗传背景,发病与否大部分决定于生活习惯的负荷。慢性疾病与生活方式的关系有一些共同的特点,它们都与不健康的饮食、体力活动减少、吸烟、饮酒、长期精神紧张、心理压力大等几种危险因素有关。因此,慢性病的健康管理主要从这些危险因素的干预开始。公司健康风险评估与调查数据显示,员工的慢性病主要有高血压、糖尿病、血脂异常等。

① 高血压的健康管理。

高血压是引起心脑血管疾病最重要的危险因素,其并发症脑卒中、冠心病、心力衰竭、肾功能衰竭等疾患具有高度的致死率和致残率,严重危害人体健康。

高血压一般在开始几年或十几年没有明显症状,但高血压使血管和心脏长期处于紧张和高负荷状态,由此引起全身血管的损伤(动脉硬化)及心室肥厚,导致脑卒中、冠心病(心绞痛、心肌梗死等)、肾病(肾功能衰竭)、末梢性动脉疾患、眼底动脉硬化等并发症,严重危害人们的健康和生命。目前比较公认的导致高血压的生活方式有高盐饮食、肥胖、体力活动过少、过量饮酒、精神高度紧张等,所以高血压的预防及健康管理应针对上述危险因素而展开。

② 血脂异常的健康管理。

高脂血症是血浆中某一类或某几类脂蛋白水平升高的表现。在该企业的调查中发现,企业 18 岁及以上人群血脂异常的患病率为 18.6%,男性 22.2%,女性 15.9%。主要特征是:血脂异常类型以高甘油三酯、低高密度脂蛋白血症为主;患病率男性高于女性,并随年龄增加而升高,中老年患病率明显高于青年。血脂异常是动脉粥样硬化性病变形成的必要因素,是脑卒中、冠心病、心肌梗死重要的危险因素。导致血脂异常的危险因素主要包括饱和脂肪(奶油、动物脂肪)的过度摄取,身体活动不足、超重与肥胖,以及吸烟引起总胆固醇、低密度脂蛋白胆固醇、甘油三酯升高,高密度脂蛋白胆固醇(HDL-C)降低。因此,增加多不饱和脂肪(鱼油、豆油)和食物纤维的摄取,积极参加体育活动或运动、减肥,可以使血脂异常得到改善。

③ 糖尿病的健康管理。

糖尿病是由于胰岛素分泌不足或胰岛素的作用不足而引起的以高血糖为主要特点的全身性代谢紊乱性疾病。根据企业的营养与健康调查结果,企业 18 岁及以上人群糖尿病患病率为 4.45%,超重率 17.6%,肥胖率 5.6%。考虑到这三者将来发展成糖尿病的可能性很大,后期可能出现一个糖尿病的发病高峰,因此,必须从现在开始,积极开展预防糖尿病的健康教育和健康管理。

糖尿病的危险因素主要有营养与膳食不合理(摄入能量过多、动物性脂肪摄入量过多),肥胖,体力活动过少。随着年龄的增加,胰岛 β 细胞胰岛素分泌会一定程度地下降;此外,长期快节奏而紧张的工作与生活会影响内分泌功能,增加糖尿病的风险。因此,高龄和长期精神紧张也是Ⅱ型糖尿病的危险因素。

④ 合理的营养与膳食指导手册。

一是要合理控制总能量。控制总能量是糖尿病膳食治疗的首要原则,能量的摄入以能够维持理想体重或略低于理想体重为宜。理想总能量摄入的参考标准是:理想总能量摄入=理想体重×生活强度(25—30)

这里,理想体重=22×身高(米)^2;生活强度:轻度(如司机及脑力劳动者)—30,中轻度(如电工、木工)—35;

二是合理分配碳水化合物、脂肪和蛋白质的比例。碳水化合物应占总能量的60%～65%;要限制脂肪(包括植物油)的摄入量,使其占总热能的25%以下;蛋白质的摄入量则与正常人相近,占总热能的约15%。

三是每日进食充足的蔬菜和适量的水果,补充足够的维生素和矿物质。

四是坚持高纤维素与低盐饮食。

五是限制饮酒。饮酒和糖尿病的关系比较复杂,没有明确、直接的相关,但大量饮酒(超过40 mL酒精/日)是高血压、脑卒中等心血管疾病的危险因素。

(4)人身伤害健康管理——帮助受伤的员工尽快痊愈,返回工作岗位。

在每个科室配置一个急救药箱,以应对突发人身伤害的发生。

公司为员工购买人身伤害管理方案,通过科学合理的方案帮助受伤员工尽快痊愈。

对重症患者,公司将协调各大医院组织专家会诊,力争为员工提供最好的及时治疗。

对需要特殊护理的员工,公司则为其提供专业护理服务。但是,员工因私而受到的意外伤害,公司仅报销50%的福利费。

公司在员工整个医疗期内视病情严重程度提供2～4次门诊检查。

公司在员工后期功能恢复阶段联合康复中心为其提供具体的指导方案。

为身体障碍员工在公共卫生间等可能需要的地方安装特别的扶手,以防止他们摔伤。

(5)全员福利。免费提供营养早餐;建立员工健康电子档案;以团险的形式,为员工购买意外伤害保险;在非正常工作时间利用公司LED屏幕播放健康知识小短片;定期围绕员工关心的健康问题为员工答疑解惑;每季度举办一次健康讲座与咨询活动,根据节气为员工提供养生方案;公司努力为员工提供良好的工作环境,建立员工活动室以及心理咨询热线;公司订阅健康期刊,供员工阅读;公司设立休息室、食堂等公司内部人员活动区域,营造轻松、愉快的工作环境,培养员工积极向上的心态;建立健康管理网站;在公司的年度健康体检与评估中健康状况有较大进步的员工,可获得公司的一定奖励。

四、组织管理架构设计

由于健康管理需要相当一部分专业人士的参与,IT公司可与健康服务公司达成合作协议,将员工健康管理方案委托至服务公司,由其全面负责其员工的健康管理工作。

(1)员工健康管理计划和员工福利方案都处于战略性位置。公司从高到低层都有管理人员负责。

在公司高层,由副总经理、工会等对员工健康管理计划进行战略管理和部署。人力资源部负责健康管理计划的实施和监督,并定期向上级汇报。

员工福利管理委员会除负责员工福利方案的实施和监督外,还对员工健康管理项目的实施、健康管理规划的调整以及年度健康管理费用进行监督等。它直接对经理负责,并定期向经理汇报员工福利管理工作。

由财务部门专设员工福利预算管理处,只受财务部门上级领导,不对人力资源部门负责。除负责管理日常福利的支出和缴纳各种保险费用,还负责管理员工健康管理计划的资金,定期把支出项目表报给员工管理委员会,由其进行审核。

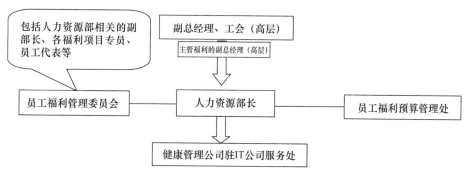

(2)健康服务公司主要负责员工健康管理计划的实施。他们按照科学的程序和方法为IT公司员工提供专业、持续、家庭式的服务,其服务流程如下:

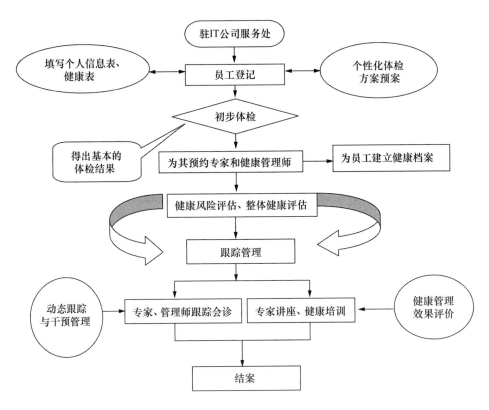

五、员工健康状况调查表

IT 行业员工健康状态调查问卷

1. 总体来讲,您的健康状况是:

① 非常好   ② 很好   ③ 好   ④ 一般   ⑤ 差

2. 跟一年以前比,您觉得自己的健康状况是:

① 比一年前好多了   ② 比一年前好一些   ③ 跟一年前差不多   ④ 比一年前差一些   ⑤ 比一年前差多了(权重或得分依次为 1,2,3,4 和 5)

✍ 健康和日常活动

3. 以下这些问题都和日常活动有关。请您想一想,您的健康状况是否限制了这些活动? 如果有限制,程度如何?

(1) 重体力活动。如跑步、举重、参加剧烈运动等:

①限制很大　②有些限制　③毫无限制(权重或得分依次为 1,2,3;
下同)

注意:如果采用汉化版本,则得分为 1,2,3,4,得分转换时要做相应的
改变。

(2)适度的活动。如移动一张桌子、扫地、打太极拳、做简单体操等:

①限制很大　②有些限制　③毫无限制

(3)手提日用品。如买菜、购物等:

①限制很大　②有些限制　③毫无限制

(4)上几层楼梯:

①限制很大　②有些限制　③毫无限制

(5)上一层楼梯:

①限制很大　②有些限制　③毫无限制

(6)弯腰、屈膝、下蹲:

①限制很大　②有些限制　③毫无限制

(7)步行 1 500 米以上的路程:

①限制很大　②有些限制　③毫无限制

(8)步行 1 000 米的路程:

①限制很大　②有些限制　③毫无限制

(9)步行 100 米的路程:

①限制很大　②有些限制　③毫无限制

(10)自己洗澡、穿衣:

①限制很大　②有些限制　③毫无限制

4. 在过去四个星期里,您的工作和日常活动有无因为身体健康的原因
而出现以下这些问题?

(1)减少了工作或其他活动时间:

①是　②不是(权重或得分依次为 1,2;下同)

(2)本来想要做的事情只能完成一部分:

①是　②不是

(3)想要干的工作或活动种类受到限制:

①是　②不是

(4)完成工作或其他活动困难增多(比如需要额外的努力):

① 是　② 不是

5. 在过去四个星期里,您的工作和日常活动有无因为情绪的原因(如压抑或忧虑)而出现以下这些问题?

(1) 减少了工作或活动时间:

① 是　② 不是(权重或得分依次为1,2;下同)

(2) 本来想要做的事情只能完成一部分:

① 是　② 不是

(3) 干事情不如平时仔细:

① 是　② 不是

6. 在过去四个星期里,您的健康或情绪不好在多大程度上影响了您与家人、朋友、邻居或集体的正常社会交往?

① 完全没有影响　② 有一点影响　③ 中等影响　④ 影响很大

⑤ 影响非常大(权重或得分依次为5,4,3,2,1)

7. 在过去四个星期里,您有身体疼痛吗?

① 完全没有疼痛　② 有一点疼痛　③ 中等疼痛　④ 严重疼痛

⑤ 很严重疼痛权重或得分依次为6,5.4,4.2,3.1,2.2)

8. 在过去四个星期里,您的身体疼痛影响了您的工作和家务吗?

① 完全没有影响　② 有一点影响　③ 中等影响　④ 影响很大

⑤ 影响非常大

(如果7无8无,权重或得分依次为6,4.75,3.5,2.25,1.0;如果7有8无,则为5,4,3,2,1)

您的感觉

9. 以下这些问题是关于过去一个月里您自己的感觉。对每一条问题所说的事情,您的情况是什么样的?

(1) 您觉得生活充实:

① 所有的时间　② 大部分时间　③ 比较多时间　④ 一部分时间

⑤ 小部分时间　⑥ 没有这种感觉(权重或得分依次为6,5,4,3,2,1)

(2) 您是一个敏感的人:

① 所有的时间　② 大部分时间　③ 比较多时间　④ 一部分时间

⑤ 小部分时间　⑥ 没有这种感觉(权重或得分依次为1,2,3,4,5,6)

(3) 您的情绪非常不好,什么事都不能使您高兴起来:

①　所有的时间　　②　大部分时间　　③　比较多时间　　④　一部分时间
⑤　小部分时间　　⑥　没有这种感觉(权重或得分依次为 1,2,3,4,5,6)

（4）您的心里很平静：
①　所有的时间　　②　大部分时间　　③　比较多时间　　④　一部分时间
⑤　小部分时间　　⑥　没有这种感觉(权重或得分依次为 6,5,4,3,2,1)

（5）您做事精力充沛：
①　所有的时间　　②　大部分时间　　③　比较多时间　　④　一部分时间
⑤　小部分时间　　⑥　没有这种感觉(权重或得分依次为 6,5,4,3,2,1)

（6）您的情绪低落：
①　所有的时间　　②　大部分时间　　③　比较多时间　　④　一部分时间
⑤　小部分时间　　⑥　没有这种感觉(权重或得分依次为 1,2,3,4,5,6)

（7）您觉得筋疲力尽：
①　所有的时间　　②　大部分时间　　③　比较多时间　　④　一部分时间
⑤　小部分时间　　⑥　没有这种感觉(权重或得分依次为 1,2,3,4,5,6)

（8）您是个快乐的人：
①　所有的时间　　②　大部分时间　　③　比较多时间　　④　一部分时间
⑤　小部分时间　　⑥　没有这种感觉(权重或得分依次为 6,5,4,3,2,1)

（9）您感觉厌烦：
①　所有的时间　　②　大部分时间　　③　比较多时间　　④　一部分时间
⑤　小部分时间　　⑥　没有这种感觉(权重或得分依次为 1,2,3,4,5,6)

10. 不健康影响了您的社会活动(如走亲访友)：
①　所有的时间　　②　大部分时间　　③　比较多时间　　④　一部分时间
⑤　小部分时间　　⑥　没有这种感觉(权重或得分依次为 1,2,3,4,5,6)

✍ 总体健康情况

11. 请看下列每一条问题,哪一种答案最符合您的情况？

（1）我好像比别人容易生病：
①　绝对正确　　②　大部分正确　　③　不能肯定　　④　大部分错误　　⑤　绝对错误(权重或得分依次为 1,2,3,4,5)

（2）我跟周围人一样健康：
①　绝对正确　　②　大部分正确　　③　不能肯定　　④　大部分错误　　⑤　绝对错误(权重或得分依次为 5,4,3,2,1)

（3）我认为我的健康状况在变坏：

① 绝对正确　② 大部分正确　③ 不能肯定　④ 大部分错误　⑤ 绝对错误（权重或得分依次为1,2,3,4,5）

（4）我的健康状况非常好：

① 绝对正确　② 大部分正确　③ 不能肯定　④ 大部分错误　⑤ 绝对错误（权重或得分依次为5,4,3,2,1）

金融行业员工健康管理方案

一、金融行业从业人员健康现状、健康风险分析和原因分析

1. 金融行业从业人员健康现状

中国金融、证券、保险业从业人员普遍慢性病发病率高，健康状况不佳。

慈铭体检集团与中国医师协会健康管理专业委员会、中国医院协会、人民网、新浪网等多家机构所做的一份有300万人参加的有效问卷调查显示，金融行业从业人员在30个行业的健康透支严重程度中排名第二，仅位于制造业之后。

2. 金融行业从业人员健康风险分析

中国医师协会（HMO）、中国医院协会（MTA）、北京市健康保障协会、慈铭体检集团联合发起的《中国金融人士健康状况大调查》（2010）得出结论："金融行业从业人员饱受巨大压力，日均工作时间达到12小时以上，成为收入高、年终奖金多，年轻但健康状况极差的易猝死人群。"

调查结果显示：① 金融行业从业人员工作时间长，长时间久坐不动。行业人员每周工作时间为46~55小时，55~65小时的有43.7%，超过65小时的占12%，金融行业从业人员每天工作时间平均长达12小时以上。② 工作压力大。在工作压力方面，28.3%的受访人员认为目前压力过高，希望能有放松时间，清理内心压力。而男性金融行业受访者认为压力超过80（以100为身体承受极限）以上的有45.9%。③ 多数都有职业病。金融行业人员常年超负荷工作，精神高度紧张，加上对饮食等方面不够注意、不规律，从业人员压力大、工作时间长，吃饭不规律，营养失衡，并伴有抽烟饮酒等习惯。因此，肠胃病症是这些人群易患疾病，甚至几乎成了职业病，九成人有胃病。④ 级别越高，健康风险越大。大多数金融从业者的学历越高，所处的职位也就越高，收入水平也就越高。

但是,随着职业级别的升高,所患慢性病的种类也随之增加,高层金融人士往往患有某一疾病,比如消化系统疾病、"三高"症。⑤ 工作环境不佳。金融从业人员的工作环境令人担忧:人均办公面积 4～5 平方米,而且室内空气普遍流通性很差,几乎所有的办公区域常年开空调。长期在这种环境内工作,易产生头昏、疲劳、心慌、胸闷、呼吸不畅、精神压抑等症状。长期如此,会导致机体免疫功能下降,容易发生上呼吸道感染,尤其是病毒性或霉菌性咳嗽及心脑疾病等。⑥ 感情生活濒临危机。在感情生活方面,未婚者由于工作量大,工作时间长,没有时间约会;已婚者表现为工作与家庭无法兼顾,导致家庭关系紧张。超强的工作压力给金融从业人员的职业发展与身心健康带来严重的负面影响。

3. 金融行业从业人员健康不佳原因分析

(1) 金融行业竞争日趋激烈,从业人员面临日新月异的社会环境,新的任务要求越来越高,越来越高的素质要求,越来越灵活的用人机制,也面临着来自新人的挑战,以及职业安全所带来的危机感。

(2) 金融行业中许多是国有企业文化,对外讲究客户服务,对内讲究同事关系。有的员工由于不能处理好与客户、上下级和同事之间的人际关系,导致心理焦虑,因而对行业内部的合作与竞争氛围带来负面影响。

(3) 职业发展的困惑。金融行业从业人员升职加薪总是不顺利。对未来发展的困惑或是对目前待遇的不满由于不能得到及时解决,便会郁积在心。

(4) 公司管理层的业绩考核压力和工作本身需要正确判断的压力,为"官僚式"管理的压力和"外企式"业绩的双重压力所累。从业人员不仅承受着来自公司高层的业绩要求及本身要求升迁意愿的"官僚式"压力(高层从不轻易表达态度,业绩是交流的唯一平台),同时还承受来自自身所负责业务准确判断力的"外企式"压力(需要自行搜集信息,做报告,并注意跟同行交流信息)。

4. 金融行业健康管理问卷调查

健康管理问卷

员工信息:

员工类别:(　　　)管理类　　(　　　)业务类　　(　　　)保障类

员工年龄:＿＿＿＿

在分行工作年限:＿＿＿＿

---

1. 您每周工作多长时间?

① 45 小时以下　② 45～55 小时　③ 55～65 小时　④ 65 小时以上

2. 您在一天中长时间久坐不动的时间大概多长?

① 1 小时以下　② 1～2 小时　③ 2～3 小时　④ 3～4 小时　⑤ 4 小时以上

3. 您每周有多长时间用于约会或者家庭事务?

① 5 小时以下　② 5～10 小时　③ 10～15 小时　④ 15～20 小时 ⑤ 20 小时以上

4. 您认为自己的工作压力如何?

① 压力非常大　② 压力比较大　③ 压力一般　④ 压力比较小 ⑤ 压力非常小

5. 如果您认为自己的工作压力比较大或者非常大,那么您认为您的工作压力来自:

① 绩效任务　② 由工作失误带来的风险　③ 人际关系处理不佳 ④ 家庭事务的影响　⑤ 其他

6. 您对自己的工作环境满意吗?

① 非常满意　② 比较满意　③ 一般　④ 比较不满意　⑤ 非常不满意

7. 您对自己现在的健康状况担心的程度:

① 非常担心　② 比较担心　③ 一般　④ 比较不担心　⑤一点都不担心

8. 如果您担心自己的健康状况,您认为是哪些因素导致了您现在的健康状态不佳?

① 工作时久坐不动　② 生活方式不健康　③ 由职业带来的健康风险 ④ 超重或肥胖症　⑤ 其他

9. 您认为您的职业特点会对健康生活造成什么障碍?

① 随时处于高压力的状态,造成抑郁、无愉快感

② 工作量大,工作时间长,眼睛、大脑疲劳,颈椎、腰椎酸疼

③ 工作内容外界难以理解,工作消耗时间长,饮食起居不规律,感情生活受影响

10. 您对公司举办的团体健康计划满意吗?

　　① 非常满意　② 比较满意　③ 一般　④ 比较不满意　⑤ 非常不满意

　　11. 您对公司举办的员工援助计划满意吗?

　　① 非常满意　② 比较满意　③ 一般　④ 比较不满意　⑤ 非常不满意

　　12. 您对公司举办的保健项目满意吗?

　　① 非常满意　② 比较满意　③ 一般　④ 比较不满意　⑤ 非常不满意

　　13. 您对企业完善健康管理解决方案有哪些建议?

　　14. 您还有什么要补充的吗?

5. 健康管理解决方案设计思路

疾病(包括慢性病和职业病)全程控制;事前预防:企业保健项目;事后补偿:城镇职工基本医疗保险和补充医疗保险(医疗费用补偿)、团体健康保险(医疗费用补偿和收入补偿)。

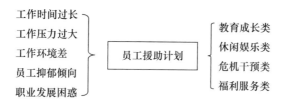

建议:由注重人际关系的企业文化向注重沟通交流的企业文化转变,在"团结、拼搏、敬业、创新"的企业文化中加入"沟通""和谐"的因素,建议实行导师制,在绩效管理中加强上下级的沟通,以达成绩效计划。

二、健康管理解决方案

1. 医疗保险

(1)城镇职工基本医疗保险。

① 资金筹集。基本医疗保险费由企业和职工分别按下列比例共同缴纳:企业按本单位职工上年度工资总额的 7% 缴纳;员工个人按本人上年度工资收入

的 2%缴纳;退休人员个人不缴纳基本医疗保险费。本行职工个人工资收入低于本市上年度在岗职工平均工资 60%的,以本市上年度在岗职工平均工资的60%为基数缴纳;职工个人工资收入高于本市上年度在岗职工平均工资 300%的,以本市上年度在岗职工平均工资的 300%为基数缴纳;超过 300%以上的部分,不再作为缴纳基本医疗保险费和核定个人账户的基数。

② 待遇享受范围。a. 个人账户支付范围:门诊发生的费用;在定点零售药店购药的费用;住院医治属于基本医疗保险病种目录的疾病(以下简称住院)或门诊紧急抢救医治特殊病种目录疾病应由个人自付部分的费用;门诊或住院期间进行特殊检查、特殊治疗应由个人负担的费用。统筹基金起付标准以下的费用。b. 统筹基金支付范围:住院发生的费用中应由统筹基金支付的部分;门诊紧急抢救医治特殊病种目录疾病应由统筹基金支付的部分;门诊或住院期间进行特殊检查、特殊治疗应由统筹基金支付的部分;部分医疗费用支出较大,需定期门诊治疗和特殊慢性病(如肾透析、肿瘤放化疗等),经医疗保险经办机构同意,在定点医疗机构门诊发生的医疗费用中应由统筹基金支付部分;劳动行政部门规定的应由统筹基金支付的其他费用。

③ 费用偿付。参见各金融公司职工医疗保险实施办法。

④ 具体情况。参见各金融公司职工医疗保险实施办法。

(2) 补充医疗保险。

① 资金筹集。本行职工个人(含退休人员)在参加基本医疗保险的基础上,参加城镇职工大额医疗补助保险;缴费标准为 8 元/人·月,其中本行负担80%,个人负担 20%(含退休人员)。

② 费用偿付。本行职工基本医疗保险统筹支付限额以上的医疗费,由市医疗保险经办机构赔付 90%,个人自付 10%。当年基本医疗保险统筹基金最高支付限额以上至大额医疗补助保险基金最高支付限额以下部分的医疗费按90%赔付。

③ 申请环节。参保职工医疗费超过基本医疗保险统筹基金年最高支付限额后,定点医疗机构要立即通知医疗保险经办机构和患者本人,由患者本人、亲属或其单位提出使用大额医疗补助保险金的申请,经医疗保险经办机构批准后,医疗机构继续治疗,费用记账,出院时统一结算。

① 具体情况。参见各金融公司职工医疗保险实施办法。

2. 团体健康保险

团体健康保险是指以团体或其雇主作为投保人,同保险人签订保险合同,以其所属员工作为被保险人(包含团体中的退休员工),约定由团体雇主独自缴付保险费,或由雇主与团体员工分担保险费,当被保险人因疾病或分娩住院时,由保险人负责给付其住院期间的治疗费用、住院费用、看护费用,以及在被保险人由于疾病或分娩致残疾时,由保险人负责给付残疾保险金的一种团体保险。具体规定见下表。

团体健康保险方案

责任项目	责任说明	保额	保险费
意外伤害保险	因意外伤害导致身故,赔付保险金额全数,保险责任终止。或因意外伤害导致残疾,依据残疾程度按比例赔付,最高残疾赔付金额以保额为限	20 万元	210 元
疾病身故保险	被保险人在保险生效 30 日后,因疾病导致身故或身体全残,保险公司给付疾病身故保险金或全残保险金,保险责任终止。或被保险人在保险生效 30 日内,保险公司退还被保险人所对应的实际缴纳的保险费,保险责任终止	20 万元	200 元
重大疾病保险	被保险人在保险生效 30 日后,在本公司认可医院的专科医生确认初次发生本保险条款所指的重大疾病,保险公司给付重大疾病保险金,保险责任终止。或被保险人在保险生效 30 日内,在本公司认可医院的专科医生确认初次发生本保险条款所指的重大疾病,保险公司退还被保险人所对应的实际缴纳的保险费,保险责任终止	15 万元	男:765 元 女:480 元

医疗类方案

险种名称	责任说明	保险金额	保险费
疾病住院医疗	因疾病(30 日免责期)在本公司认可的医疗机构住院进行合理治疗的,社保范围内的合理费用按 100% 比例赔付	10 000 元	270 元
疾病门诊医疗	因疾病在本公司认可的医疗机构进行门急诊治疗,对合理的医疗费用,累计扣除 200 元免赔额,按 90% 比例报销,每次给付限额为 500 元	3 000 元	416 元

注释:1. 公司的住院医疗保险无疾病观察期,保单生效后即可予以理赔。

2. 公司认可医院:指二级及以上社保定点医院。

3. 保险金额:指被保险人在保险期间,不论一次或多次发生保险事故,保险公司按规定赔付给被保险人的金额总和。

员工参与团体健康保险的条件是：① 员工只能拥有一份保险计划，不得重复参加保险计划。② 只有试用期满的全职员工参加，兼职员工不得参加。③ 员工承担保险费用的 10%，必须按时缴纳保险费。

3. 员工援助计划（EAP）

员工援助计划（Employee Assistance Program，EAP）发源于美国，是一种员工心理援助项目或全员心理管理技术，是企业人性化管理的一个组成部分。它是由企业为员工设置的一套系统的、长期的福利性心理健康服务项目与支持项目。通过专业人员对组织的诊断、建议和对员工及其直系亲属提供专业指导、培训和咨询，帮助解决员工职业心理健康问题及其家庭成员的各种心理和行为问题，以提高员工的工作绩效。

随着竞争的日益激烈和市场的需要，心理健康管理在"五险一金"之外脱颖而出，并迅速成为一种极具吸引力的个性化福利。EAP 是一项投入产出比极高的投资，在增强企业凝聚力、提高劳动生产率、节约人力资源损失、减少企业医疗保健相关支出等方面起到重要作用，是一种极为有效的员工激励手段。流行于西方国家的 EAP 近几年来开始进入我国并在部分机关、企业发挥作用。正如有关专家所认为的：EAP 被纳入企业人事管理正轨将是大势所趋，这只是一个观念转变的时间问题。

根据员工心理健康管理的不同侧重点和管理维度，结合员工特点、资源条件及实施能力，我们将 EAP 计划分为四大类，并结合各项内容设计出一套完整的、系统化的 EAP 方案。

（1）教育成长类。

主要通过提供学习机会，帮助员工完善心智，促进员工预防问题、面对问题、处理问题及解决问题的能力，旨在让员工真正得到成长。具体内容如下：① 加强技术能力培训。研究发现，不少员工之所以产生工作压力，进而转化为心理疾病，是因为其长期面临超越自己能力范围而不能处理的工作所造成的。对于该金融企业大多数员工来说，由于工作的高技能以及对市场变化的及时反应能力要求，需要不断地超越自己原有的知识水平和结构，才能保证不被市场洪流淘汰。因而，通过培训，提高员工的工作技能，使之工作起来更为得心应手，从而减少员工完成工作的能力压力，是提升员工心理健康素质的重要手段之一。② 实施心理培训。通过开设有关心理卫生的课程或定期邀请专家作讲座、报告，使员工树立对心理健康的正确认识，让员工学会缓解压力、应对挫折、保持积极情绪、进行自我调节，同时鼓励他们遇到心理困扰问题时积极寻求帮助。③ 通过团体辅导（讲座）传授健康生活方式、知识,包括能够减缓心理问题的营养与饮食知识、锻炼与放松知识、保健与药物知识、工作与生活协调知识、解决家庭矛盾知识、摆脱酗酒和滥用药物知识、健身美容知识等,帮助员工改变不合理的信念、行为模式和生活方式。开展以户外游戏为主的心理训练,在培训过程中,加深团队成员相互间的理解和信任。④ 建立员工心理档案。不同于一般档案形式,员工心理档案充分考虑和尊重员工个人隐私,采取由员工自己保管的形式,金融企业除了为员工进行心理健康评估外主要扮演一个发起者和组织者的角色。金融企业为员工提供一个充分保密的抒发感慨和抱怨的内部网站管理平台,员工可以日记、备忘录等形式将自己遇到的工作和生活困扰以及自己如何解决、如何思考的心路历程用文字记录下来,这被证明是一种很好的自我减压的方式,而且在记录的过程中,员工个人的心智也在不断成熟,对于减少和预防心理问题起到很好的作用。⑤ 员工间情感交流。金融企业定期以茶话会、游戏等形式为员工构建情感交流平台,使员工间互吐衷肠,不仅加强伙伴合作关系,而且在增进感情的同时得到他人的建议和帮助,促进员工互相鼓励与成长。

（2）休闲娱乐类。

借助各项休闲娱乐设施和娱乐活动,为员工及其亲属释放精神压力,促进和谐家庭关系。除了为员工提供健身房、阅览室等常规休闲设施场所外,还应专门设置情绪发泄室,为员工发放健身卡、购书卡、城际范围内免费旅游年卡、休闲会所优惠卡等。举办旨在加强员工与家人关系（夫妻、亲子）的不定期活动,如家庭亲临自然活动、幸福家庭 DV 评选等。

（3）危机干预类。

主要通过压力管理、心理咨询服务,增进和加强沟通渠道来实现。① 裁员心理服务。由于金融行业工作的特殊性,对员工的技能要求、抗压能力要求很高,员工需要不断地调整知识结构和能力以适应高强度、高竞争的工作岗位。在每一次大的市场调整下,员工的裁员不可避免。金融企业应本着以人为本的人文关怀理念对每一名被裁退员工进行必要的心理疏导和未来职业规划指导。② 新员工适应性心理疏导服务。针对每一位新进员工开展心理辅导训练,促进新进职员以人格发展为目的,帮助他们适应新岗位、新生活,并进行必要的同事关系指导和职业发展指导。③ 建立完善、畅通的心理咨询和情感求助渠道。通过在金融企业内部设立心理咨询室或与外部心理咨询公司签订服务协议,对于受心理问题困扰的员工,提供个别、隐私的心理辅导服务,如热线咨询、网上咨询、个人面询等,解决员工心理困扰和烦恼,使员工能够以较好的心理状态来生活和工作。

（4）福利服务类。

主要通过各种福利服务避免员工因家庭、生活方面的问题而产生心理压力。这就要借助金融企业兼顾员工生活各个方面的完善而系统的福利项目，包括经济性的、娱乐性的、个人职业发展的、家庭和社交关系上的等等一系列福利服务。在员工家庭方面，不仅着眼于满足其基本需求如住房、治疗、子女教育、养老，以解决员工及其家属的后顾之忧，还要注重发展和增进员工与其亲属的关系。

总之，要管好人就必须学会"安人"。安人就是让员工心安，心安才能成事，成事企业才有发展。由此可见，员工的心理健康是不容忽视的。EAP 毋庸置疑将成为员工健康管理的重要组成部分，其所发挥的作用必将在未来人力资源管理中显现效果。在日益注重员工福利激励作用的今天，EAP 也是员工最想要得到的福利。

4. 企业保健项目

（1）企业高层领导保健——专职保健医生服务。

企业高层领导是一个企业生产力的核心，在当今激烈竞争的现实中，长期处于高度紧张的工作状态，承受着很大的压力，成为健康问题最多的群体之一。我们认为，对于他们健康的保障，也就是对企业生产力的保障。这种服务的核心是关注和呵护健康，特点是重在预防，重在服务。具体内容包括以下几个方面：

① 详细的健康状况调查。首先安排企业领导在顶级医院 VIP 部进行全面健康体检，进行功能与血管风险监测以及健康鉴定，再由著名健康专家对其整体健康状况做出科学评估。依据上述检查结果和个人其他健康信息，以及专家的评估意见，保健医生为各位领导制定并向本人提交一份《健康保健计划书》：评估各系统结构与功能状况，分析健康危险因素，提出营养建议和运动处方，表述今后健康维护的具体实施方案。

② 持续的健康监测。每月一次上门随访：目的是了解身体近况，监测主要的健康指标（血压、血糖和心电图）；并将检查结果记录保存，发现健康问题的蛛丝马迹，以便及时处理，必要时找专家会诊。每周一次电话或短信沟通：目的是及时了解健康状况，针对性给予提醒，如提醒注意休息，提醒服药，或根据季节、气候变化等提醒健康注意事项。24 小时电话咨询服务：保健医生的电话 24 小时开通，随时接受并解决有关问题咨询和服务要求。预约上门服务：因健康原

因,可随时预约保健医生或助理上门服务。慢性疾病全程跟踪管理:为患慢性病的领导制定详细的慢性病管理方案;定期检测血压、血糖,督促提醒按时服药;定期安排专家门诊,调整治疗方案,并负责治疗方案的全面落实。建立健康档案:建立一份完整的健康档案,将全部健康资料整理、存档;每次就诊记录、专家会诊意见、新的治疗方案以及保健医生对健康状况的监测情况等都会及时记录存档,以备随时查询。保健医生对健康资料有绝对保密的义务。

③ 有计划的预防保健服务。根据传染病流行情况,安排相应的疫苗注射;在大的传染病流行期间,全程负责各位领导的预防保护,包括对家庭、办公场所的物品、空气进行全面消毒。外出随同保健服务:领导出差或旅行因健康原因需要随同保健时,保健医生或助理可应要求随行保健。

④ 方便的就医绿色通道。为需要到医院就诊的领导提前联系并全程陪同到医院就诊,由专家一对一进行诊疗服务,保健医生与专家充分沟通,负责落实治疗方案(到医院取药送药,陪同到医院治疗等);如需住院治疗,保健医生将与病房医生保持联系,沟通并协调各项事宜,直至康复出院。就诊过程中的挂号、交费、取药、安排病房等事务,全部由保健助理办理。

⑤ 形式多样的养生保健。中医专家提供养身健体方案:音乐养生;营养专家、运动专家指导;齿科保健等。健康俱乐部:举办各种健康主题的沙龙活动,邀请国内知名专家讲课、健康知识展出、专业健身活动等。养生度假,强化调理周:安排5~7天的养生和健康调理,在优美的环境中,放松精神,颐养身心。可享受贵宾接待规格、营养配餐、体能监测、组织观光、健身教练指导等,保健医生提供全程保健服务。

(2)员工健康保健服务。

首先全面了解员工的整体健康状况,对普遍存在的健康危险因素进行分析和评估,结合该企业员工特点,制订健康教育和健康管理计划,通过计划的逐步落实,使员工了解自身的健康状况和潜在隐患,从关注疾病转为关注健康,积极参与自身健康管理,采取行动改善健康。同时,定期向企业人力资源部门提交员工健康状况统计分析报告,以便企业人力资源部门对所有员工的健康状况进行总体评价和掌控。

① 健康教育。通过形式多样的宣传和教育,使员工不断获得与自身健康密切相关的健康知识与保健技能,潜移默化地改变原有的一些模糊认识,逐步建立正确的健康理念,掌握科学的健康知识,最终自觉采取有利于健康的行动。健康教育的方式有:请知名健康教育专家举办健康讲座、组织健康知识专题宣传月,以及一对一个体健康咨询指导等。

讲座内容选择树立正确的健康理念、预防非传染性慢性疾病、心理健康等主题。专题健康座谈会每季度组织一次,员工可自愿参加,由该领域的专家或保健医生主讲,员工可以自由发言、讨论,与专家互动。同时设置主题相同、画面新颖的宣传展板,供未能参会的员工了解相关知识,展板可持续摆放一个月,摆放地点设在大厅、餐厅或活动中心等。以小书签、小图片、短信等形式向员工发送"健康温馨提示",内容均与主题月相符。

② 管理与服务。对员工体检结果进行统计分析,对员工整体健康状况做出评估。依据健康风险程度,将员工分为健康、亚健康、亚临床以及已患慢性疾病等四种不同状态,分别给予针对性的健康指导和干预。选择 10 个健康危险因素进行控制:高血压、高血脂、超重、血糖指标异常、疲劳状态、缺乏锻炼、吸烟、脂肪肝、抑郁状态及精神压力。如果以上健康危险因素得到了很好的控制,员工整体健康水平必将会有显著改善。个性化健康咨询与指导:针对基本健康、患病风险低的员工,开展健康教育,指出、督促矫正不良生活习惯,使他们维持在中低风险程度;针对健康指标已出现异常的员工,进行有效干预,促使改变不良生活习惯,逆转异常指标,使其向中低风险方向转化;针对多项检查指标异常,有明显疾病风险的员工,建立健康档案,一对一交谈,给予个体化运动营养处方,指导就医,监测药物疗效,督促定期复查。针对已经患有慢性病的员工,建立慢性病管理档案、定期监测异常指标和早期并发症、指导服药、观察疗效等,目的是阻止或延缓严重并发症的发生。向员工提供保健医生的电话,以便能及时得到医生的指导。结合季节变化和传染病流行情况,进行相关知识的宣传,并适时协助企业为员工预防接种,如流感疫苗、乙肝疫苗等。协助企业有关部门组织员工健康体检,对体检项目的设计提出建议,对员工在体检中发现的问题提供咨询服务;向企业提供员工健康状况的统计与分析报告。为企业大型活动(如大型会议、企业运动会等)提供医疗保健服务。

③ 就医协助服务。为企业患有疑难病症的员工提供就医协助,联系和安排员工重大疾病的就诊、专家会诊、住院等。

④ 保健服务的评价。开展健康知识问卷调查:对比员工掌握健康知识的进步;列表对比慢性病及主要异常指标发生率变化情况和员工整体健康状况改善情况;服务满意度问卷调查。

三、健康管理服务

1. 一站式理赔服务

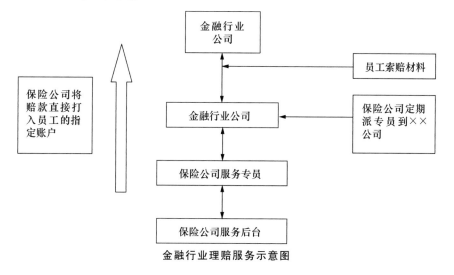

金融行业理赔服务示意图

2. 健康管理的流程

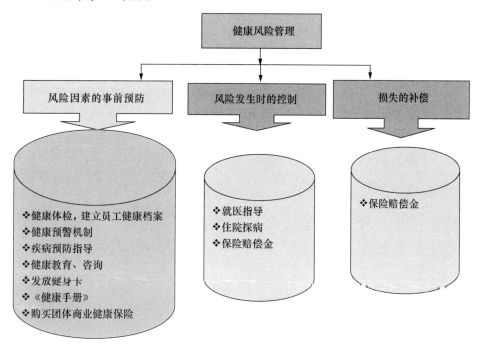

有针对性地根据工作性质、内容将员工分为业务人员、中层管理人员、高层主管(稀缺人才)等不同的群体。

对所有员工定期进行健康体检,建立员工健康档案库。根据不同岗位群体的健康档案库,分析出各个岗位的高发疾病,结合统计结果,对不同性质、工作内容的工作岗位进行有针对性的疾病预防,并给出应如何预防及康复治疗的专家建议和指导。

建立员工健康风险管理机制。在参加法定医疗保险的基础上,针对高发疾病为员工购买团体商业健康保险,提供经济上的援助,减少员工因疾病带来的经济损失。

建立员工健康信息预警机制。定期向员工反馈健康检查结果,发现问题,提出健康预警信号。

指导就医。为存在严重健康隐患或已经发生疾病风险事故的员工提供就医指导、咨询,帮助员工联系医院、网上挂号。

精神关怀。在员工住院期间,派专人负责探望,给予精神上的人文关怀。帮助其早日康复,重回工作岗位。

附录 3　2015 版中国公民健康素养 66 条

一、基本知识和理念

1. 健康不仅仅是没有疾病或虚弱,而是身体、心理和社会适应的完好状态。

2. 每个人都有维护自身和他人健康的责任,健康的生活方式能够维护和促进自身健康。

3. 环境与健康息息相关,保护环境,促进健康。

4. 无偿献血,助人利己。

5. 每个人都应当关爱、帮助、不歧视病残人员。

6. 定期进行健康体检。

7. 成年人的正常血压为收缩压≥90 mmHg 且＜140 mmHg,舒张压≥60 mmHg且＜90 mmHg;腋下体温 36 ℃～37 ℃;平静呼吸 16～20 次/分钟;心率 60～100 次/分钟。

8. 接种疫苗是预防一些传染病最有效、最经济的措施,儿童出生后应当按照免疫程序接种疫苗。

9. 在流感流行季节前接种流感疫苗可减少患流感的机会或减轻患流感后的症状。

10. 艾滋病、乙肝和丙肝通过血液、性接触和母婴三种途径传播,日常生活和工作接触不会传播。

11. 肺结核主要通过病人咳嗽、打喷嚏、大声说话等产生的飞沫传播,出现咳嗽、咳痰 2 周以上,或痰中带血,应当及时检查是否得了肺结核。

12. 坚持规范治疗,大部分肺结核病人能够治愈,并能有效预防耐药结核的产生。

13. 在血吸虫病流行区,应当尽量避免接触疫水;接触疫水后,应当及时进行检查或接受预防性治疗。

14. 家养犬、猫应当接种兽用狂犬病疫苗;人被犬、猫抓伤、咬伤后,应当立即冲洗伤口,并尽快注射抗狂犬病免疫球蛋白(或血清)和人用狂犬病疫苗。

15. 蚊子、苍蝇、老鼠、蟑螂等会传播疾病。

16. 发现病死禽畜要报告,不加工、不食用病死禽畜,不食用野生动物。

17. 关注血压变化,控制高血压危险因素,高血压患者要学会自我健康管理。

18. 关注血糖变化,控制糖尿病危险因素,糖尿病患者应当加强自我健康管理。

19. 积极参加癌症筛查,及早发现癌症和癌前病变。

20. 每个人都可能出现抑郁和焦虑情绪,正确认识抑郁症和焦虑症。

21. 关爱老年人,预防老年人跌倒,识别老年期痴呆。

22. 选择安全、高效的避孕措施,减少人工流产,关爱妇女生殖健康。

23. 保健食品不是药品,正确选用保健食品。

24. 劳动者要了解工作岗位和工作环境中存在的危害因素,遵守操作规程,注意个人防护,避免职业伤害。

25. 从事有毒有害工种的劳动者享有职业保护的权利。

二、健康生活方式与行为

26. 健康生活方式主要包括合理膳食、适量运动、戒烟限酒、心理平衡四个方面。

27. 保持正常体重,避免超重与肥胖。

28. 膳食应当以谷类为主,多吃蔬菜、水果和薯类,注意荤素、粗细搭配。

29. 提倡每天食用奶类、豆类及其制品。

30. 膳食要清淡,要少油、少盐、少糖,食用合格碘盐。

31. 讲究饮水卫生,每天适量饮水。

32. 生、熟食品要分开存放和加工,生吃蔬菜水果要洗净,不吃变质、超过保质期的食品。

33. 成年人每日应当进行 6～10 千步当量的身体活动,动则有益,贵在坚持。

34. 吸烟和二手烟暴露会导致癌症、心血管疾病、呼吸系统疾病等多种疾病。

35. "低焦油卷烟""中草药卷烟"不能降低吸烟带来的危害。

36. 任何年龄戒烟均可获益,戒烟越早越好,戒烟门诊可提供专业戒烟服务。

37. 少饮酒,不酗酒。

38. 遵医嘱使用镇静催眠药和镇痛药等成瘾性药物,预防药物依赖。

39. 拒绝毒品。

40. 劳逸结合,每天保证 7～8 小时睡眠。

41. 重视和维护心理健康,遇到心理问题时应当主动寻求帮助。

42. 勤洗手、常洗澡、早晚刷牙、饭后漱口,不共用毛巾和洗漱用品。

43. 根据天气变化和空气质量,适时开窗通风,保持室内空气流通。

44. 不在公共场所吸烟、吐痰,咳嗽、打喷嚏时遮掩口鼻。

45. 农村使用卫生厕所,管理好人畜粪便。

46. 科学就医,及时就诊,遵医嘱治疗,理性对待诊疗结果。

47. 合理用药,能口服不肌注,能肌注不输液,在医生指导下使用抗生素。

48. 戴头盔、系安全带,不超速、不酒驾、不疲劳驾驶,减少道路交通伤害。

49. 加强看护和教育,避免儿童接近危险水域,预防溺水。

50. 冬季取暖注意通风,谨防煤气中毒。

51. 主动接受婚前和孕前保健,孕期应当至少接受 5 次产前检查并住院分娩。

52. 孩子出生后应当尽早开始母乳喂养,满 6 个月时合理添加辅食。

53. 通过亲子交流、玩耍促进儿童早期发展,发现心理行为发育问题要尽早干预。

54. 青少年处于身心发展的关键时期,要培养健康的行为生活方式,预防近视、超重与肥胖,避免网络成瘾和过早性行为。

三、基本技能

55. 关注健康信息,能够获取、理解、甄别、应用健康信息。

56. 能看懂食品、药品、保健品的标签和说明书。

57. 会识别常见的危险标识,如高压、易燃、易爆、剧毒、放射性、生物安全等,远离危险物。

58. 会测量脉搏和腋下体温。

59. 会正确使用安全套,减少感染艾滋病、性病的危险,防止意外怀孕。

60. 妥善存放和正确使用农药等有毒物品,谨防儿童接触。

61. 寻求紧急医疗救助时拨打 120,寻求健康咨询服务时拨打 12320。

62. 发生创伤出血量较多时,应当立即止血、包扎;对怀疑骨折的伤员不要轻易搬动。

63. 遇到呼吸、心搏骤停的伤病员,会进行心肺复苏。

64. 抢救触电者时,要首先切断电源,不要直接接触触电者。

65. 发生火灾时,用湿毛巾捂住口鼻、低姿逃生;拨打火警电话119。

66. 发生地震时,选择正确避震方式,震后立即开展自救互救。

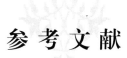

参 考 文 献

［1］Ann Scheck Mcalearney. Population Health Management ［M］. Chicago：Health Administration Press，2003.

［2］Barbara，Starfield . Primary Care：Balancing Health Needs Services and Technology ［M］. New York：Oxford University Press，1998.

［3］Behrman J. R. Health and Economic Growth：Theory，Evidence and Policy ［R］. World Health Organization，1993.

［4］Bloom. The Effect of Health on Economic Growth：Theory and Evidence ［R］. NBER Working Paper，2001(8587).

［5］Bos E. ，Hon V. ，Maeda A. Health，Nutrition and Population Indicators：a Statistical Handbook ［M］. Washington D. C. ：World Bank，1999.

［6］Denison D. R. ，Mishra A. K. Toward a Theory of Organizational Culture and Effectiveness ［J］. Organization Science，1995(6).

［7］Gold M. R. Cost of Features in Health and Medicine ［M］. London：Oxford University Press，1996.

［8］P. Puska. Successful Prevention of Non 2 Communicable Diseases：25 Year Experiences with North Karelia Project in Finland［J］. Public Health Medicine，2002(4).

［9］Ronald Loeppke，Michael Taitel. Health and Productivity as A Business Strategy ［J］. Journal of Occupation and Environment Medicine，2007(12).

［10］World Bank. World Development Report 1993：Investing in Health ［M］. New York：Oxford University Press，1993.

［11］Young T. K. Population Health：Concepts and Methods ［M］. New York：Oxford University Press，1998.

[12] 阿马蒂亚·森.以自由看待发展[M].北京:中国人民大学出版社,2012.

[13] 维克托·R.福克斯.谁将生存? 健康、经济学和社会选择[M].上海:上海人民出版社,2000.

[14] 霍杰茨.社会心理学与日常生活[M].北京:中国轻工业出版社,2012.

[15] 威廉·科克汉姆.医学社会学[M].北京:华夏出版社,2000.

[16] 白书忠.中国健康产业体系与健康管理学科发展[J].中华健康管理学杂志,2007(1).

[17] 曹江.浅谈日本健康管理——访日见闻之二[J].中国农村卫生事业管理,1994(6).

[18] 陈君石,黄建始.健康管理师[M].北京:中国协和医科大学出版社,2006.

[19] 陈宪泽.基于"治未病"理论指导下的健康管理模式探究[J].广西中医药大学学报,2012(3).

[20] 陈英耀.中国出生缺陷的疾病负担和预防策略的经济学评价[M].上海:复旦大学出版社,2006.

[21] 陈竺.全国第三次死因回顾抽样调查报告[M].北京:中国协和医科大学出版社,2008.

[22] 程怀志,郭斌,谢欣,等.我国慢性病患病率的社会人口学分析[J].医学与社会,2014(3).

[23] 崔乐泉.中国体育通史·第一卷(史前—960年)[M].北京:人民体育出版社,2008.

[24] 单中惠.西方教育思想史[M].北京:教育科学出版社,2007.

[25] 纪德尚.二十一世纪企业成长与先进企业文化建设研究[M].西安:陕西人民出版社,2008.

[26] 邓利方.劳动力健康与经济增长关联研究[J].学术研究,2012(8).

[27] 王迪浔,周浩礼.健康、疾病与亚健康[J].医学与社会,2007(5).

[28] 符美玲,冯泽,陈少春.发达国家健康管理经验对我们的启示[J].中国卫生事业管理,2011(3).

[29] 付翠,汪新建.心理障碍的文化建构——健康心理学中的新趋向[J].心理学探新,2006(1).

[30] 高正.诸子百家研究(第二版)[M].北京:中国社会科学出版社,2011.

[31] 郭海英.中医养生学[M].北京:中国中医药出版社,2009.

[32] 胡大一,刘梅颜.整体医学——医学发展之大势所趋[J].中国医药导刊,2007(2).

[33] 胡宏伟.国民健康公平[M].北京:人民出版社,2011.

[34] 胡镜清,等.健康管理与中医药学优势[J].国际中医中药杂志,2006(4).

[35] 胡君辰,徐凯.ERG理论视角下的员工情绪管理[J].人力资源管理,2008(6).

[36] 黄建始.健康管理在中国:理论与实践[J].中华全科医师杂志,2007(1).

[37] 黄建始.美国的健康管理:源自无法遏制的医疗费用增长[J].中华医学杂志,2006(15).

[38] 黄建始.中国的可持续发展离不开健康管理[J].疾病控制,2006(5).

[39] 黄敬亭,等.健康教育学(第五版)[M].上海:复旦大学出版社,2011.

[40] 黄薇,代涛,李新伟,等.美国电子健康档案发展策略及启示[J].中国医院管理,2011(5).

［41］黄亚茹,郭静.加强体力活动指导是提高民众体质健康之关键要素[J].中国公共卫生,2002(4).

［42］黄奕祥.健康管理:概念界定与模型构建[J].武汉大学学报(哲学社会科学版),2011(6).

［43］金彩红.芬兰健康管理模式的经验[J].中国健康资源,2007(6).

［44］昆体良.昆体良教育论著选[M].任钟印,选译.北京:人民教育出版社,2001.

［45］赖平.道教养生文化的生命伦理学审视[M].湘潭:湘潭大学出版社,2011.

［46］乐国安,李强,马惠霞.健康心理学[M].北京:高等教育出版社,2011.

［47］李峰.中医养生康复[M].上海:上海科学技术文献出版社,2012.

［48］李金慧,纪湘懿,等.美国的国民健康目标与健康教育[J].中小学心理健康教育,2004(2).

［49］李品媛.管理学原理(第二版)[M].大连:东北财经大学出版社,2012.

［50］梁君林.人口健康:理念和方法[J].中国卫生事业管理,2008(6).

［51］梁漱溟.东西方文化及其哲学[M].北京:商务印书馆,2004.

［52］刘德培,黄建始.最大回报健康投资[M].北京:中国协和医科大学出版社,2004.

［53］刘宁,李文刚.中国传统文化对养生思想的渗透与影响[J].中医文献杂志,2010(2).

［54］马冠生.食物与营养发展纲要发布,为国民营养健康保驾护航[N].健康报,2014-3-26.

［55］倪红梅,沈红艺,尹守乙,等.中国人亚健康状态评估表条目的初步筛选[J].中国卫生统计,2009(1).

［56］欧胜虎.健康心理学的形成、发展及展望[J].中华文化论坛,2009(7).

［57］齐良书,余秋梅.社会经济状况与健康关系的研究综述[J].经济学家,2008(2).

［58］乔志恒,华桂茹.亚健康状态评估与康复[M].北京:化学工业出版社,2007.

［59］邱瑾.美国职业安全与健康管理的启示[J].现代职业安全,2006(12).

［60］任殿雷,金鑫总.中医文化溯源[M].南京:南京出版社,2013.

［61］石磊.远离职业病——干部健康读本[M].北京:人民出版社,2013.

［62］司马云杰.文化社会学[M].太原:山西教育出版社2007.

［63］谭树芬,刘俊文.卫生事业管理[M].广州:中山大学出版社,2002.

［64］陶呈义.健康服务业——一座待掘的金矿[J].产业经济研究,2006(19).

［65］田橙等.员工健康管理[M].武汉:武汉大学出版社,2011.

［66］王凤阳.中国传统养生概论[M].北京:高等教育出版社,2010.

［67］王晶,王小万.健康资本:人力资本理论的新拓展[J].中国卫生经济,2008(5).

［68］王培玉.健康管理学[M].北京:北京大学医学出版社,2012.

［69］王生平,等.员工管理简单讲[M].广州:广东经济出版社,2006.

［70］魏秀丽.员工管理实务(第二版)[M].北京:机械工业出版社,2011.

［71］徐丽娜.借鉴美国健康管理经验建立我国健康管理制度[J].实践与探索,2008(23).

［72］薛慧.国学养生密码——国学精粹与百姓养生[M].南昌:江西高校出版社,2010.

[73] 颜德馨.气血与长寿——人体衰老新解[M].上海:上海科学技术文献出版社,1992.

[74] 燕国材,张人骏.我国古代健康心理学思想初探[J].中国健康教育,1991(4).

[75] 杨宏飞,吴清萍.小学教师主观幸福感与心理健康的相关研究[J].中国行为医学科学,2002(11).

[76] 姚杜鹃,邱秀芳,张卫.高校教师主观幸福感、心理健康及其应对方式研究[C].第十届全国心理学学术大会论文摘要集,2005.

[77] 姚志洪.以共享为基础的医疗卫生信息化[J].计算机应用与软件,2006(10).

[78] 俞国良.现代心理健康教育——心理卫生问题对社会的影响及解决对策[M].北京:人民教育出版社,2007.

[79] 张广德.导引养生功全书·养生卷(五)[M].济南:山东文艺出版社,1991.

[80] 张开金.健康管理理论与实践[M].南京:东南大学出版社,2011.

[81] 张澜,王煜,黄建始.健康评估在健康管理中的应用[J].中华健康管理学杂志,2008(3).

[82] 张拓红,等.社会医学[M].北京:北京大学医学出版社,2006.

[83] 谭兆麟.情绪影响力[M].深圳:海天出版社,2004.

[84] 赵芳,戴俊明,黄晓霞,傅华.职业人群健康对生产力影响的定量研究[J].环境与职业医学,2011(11).

[85] 赵建永.性命兼修、身心合一的养生:道家生活化的必由之途[J].中国道教,2014(3).

[86] 郑满利.积极心理学视角下的健康心理学研究[J].中外健康文摘,2008(5).

[87] 郑全全,耿晓伟.自我概念对主观幸福感预测的内隐社会认知研究[J].心理科学,2006(3).

[88] 郑晓边.健康心理学研究与中国特色[J].健康心理学杂志,1998(6).

[89] 郑艳泽.企业健康管理探讨[J].医学信息,2009(12).

[90] 中国疾病预防控制中心.2012年全国死因监测报告[R].2014.

[91] 中华人民共和国国务院新闻办公室.《中国的医疗卫生事业》白皮书,2012.

[92] 中华人民共和国卫生部.健康中国2020战略研究报告[R].2013.